全国高等院校医学实验教学规划教材

医学大体形态学实验

第2版

主　编　阎文柱　左中夫

副主编　郑德宇　姜　东　温有锋　曾瑞霞　张海龙

编　者　（按姓氏笔画排序）

王志云　左中夫　刘学元　刘素伟　张海龙

郑晓明　郑德宇　单　伟　单　颖　房　艳

屈惠莹　侯续伟　姜　东　阎文柱　曾瑞霞

温有锋　解　玲　裴　丹

北　京

内 容 简 介

解剖学是一门研究人体正常形态结构的学科，主要任务是使医学生掌握和了解人体各个器官的形态特征及其相互关系和发展规律，是其他医学基础课和临床医学课程学习的基础，其重要性和必要性不言而喻。本次修订，在第1版基础上，根据五年制解剖学教学大纲的要求，结合多年实践教学经验，参考同类教学方案编写而成，增加了部分线条图和练习题以增加教材的知识性和趣味性，帮助学生加深对人体结构的理解。全书共分三大部分，34个实验，以简明的语言、清晰的图表、相对独立而又密切衔接的实验设置，阐述了解剖学的知识内容。

本书适合临床医学及相关专业本、专科学生以及研究生教学使用。本书不仅可用于实验教学，也可用于理论教学。

图书在版编目 (CIP) 数据

医学大体形态学实验 / 阎文柱，左中夫主编 . —2 版 . —北京: 科学出版社，2019.6

全国高等院校医学实验教学规划教材

ISBN 978-7-03-054822-1

Ⅰ.①医⋯ Ⅱ.①阎⋯ ②左⋯ Ⅲ.①人体形态学 – 实验 – 医学院校 – 教材 Ⅳ.① R32-33

中国版本图书馆 CIP 数据核字（2017）第 248343 号

责任编辑：朱　华 / 责任校对：郭瑞芝
责任印制：赵　博 / 封面设计：陈　敬

科学出版社 出版

北京东黄城根北街 16 号

邮政编码：100717

http://www.sciencep.com

石家庄继文印刷有限公司　印刷

科学出版社发行　各地新华书店经销

*

2011 年 6 月第　一　版　　开本：787×1092　1/16
2019 年 6 月第　二　版　　印张：17 1/2
2019 年 6 月第六次印刷　　字数：403 000

定价：62.00 元

（如有印装质量问题，我社负责调换）

"全国高等院校医学实验教学规划教材" 第 2 版
总 编 委 会

总　序

医学专业教育不仅要让学生系统掌握医学理论知识，更需要关注学生实践技能、科学思维和创新能力的培养。实验教学与理论教学相辅相成，在全面提高医学教育质量方面有着理论教学不可替代的作用，是高等教育体系中的一个重要环节，是医学教育教学的重要组成部分。实验教材是体现实验教学内容和教学方法的知识载体，是指导学生动手操作、培养学生实践能力的重要工具，是做好实验教学、提高实验教学质量的重要保证，是培养创新型人才的重要手段。为顺应当代医学发展形势、满足医学教育和医学生培养需求，建立以能力培养为主线，分层次、多模块、相互衔接的实验教学体系，培养适应21世纪医药卫生事业发展的高素质医学人才，从实际应用性出发，构建具有自身特点的实验教学内容和教材体系。

实验系列教材第 1 版于 2011 年由科学出版社出版发行，为推动实验教学改革，整合实验教学资源，完善实验教学体系，提高实验教学水平，于 2016 年 10 月对第 1 版系列教材进行全面修订。第 2 版教材由长期工作在教学、科研、医疗第一线的具有丰富理论与实践教学经验的教师编写而成，延续上一版教材的结构框架，将实验内容分为基本实验操作及常用仪器使用、经典验证性实验、综合性实验、研究创新性实验，并依据学科特点适当调整结构比例，增加综合性、创新性实验项目，减少验证性实验。进一步整合、更新了实验项目，删减陈旧内容，纠正在使用过程中发现的问题，使实验项目设置更加科学，实验技术操作更加规范，更有利于培养和提高学生实践能力、观察能力、分析和解决问题能力。

实验系列教材第 2 版共八本，包括《医用化学实验》《医用物理学实验》《医学大体形态学实验》《医学显微形态学实验》《医学机能实验学》《生物化学与分子生物学实验》《医学免疫学与病原生物学实验》《临床技能学》。其中《临床技能学》融合视频、音频等富媒体技术，使纸质教材与数字教材有机地结合，顺应教材多样化、个性化的发展需要。

本系列教材读者对象以本科、专科临床医学专业学生为主，兼顾预防、口腔、影像、麻醉、检验、护理、药学等专业学生需求，涵盖医学生基础医学全部实验教学内容。

在修订过程中，虽经全体编委努力工作及反复修改，但由于水平和时间限制，教材中难免有疏漏或缺陷，恳请读者和同行专家提出宝贵意见。

全国高等院校医学实验教学规划教材
总编委会
2017 年 7 月

前　言

解剖学是一门研究人体正常形态结构的学科，主要任务是使医学生掌握和了解人体各个器官的形态特征及其相互关系和发展规律，是学习其他医学基础课和临床医学课程的基础。

实验教学是三基（基本理论、基本知识、基本技能）训练中基本技能的主要训练手段，它是加深和验证基本理论和基本知识的途径。通过实验，使学生掌握解剖学知识的三大部分：系统解剖学、局部解剖学和断层解剖学。

对于刚步入高等医学院校的学生来说，解剖学是他们接触的第一门医学基础课，此时学生正处于从高中学习向大学学习的转变过程中，要学会迅速适应解剖学的教学方法，是学生面临的一个问题。由于解剖学提供了所有医学专业术语的三分之一以上，对于刚刚接触医学知识的学生来说，记忆数量众多的医学术语有一定的难度。因此如何学好解剖学知识，掌握解剖学的基本理论、基本技能，灵活运用所学的理论知识，圆满地完成学习任务，是所有师生要解决的问题。

本实验教材是根据五年制解剖学教学大纲的要求，结合我教研室多年教学实践的经验，并参考其他兄弟院校的教学方案，在第 1 版基础上进行修订编写而成。增加了线条图和练习题，旨在帮助学生掌握学习方法和规律，把握重点和难点，充分利用实验课的时间，在学习中能有的放矢。

由于编者的水平所限，书中不足之处，恳请读者和各位同道批评指正，使本实验教材能进一步的完善和提高。

编　者

2017 年 10 月

目　　录

第一部分　系统解剖学

第二部分　局部解剖学

第三部分 断层解剖学

第一部分　　系统解剖学

实验 1　骨总论、躯干骨、上肢骨

【目的要求】

1. 掌握骨的分类、形态、构造和功能。
2. 了解骨的理化特性和长骨生长方式。
3. 掌握躯干骨的组成与功能。
4. 掌握椎骨的共同特征和各部椎骨的特点。
5. 掌握骶骨的形态。
6. 掌握肋骨一般形态、结构，了解特殊肋骨。
7. 掌握胸骨的形态，胸骨角的特征和意义。
8. 掌握椎间盘的形态结构、功能及临床意义。
9. 掌握骨性胸廓的组成、形态和功能。
10. 掌握上肢骨的形态、位置、组成、排列、分部及主要结构。
11. 了解手骨的分部，掌握腕骨的排序、名称。
12. 在活体上辨认出各部骨的重要骨性标志。

【实验材料】

1. 标本

（1）完整骨架。

（2）显示骨松质、骨密质的长骨干纵切面标本。

（3）显示骨膜、骨髓腔、骨髓的骨骼湿标本。

（4）煅烧骨和脱钙骨标本，长骨、短骨、扁骨和不规则骨标本。

（5）胸骨，肋骨，骶骨和游离椎骨（包括胸椎，腰椎和颈椎的寰椎、枢椎、隆椎）。

（6）串连的椎骨标本。

（7）全套上肢骨标本。

2. 模型

（1）骨架模型。

（2）成人手骨的 X 线片。

【实习内容】

一、骨　总　论

（一）骨的形状分类、构造和功能

能在全身骨架上辨认出骨的形态、分类和各部骨块名称、大致位置和主要功能。

（二）骨的构造与理化特性

由教师用各种剖面的骨说明骨质和骨膜。脱钙骨、灰化骨和骺软骨等由教师进行示教。

二、躯 干 骨

躯干骨及其连结：用成人骨架观察（图 1-1-1）。

组成 { 椎骨(成人26块) 肋(24块，12对) 胸骨(1块) }　　功能 { 运动 支持 保护 }

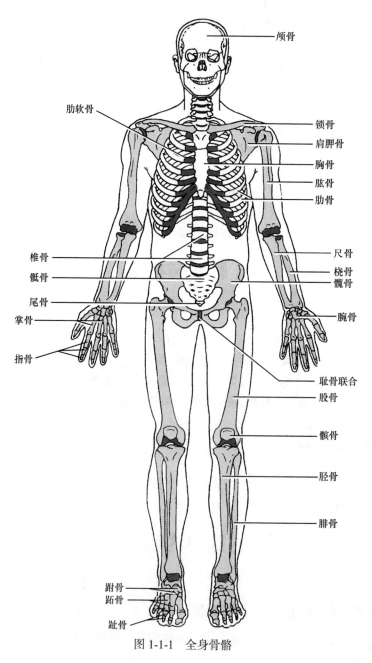

图 1-1-1　全身骨骼

利用成串椎骨与分散椎骨观察椎骨的共同特征与各部椎骨的特点，观察幼年与成年椎骨数量的差异。

幼年（33块）：颈椎7、胸椎12、腰椎5、骶椎5、尾椎4。

成年（26块）：颈椎7、胸椎12、腰椎5、骶椎1、尾椎1。

椎骨、骶骨和尾骨连结构成脊柱；所有胸椎、肋和胸骨连结构成胸廓；骶骨、尾骨参与骨盆的构成。

（一）椎骨

1. 椎骨的一般形态

（1）椎体：占椎骨前部，呈矮圆柱形（图1-1-2）。

（2）椎弓：占椎骨后部，为半环形骨弓。椎弓与椎体合围成椎孔。全部椎孔相连形成椎管，容纳脊髓及其被膜等。

1）椎弓根：是椎弓连结椎体后外侧处的较细部分。

椎上、下切迹：是椎弓根上、下缘的凹陷，下切迹较显著。上位椎骨的下切迹与下位椎骨的上切迹合成椎间孔，有脊神经及血管通过。

2）椎弓板：是椎弓在椎弓根后方的板状部分，构成椎孔的后壁。

棘突：一个，是自椎弓板正中线向后方或后下方伸出的长突。

横突：一对，是自椎弓根与椎弓板连结处向外侧或后外侧伸出的长突。

上关节突：一对，是自椎弓根与椎弓板连结处向上伸出的突起，其后面为关节面。

下关节突：一对，是自椎弓根与椎弓板连结处向下伸出的突起，其前面为关节面。下关节突与下位椎骨的上关节突相关节。

2. 各部椎骨的主要特征

（1）胸椎：与肋形成关节，共12块（图1-1-2）。

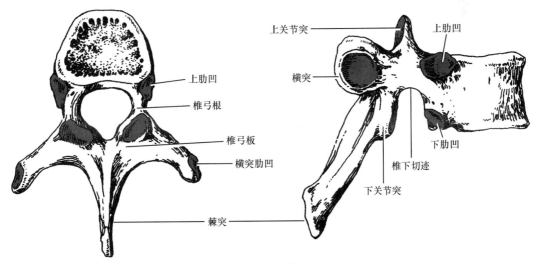

图 1-1-2　胸椎

1）其椎体自上而下依次增大，椎体横切面呈心形，上位胸椎的椎体近似颈椎，下位胸椎的椎体近似腰椎。

2）椎体侧面后部近上、下缘处分别有上、下肋凹，与肋头相关节。横突末端前面有横突肋凹，与肋结节相关节。

3）关节突的关节面近额状位。

4）胸椎棘突较长，伸向后下方，叠置时相互掩盖呈覆瓦状，在做硬膜外腔穿刺时要注意此特点（第9、10胸椎一般只有上肋凹，无下肋凹；第11、12胸椎，在椎体外侧近上缘处有完全的肋凹，其横突短而无肋凹）。

（2）颈椎：共7块（图1-1-3）。

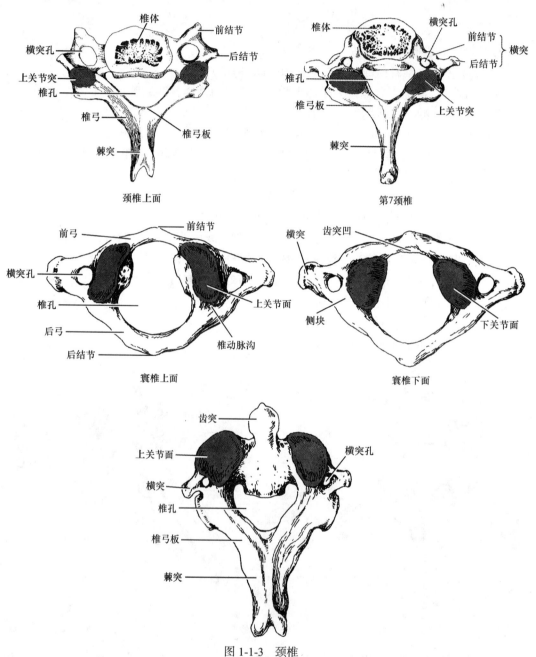

图 1-1-3　颈椎

1）椎体较小，水平面上呈横椭圆形。第3～7颈椎椎体上面两侧缘向上突起称椎体钩。若椎体钩与上位椎体的下面侧缘相接，则形成钩椎关节，即所谓"Luschka关节"，若椎体钩过度肥大增生，可使椎间孔狭窄，压迫脊神经，导致颈椎病的症状。

2）颈椎椎孔大而呈三角形。

3）横突上有孔，称横突孔；横突末端分成横突前、后结节，其间的沟称脊神经沟。第6颈椎横突前结节较大，称颈动脉结节，其前方正对颈总动脉，当头部受伤出血时，可将颈总动脉向后压于此结节，以进行临时止血。

4）第2～6颈椎棘突短而分叉。

（3）腰椎：共5块。

1）椎体大，横切面上呈肾形。

2）椎孔大而略呈三角形。

3）棘突为垂直位长方形骨板，几乎水平地向后伸。

4）关节突的关节面近矢状位。

（4）骶骨：成人骶骨由5块骶椎融合而成，呈三角形，分底、尖、前面、后面和左、右侧部（图1-1-4）。

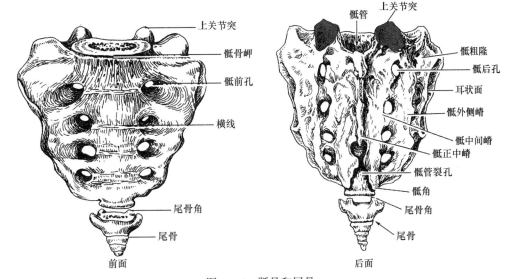

图 1-1-4　骶骨和尾骨

骶骨底（上面）：向上，中部为第1骶椎体的上面，借椎间盘与第5腰椎相接，其前缘特别向前隆凸，称为岬。底的两侧称为骶翼。

骶骨尖：朝下，与尾骨相接。

前面（盆面）：凹，较光滑，有4对骶前孔。左右骶前孔之间的4条平行的横线，是骶椎融合处的痕迹。

后面（背面）：粗糙而凸隆，有4对骶后孔。由棘突融合形成的骶正中嵴位于中线上，体表可扪及。骶后孔的内侧和外侧，分别有由关节突融合成的骶中间嵴和由横突融合成的骶外侧嵴。

侧面：为在骶前、后孔外侧的部分，上份宽而厚，下份窄而薄。上份有朝向外的耳状面，与髂骨的耳状面相关节。耳状面的后方的凹凸不平部分，称骶粗隆。

骶管：是骶骨内的三棱状管，由骶椎的椎孔连结而成，是椎管的一部分，其下口为骶管裂孔，因第4～5骶椎的椎弓板缺如而形成。骶管的侧壁以4对椎间孔与骶前、后孔相通。

骶角：为骶管裂孔两侧下垂的小突起，由第 5 骶椎的下关节突构成，可在体表触摸到，临床上常以骶角作为确定骶管裂孔位置的标志。

（5）尾骨：由 4 块退化的尾椎融合而成，呈三角形，底向上接骶骨尖，尖向下（图 1-1-4）。

（二）肋

肋包括肋骨与肋软骨，共 12 对，现只观察肋骨（图 1-1-5）。

$$
肋\begin{cases}肋骨\begin{cases}真肋：又称胸骨肋，包括1\sim7对肋骨\\假肋\begin{cases}肋弓：包括8\sim10对肋骨\\浮肋：包括11\sim12对肋骨\end{cases}\end{cases}\\肋软骨\end{cases}
$$

1. 肋骨的一般形态

$$
肋骨呈弓状弯曲\begin{cases}前端：又名胸骨端\\后端：又名椎骨端\\肋体：界于肋结节与前端之间\end{cases}
$$

肋骨为弓形带状的扁骨，分前、后端和一体，后端接胸椎，前端续肋软骨。取第 3 ～ 10 肋骨（典型肋骨）观察以下结构。

（1）肋头：为后端稍膨大部分，有关节面与胸椎体侧面的肋凹相关节，此关节面被一横嵴分为上、下两部。

（2）肋颈：为在肋头外侧的稍缩细部分。

（3）肋结节：在颈和体交界处后面的凸起，其下内侧部为卵圆形的关节面，与胸椎的横突肋凹相关节。

（4）肋体：为肋结节与前端之间的部分，分内、外面和上、下缘。上缘较钝，下缘较锐。内面近下缘处有肋沟，为肋间神经、血管所经行。临床做胸腔穿刺时，针尖一般宜沿肋骨上缘刺入，以免损伤肋间神经、血管。

（5）肋角：在肋结节前外侧不远肋体明显转弯处，其外面稍粗糙。

（6）前端：稍宽，微凹，接肋软骨。

2. 特殊肋骨

（1）第 1 肋：最短而曲度最大，上、下扁宽，无肋角和肋沟，分上、下面和内、外缘。上面近内缘处有一斜角肌结节，为前斜角肌附着处，结节前方有锁骨下静脉沟，后方有锁骨下动脉沟，供同名血管经行。

（2）第 11、12 肋：短小曲度不大，无肋结节，前端细小，所接肋软骨的尖端游离，故称浮肋。

（三）胸骨

胸骨一块，属扁骨，包括柄、体和剑突 3 部分，活体可触及（图 1-1-5）。

1. 胸骨柄　胸骨柄居上，为胸骨最宽、最厚的部分。

颈静脉切迹：胸骨柄上缘中部的浅凹。

锁切迹：颈静脉切迹外侧的卵圆形凹陷，为关节面，与锁骨的内侧端相关节。

第1肋切迹：柄的两侧缘，在锁切迹下方的粗糙凹陷，接第1肋。

胸骨角：为胸骨柄和体相接处形成的稍向前突的角。其两侧为第2肋切迹，接第2肋。胸骨角于体表易被摸到，常作为计数肋序数的标志。

2. 胸骨体　胸骨体为长方形骨板，上端接胸骨柄，下端接剑突。其外侧缘有第2～7肋切迹，分别接第2～7肋。第6、7肋切迹往往不易分开。

3. 剑突　剑突扁薄，接胸骨下端，形状多变，末端游离。

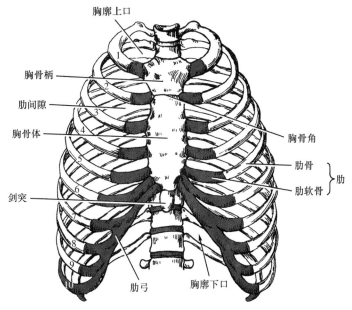

图 1-1-5　胸廓整体观

三、上 肢 骨

（一）上肢带骨

1. 锁骨　锁骨呈"S"形弯曲，横架于胸廓的前上方，全长在皮下可触到（图1-1-6）。

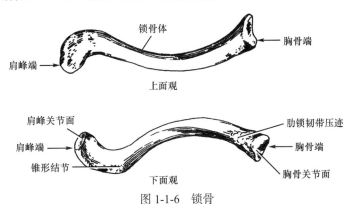

图 1-1-6　锁骨

胸骨端：即内侧端，较粗大，有鞍形的胸骨关节面，与胸骨柄的锁切迹相关节。

肩峰端：即外侧端，扁平，有椭圆形平坦的肩峰关节面，与肩胛骨的肩峰相关节。

内侧段：约占内侧 2/3，三棱形，向前凸弯。

外侧段：约占外侧 1/3，上、下扁，向后凸弯。

上面：较光滑。

下面：粗糙，近两端处尤明显。

2. 肩胛骨 肩胛骨位于胸廓后面上份，为三角形扁骨，有三个缘、三个角和两个面（图 1-1-7）。

上角：薄，近似直角，平第 2 肋骨。

下角：较薄，呈锐角，平对第 7 肋或第 7 肋间隙，可作为胸后壁推算肋骨序数的标志。

外侧角：肥厚。

关节盂：外侧角的梨形浅凹，上窄下宽，为关节面，与肱骨头相关节。

盂上结节：关节盂上方的结节状隆起。

盂下结节：关节盂下方的结节状隆起。

上缘：短而薄。

肩胛切迹：在上缘靠外侧处的缺口。

喙突：肩胛切迹外侧伸向上前外方的喙状骨突。

内侧缘：较薄锐，对脊柱，也称脊柱缘。

外侧缘：较肥厚，邻腋窝，也称腋缘。

前（肋）面对向肋，微凹陷，称肩胛下窝，为肩胛下肌的起点处。

后（背）面

肩胛冈：横置于肩胛骨背面上份的高起骨嵴，其内侧端平对第 3 胸椎棘突。

肩峰：为肩胛冈外侧端向前外侧水平伸展的部分，其末端朝向内侧平坦的小关节面，与锁骨相关节。

冈上窝：是肩胛冈上方的凹窝，较小，为冈上肌起点处。

冈下窝：是肩胛冈下方的凹窝，较大，为冈下肌起点处。

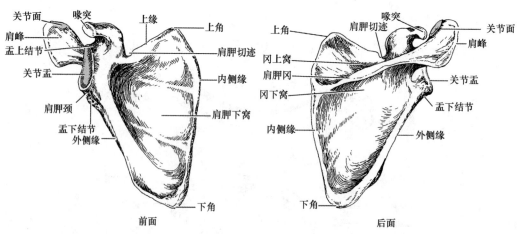

图 1-1-7 肩胛骨

（二）自由上肢骨

1. 肱骨 肱骨是臂的长骨，分一体两端（图 1-1-8）。

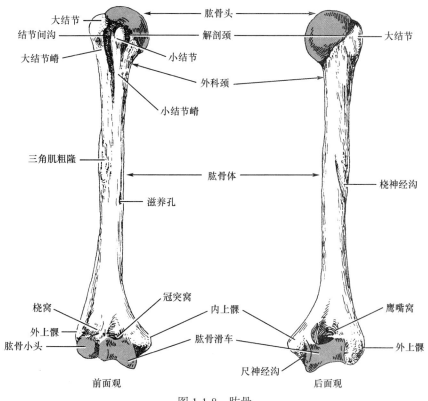

图 1-1-8　肱骨

（1）上端：膨大。

肱骨头：为半球形，朝向内上后方，有光滑的关节面，与肩胛骨的关节盂相关节。

解剖颈：肱骨头关节面周缘上外侧比较缩小的部分。

大结节：上端外侧的大隆起。

小结节：上端前份的小隆起。

大结节嵴：从大结节向下延伸的骨嵴。

小结节嵴：从小结节向下延伸的骨嵴。

结节间沟：从大、小结节之间向下延伸的沟。

外科颈：肱骨上端与体交界处稍细的部分，因较易在此发生骨折，故名外科颈。

（2）体：上半呈圆柱状，下半呈三棱柱状。

三角肌粗隆：体中部外侧呈 "V" 形的粗糙面，是三角肌附着处。

桡神经沟：肱骨体后面由上内斜向下外的浅沟。

滋养孔：体中份内侧面向上开口的小孔。

（3）下端：膨大，前后压扁并略向前卷曲。

肱骨滑车：下端内侧份较大的呈滑车状的关节面，与尺骨的滑车切迹相关节。

肱骨小头：下端外侧份较小而略呈球状的关节面，与桡骨头相关节。

冠突窝：肱骨滑车上方前面的浅窝。

桡窝：肱骨小头上方前面的浅窝。

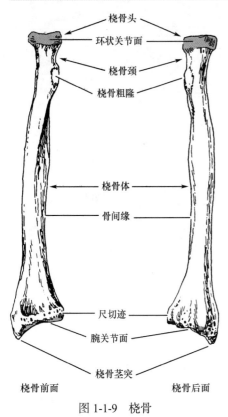

桡骨前面　　　　　桡骨后面

图 1-1-9　桡骨

鹰嘴窝：肱骨滑车上方后面的深窝。

外上髁：下端外侧、肱骨小头外上方向外侧的突起。

内上髁：下端内侧、肱骨滑车内上方向内侧的突起。较外上髁显著。

尺神经沟：内上髁后面的纵行浅沟。

2. 桡骨　桡骨为前臂两骨中居外侧的长骨，上端小，下端大（图 1-1-9）。

（1）上端

桡骨头：桡骨上端呈圆盘状膨大部。

关节凹：头上面的浅凹，与肱骨小头相关节。

环状关节面：头周缘的关节面，与尺骨的桡切迹相关节。

桡骨颈：头下方的缩细部分。

（2）体：三棱柱形，中部略弯向外侧。

桡骨粗隆：体上端内侧、桡骨颈下方的粗糙卵圆形隆起。

骨间缘：即薄锐的内侧缘，与尺骨的骨间缘相对。

滋养孔：体中份前面向下开口的小孔。

（3）下端：粗大，前面凹，后面凸。

尺切迹：下端内侧面的弧形凹面，与尺骨头相关节。

桡骨茎突：下端外侧向下伸出的骨突。

腕关节面：下端下面呈三角形的凹面，与腕骨相关节。

3. 尺骨　尺骨是前臂两骨中居内侧的长骨，上端大，下端小（图 1-1-10）。

（1）上端

滑车切迹：半月形凹陷的关节面，与肱骨滑车相关节。

冠突：滑车切迹前下方的突起。

鹰嘴：滑车切迹后上方的突起。

桡切迹：冠突外侧面的凹陷部分，与桡骨头环状关节面相关节。

尺骨粗隆：冠突下方前面的粗糙隆起。

（2）体上 3/4 段粗，呈三棱柱形；下 1/4 段细，呈圆柱状。

骨间缘：即体上 3/4 段薄锐的外侧缘，与桡骨的骨间缘相对。

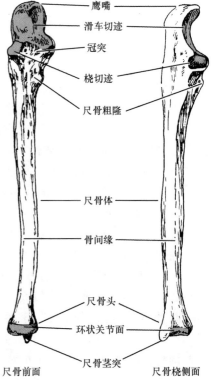

尺骨前面　　　　　尺骨桡侧面

图 1-1-10　尺骨

滋养孔：体中份前面向下开口的小孔。

（3）下端

尺骨头：为下端略作球形膨大的部分，其外侧有环状关节面，与桡骨的尺切迹相关节。

尺骨茎突：为尺骨头后内侧向下伸的突起。

4. 手骨 手骨包括腕骨、掌骨和指骨（图1-1-11）。

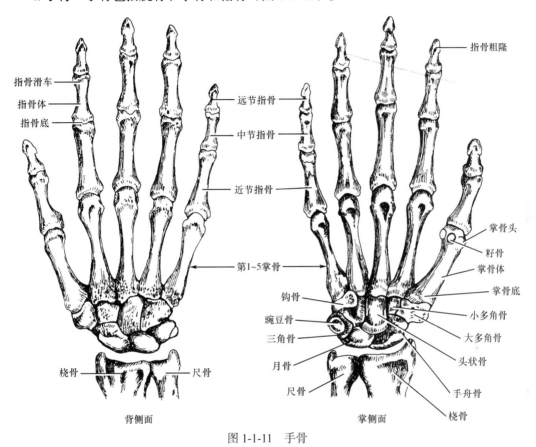

图 1-1-11 手骨

（1）腕骨：属短骨，共8块，排成近、远侧两列。每列4块。

近侧列：由桡侧向尺侧依次为手舟骨、月骨、三角骨和豌豆骨。前3骨的近侧面组成一椭圆形关节面，与桡骨腕关节面相关节；远侧面与远侧列4块骨的近侧面相关节，豌豆骨则位于三角骨的掌面。

远侧列：由桡侧向尺侧依次为大多角骨、小多角骨、头状骨和钩骨。4骨的远侧面与掌骨底相关节，其中第1掌骨底与大多角骨相关节的面和第5掌骨底与钩骨相关面的面为鞍状关节面。

8块腕骨的天然位置，在横向上后（背侧）面形成凸隆。前（掌侧）面形成凹陷，称为腕骨沟。沟的外侧（桡侧）隆起由舟骨结节和大多角骨结节组成，沟的内侧（尺侧）隆起由豌豆骨和钩骨钩组成。

（2）掌：5块，由桡侧向尺侧分别称第1～5掌骨，掌骨的近端为底，接腕骨；远端为头，接近节指骨底；中间部分体。第1掌骨最短而粗，其底与大多角骨相关节的面为鞍状关节面。

（3）指骨：14 块，拇指两节，即近节指骨和远节指骨。其余 4 指三节，由近侧至远侧依次为近节指骨、中节指骨和远节指骨。每节指骨近端为底、远端为头（滑车）、中间为体。远节指骨远端掌面膨大粗糙，称为远节指骨粗隆。

【课后自我检测】

一、选择题

1. 关于椎骨的特点说法正确的是

A. 所有颈椎棘突分叉   B. 第 6 颈椎称隆椎   C. 腰椎关节呈冠状位

D. 腰椎棘突宽而短呈板状   E. 胸椎椎体都有一完整肋凹

2. 关于胸椎的特点说法正确的是

A. 横突上有横突孔   B. 棘突分叉   C. 上、下关节突不明显

D. 棘突水平伸向后方   E. 椎体侧面后部有肋凹

3. 颈椎特有的结构是

A. 椎孔呈三角形   B. 椎弓   C. 关节突   D. 横突   E. 横突孔

4. 胸骨角

A. 位于胸骨体和胸骨柄的交界处   B. 是两侧肋弓形成的夹角

C. 两侧平对第 3 肋   D. 两侧平对第 2 肋间隙

E. 两侧平对第 3 肋间隙

5. 临床上，常以哪块椎骨棘突为计数椎骨序数的标志

A. 第 7 颈椎棘突   B. 第 6 颈椎棘突   C. 第 1 胸椎棘突

D. 第 2 胸椎棘突   E. 第 3 胸椎棘突

6. 关于腰椎的说法正确的是

A. 椎体粗壮，横切面呈三角形   B. 椎孔呈圆形

C. 各棘突的间隙较宽   D. 上关节面呈冠状位

E. 上关节面呈水平位

7. 上肢带骨包括

A. 肩胛骨和肱骨   B. 肩胛骨和肋骨   C. 肋骨和锁骨

D. 胸骨和锁骨   E. 锁骨和肩胛骨

8. 不属于肩胛骨的结构是

A. 滑车切迹   B. 喙突   C. 肩胛冈   D. 肩胛下窝   E. 肩峰

9. 关于锁骨的说法正确的是

A. 是自由上肢骨   B. 内侧 1/3 凸向前   C. 支撑上肢骨

D. 位于喙突下方   E. 常见骨折在中、外 1/3 交点处

10. 肱骨体骨折最易损伤

A. 腋神经   B. 尺神经   C. 桡神经   D. 肌皮神经   E. 正中神经

二、名词解释

1. 骺软骨

2. 椎间孔

3. 骺线

4. 胸骨角

5. 桡神经沟

三、简答题

1. 简述骨的形态分类和基本构造。

2. 简述颈椎、胸椎和腰椎的结构特点。

（郑晓明）

实验 2　下肢骨、颅骨

【目的要求】

1. 掌握下肢骨的组成、排列和分部。

2. 掌握髋骨的位置、形态和各部的主要结构。

3. 掌握股骨、髌骨、胫骨、腓骨的主要结构。

4. 掌握跗骨的排列关系。

5. 了解跖骨、趾骨的基本形态、位置与排列。

6. 掌握颅的组成，颅侧面观的形态结构。

7. 掌握颅底内面的主要形态结构。

8. 掌握眶和骨性鼻腔的位置、形态结构。

9. 掌握鼻旁窦的名称、位置、开口。

10. 掌握颞下颌关节的组成、特点及运动。

【实验材料】

1. 标本　完整颅骨、分离颅骨、颅盖、颅底骨、颅矢状切面和婴儿颅标本、全套下肢标本。

2. 模型

（1）放大的彩色颅骨、筛骨、颞骨、蝶骨模型及鼻腔外侧壁模型，成人足骨的 X 线片。

（2）小儿髋骨的 X 线片。

【实习内容】

一、下　肢　骨

（一）下肢带骨

左右髋骨与骶骨、尾骨连结成骨盆。髋骨形状不规则，由髂骨、坐骨、耻骨三骨组成。幼年时，三骨借透明软骨结合，16 岁后，软骨骨化，三骨于髋臼处融合成一骨（图 1-2-1）。

1. 髂骨　髂骨占髋骨的后上部，最大，分体和翼两部分。

（1）髂骨体：位于髂骨下部，肥厚，组成髋臼上份。

（2）髂骨翼：由体向上伸展，中部薄，上缘厚。

髂嵴：为髂骨翼的上缘，肥厚，从上面看呈"S"形弯曲，是测量骨盆径线的重要标志之一。

髂前上棘：髂嵴前端向前下方的突起，是重要的体表标志。

髂结节：髂前上棘上后方 5 ～ 7cm 处髂嵴外唇的向外突起。

髂前下棘：髂前上棘下方的突起。

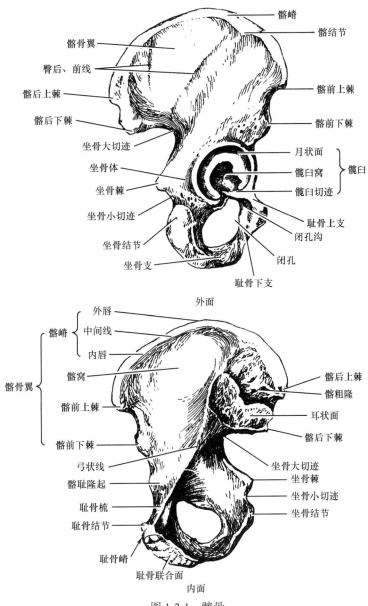

图 1-2-1　髋骨

髂后上棘：髂嵴后端向后下方的突起。

髂后下棘：髂后上棘下方的突起。

坐骨大切迹：髂后下棘下方沿髂骨后缘延至坐骨棘的深切迹。

髂窝：髂骨翼内前上份的大浅窝。

弓状线：髂窝下界的钝骨嵴。

耳状面：髂骨翼内面后上份，对弓状线后端的耳状粗糙面与骶骨的耳状面相关节。

髂粗隆：耳状面后上方的粗糙隆起。

2. 坐骨　坐骨占髋骨的后下部，分为体、支两部。

（1）坐骨体：为坐骨的上份，较粗厚，上部组成髋臼后下部。

坐骨棘：坐骨体后缘向后内伸出的尖突。

坐骨结节：坐骨体下端后份的肥厚粗糙隆起，为坐骨的最低处。

坐骨小切迹：坐骨棘与坐骨结节之间的切迹。

（2）坐骨支：自坐骨结节向上前内侧伸延的细骨板，其前端与耻骨下支结合。

3. 耻骨 耻骨占髋骨的前下部，分体和上、下支。

（1）耻骨体：为耻骨内侧份较肥厚的部分。

耻骨联合面：耻骨体内侧的长椭圆形粗糙面，与对侧的耻骨联合面连结为耻骨联合。

耻骨嵴：耻骨体上缘形成的钝嵴。

耻骨结节：耻骨嵴外侧端处向前的结节状突起，距正面约2cm，是重要的体表标志。

（2）耻骨上支：自耻骨体伸向外后方的部分，其外侧端较膨大，构成髋臼的前下部。

髂耻隆起：耻骨上支与髂骨体结合处的粗糙隆起。

耻骨梳：耻骨上支上缘形成锐嵴，为弓状线的延续。

闭孔沟：耻骨上支下面的深沟。

（3）耻骨下支：自耻骨体伸向后下外的骨板，末（下）端与坐骨支结合。

4. 髋臼 髋臼为髂骨外面，髂骨、坐骨、耻骨三骨会合处的深窝。

髋臼切迹：髋臼缘下部的缺口。

月状面：髋臼内半月形的光滑关节面。

髋臼窝：髋臼月状面中部下方至髋臼切迹的粗糙浅窝。

5. 闭孔 闭孔为髂骨前下部由坐骨、耻骨围成的大孔，椭圆形或三角形。

（二）自由下肢骨

1. 股骨 股骨位于股（大腿）部，是人体最长、最粗壮的长骨，分一体和两端（图1-2-2）。

（1）上端

股骨头：球形，光滑，朝向内上前方，与髋臼相关节。

股骨头凹：近股骨头关节面中心处的小凹，为股骨头韧带附着处。

股骨颈：股骨头外侧的缩细部分，股骨颈与体相交成约130°的角称颈干角。

大转子：颈、体交界处上外侧的大方形隆起。

小转子：颈、体交界处后内侧的小圆形隆起。

转子间线：在前面连于两转子间的粗糙线。

转子间嵴：在后面连于两转子间的隆嵴。

（2）股骨体：稍向前凸弯，上段呈圆柱形，中段呈三棱柱形，下段前后略扁，前面光滑。

粗线：股骨体后面纵行的粗糙骨嵴，可分内侧唇和外侧唇，内、外侧唇于上、下端分叉开。粗线内侧唇上端向上内侧延续为耻骨肌线。粗线外侧唇上端向上外延续为臀肌粗隆。

滋养孔：粗线中部向下开口的小孔。

腘面：股骨体下份后面，粗线内、外侧唇间的三角形平面。

（3）下端：外观膨大。

内侧髁：下端内侧膨大凸出部，其前面、下面和后面为关节面。

外侧髁：下端外侧膨大凸出部，其前面、下面和后面为关节面。

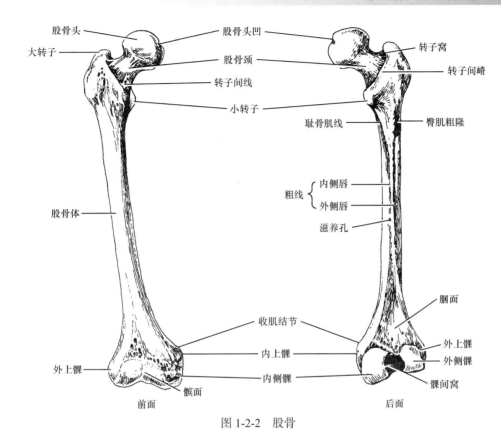

图 1-2-2　股骨

髌面：内、外侧髁前面连接内、外侧髁前面的关节面。

内上髁：内侧髁内侧面的突起。

收肌结节：内上髁上方的小突起。

外上髁：外侧髁外侧面的突起。

髁间窝：内、外侧髁后份之间的深窝。

2. 髌骨　髌骨为全身最大的籽骨，位于股骨下端前面股四头肌腱内，髌底朝上，髌尖朝下。前面粗糙，后面光滑的关节面，被一纵嵴分为较小的内侧部和较大的外侧部。

3. 胫骨　三棱柱状粗大长骨，为小腿两骨中内侧的一块，分一体两端（图 1-2-3）。

（1）上端：膨大，并稍向后倾。

内侧髁和外侧髁：上端膨大并向内侧和外侧突出的部分。两髁上面各有平滑稍凹的上关节面，与股骨内、外侧髁关节面相关节。内、外侧髁的骨松质多，骨密质少，且呈平台状，易发生骨折。

髁间隆起：内、外侧髁上关节面之间粗糙骨面上的小隆起。

腓关节面：外侧髁的后下面的光滑小面，与腓骨头相关节。

（2）胫骨体：呈三棱柱形，上 2/3 与下 1/3 交界处较细，为胫骨骨折的好发部位。

前缘：胫骨体明显前凸的纵行骨嵴，分隔内侧面和外侧面。前缘和内侧面都可在体表扪及。

胫骨粗隆：前缘上端"V"形的粗糙隆起。

骨间缘：即外侧缘，分隔外侧面和后面，与腓骨的骨间缘相对，为小腿骨间膜附着。

比目鱼肌线：胫骨体上份后面由上外侧斜向下内侧的线状隆起。

滋养孔：胫骨体后面中、上 1/3 交界处附近向上开口的小孔。

（3）下端：稍膨大，较上端小。

下关节面：下端下面的凹陷面，内侧移行于内踝关节面，与距骨滑车相关节。

内踝：下端内侧向下伸出的突起，外侧面为内踝关节面。

腓切迹：下端外侧面的凹陷，与腓骨下端连接。

4. 腓骨 腓骨细长，位于胫骨外侧，分一体两端（图 1-2-3）。

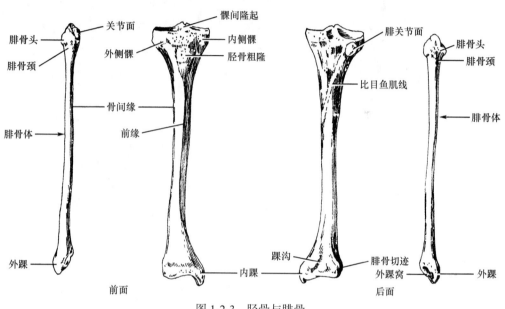

图 1-2-3　胫骨与腓骨

（1）上端

腓骨头：即腓骨膨大的上端。其内上面为腓骨头关节面，与胫骨腓关节面相关节。

腓骨颈：头下方缩细部分。

（2）腓骨体

骨间缘：即内侧缘，薄锐，与胫骨的骨间缘相对，为小腿骨间膜附着。

滋养孔：腓骨体后面中点附近向上开口的小孔。

（3）下端：稍膨大，较上端小。

外踝：即呈三角形膨大的下端，尖朝下，其内侧有光滑的外踝关节面，与距骨滑车相关节。

5. 足骨 足骨包括跗骨、跖骨和趾骨。跗骨 7 块，即距骨，跟骨，足舟骨，内侧、中间、外侧楔骨，骰骨，排成前、后两列。后列距骨居跟骨上方，足舟骨位于距骨前方并偏内侧；前列由内侧至外侧依次为内侧楔骨、中间楔骨、外侧楔骨和骰骨。跖骨 5 块。趾骨 14 块（图 1-2-4）。

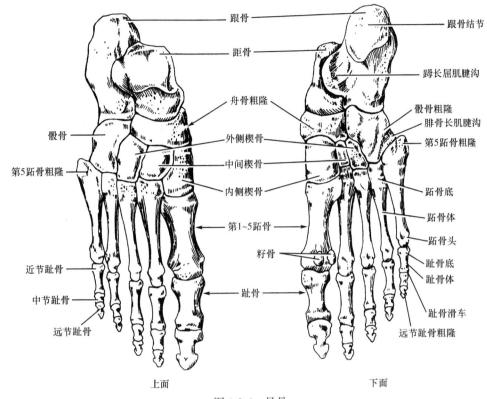

图 1-2-4　足骨

二、成人颅骨

颅位于脊柱上方，由 23 块颅骨组成，分后上方的脑颅和前下方的面颅两部分。

（一）脑颅骨

脑颅：由 8 块颅骨组成。单块的从前到后有额骨、筛骨、蝶骨和枕骨，它们占脑颅的中间底区；成对的有顶骨和颞骨，它们占脑颅的顶侧区。

1. 额骨　额骨位于颅的前上部，分 3 部分。

（1）额鳞：是瓢形扁骨，构成前额。

（2）眶部：即额骨呈水平位的薄骨板，分隔颅腔和眶腔。

（3）鼻部：位于两侧眶部之间，呈马蹄铁形。

2. 筛骨　筛骨位于颅前窝底壁中央和左、右眶之间，额状面上呈"巾"字形，分 3 部分。

（1）筛板：为具有许多小孔（筛孔）的水平骨板，构成鼻腔顶，其上面正中前份有一突嵴称鸡冠。

（2）垂直板：从筛板下面正中下垂的骨板，参与组成骨性鼻中隔。

（3）筛骨迷路：成对，列于垂直板的两侧，其内有许多含气小腔，称筛窦。迷路的外侧面是极薄骨板，名眶板，参与形成眶的内侧壁。迷路的内侧面上有两个弯曲的骨片，即上鼻甲和中鼻甲。

3. 蝶骨　蝶骨形似展翅的蝴蝶，位于颅底中央，前接筛骨、额骨，后接枕骨、颞骨，分4部分。

（1）体：为中央部分，立方形，内含以中隔分为左右的空腔，称为蝶窦。体上面呈鞍形，称蝶鞍。

（2）小翼：自体的前面分向两侧平伸的狭长骨片，与大翼之间的裂隙称为眶上裂。

（3）大翼：自体的侧面向外平展继而上翘的骨片。

（4）翼突：自体与大翼交界处的下面向下垂伸的突起。

4. 颞骨　颞骨成对，位于蝶骨、枕骨、顶骨和额骨等之间，参与构成颅底和侧壁，形状较复杂，以外耳门为中心分为3部分。

（1）鳞部：为外耳门上方的鳞状骨板，其外面前下份有伸向前的颧突，颧突根部下面有下颌窝。

（2）鼓部：是围绕外耳道前、下、后壁的弯曲骨片，位于下颌窝的后方。

（3）岩部：又名锥体，插在蝶骨与枕骨之间，呈三棱锥体形，尖端伸向前内侧。外面于外耳门后方有向下突的乳突。

（二）面颅骨

面颅骨15块，其中成对的有上颌骨、颧骨、鼻骨、泪骨、腭骨和下鼻甲骨；单块的有犁骨、下颌骨和舌骨。

1. 下颌骨

（1）下颌体

牙槽弓：即下颌体的上缘，有牙槽，容纳下颌牙的牙根。

下颌底：即下颌体的下缘，坚厚。

颏隆凸：体外面正中的隆起。

颏孔：体外面的前外侧，约平对第二前磨牙根处朝向后上的孔。

（2）下颌支：自下颌体后方伸向后上方的方形骨板。

冠突：下颌支上端前方的突起。

髁突：下颌支上端后方的突起。

下颌头：髁突上端稍膨大部分，有关节面，与颞骨的下颌窝相关节。

下颌颈：下颌头下方的缩细部分。

下颌孔：下颌支内面约中央处的孔。

2. 舌骨　舌骨呈"U"形，位于下颌骨的后下方。中间部分为体，体两端向后伸出大角，体与大角结合处向上的锥状突起称小角。

（三）颅的整体观

1. 颅顶（盖）外面观

冠状缝：为额骨与顶骨相接的锯齿状缝。

矢状缝：为左右顶骨相接的缝。

人字缝：为枕骨与顶骨相接的缝。

顶孔：矢状缝后段两侧的小孔。

顶结节：顶骨最隆凸处。

2. 颅顶内面观

上矢状窦沟：正中线上从前走向后的浅沟。

颅腔侧壁上有较细而分支的沟，是脑膜中动脉及其分支的压迹。

颗粒小凹：在上矢状窦沟两旁的许多大小不等的小凹陷。

3. 颅底内面观 颅底内面观主要结构归纳为：一窝、一盖、一道、一裂，四沟，十孔，即垂体窝、鼓室盖、内耳道、眶上裂；颈动脉沟、脑膜中动脉沟、横窦沟、乙状窦沟；枕骨大孔、舌下神经管内口（孔）、圆孔、卵圆孔、棘孔、颈静脉孔、内耳门（孔）、视神经孔、破裂孔、筛孔。颅底内面与脑底相适应，形成三级阶梯样的颅前、中、后窝（图 1-2-5）。

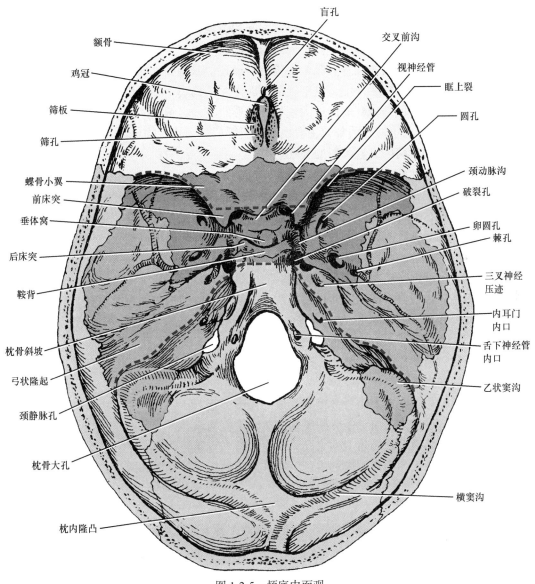

图 1-2-5　颅底内面观

（1）颅前窝：由额骨、筛骨和蝶骨的小翼构成，以蝶骨小翼后缘与颅中窝分界。

筛板：位于颅前窝中央凹下处有许多筛孔的薄骨，分隔颅腔与鼻腔。

鸡冠：正中矢状位上自筛板上伸的骨突。

额骨眶部：筛板两外侧的薄骨板，分隔颅前窝和眼眶。

（2）颅中窝：位于颅底中部，由蝶骨体和大翼、颞骨岩部和颞骨鳞部及顶骨前下部构成，以蝶骨鞍背及两侧颞骨岩部上缘与颅后窝分界。

垂体窝：为颅中窝中部蝶鞍上的凹陷，其后方的横位隆起称鞍背。

交叉前沟：垂体窝前方的弓形横走的浅沟，与垂体窝之间有横置的鞍结节分隔。

视神经管：交叉前沟两端向前通眼眶的圆形短管。

颈动脉沟：蝶鞍两侧前后走向的浅沟，向后续颈动脉管内口。

颈动脉管内口：位于颈动脉沟后端处的圆形孔，往后外侧通颈动脉管。

眶上裂：视神经管外侧，蝶骨大、小翼之间的裂隙，向前通眼眶。

圆孔：眶上裂后下方的圆形小孔，向前通入翼腭窝。

卵圆孔：在圆孔后外侧蝶骨大翼根部的椭圆形孔，通颅底外面。

棘孔：位于卵圆孔的后外侧，较细，通颅底外面。脑膜中动脉由此进入颅腔。

三叉神经压迹：颞骨岩部前面近尖端处的圆形凹陷，容纳三叉神经节。

（3）颅后窝：位于颅底后部，主要由颞骨岩部后面和枕骨构成。

枕骨大孔：颅后窝中央近圆形的大孔。

斜坡：枕骨大孔前方的倾斜骨面。

舌下神经管：在枕骨大孔前外缘上方，通颅底外面。

颈静脉孔：舌下神经管外上方，颞骨岩部与枕骨之间的不规则孔，通颅底外面。

内耳门：颈静脉孔上方，颞骨岩部后面上的孔，向外侧通内耳道。

枕内隆凸：枕骨大孔后方枕鳞中央的隆起。

横窦沟：由枕内隆凸向两侧延伸的沟。

乙状窦沟：在颞骨岩部后方，由横窦沟外侧续而下行的沟，通颈静脉孔。

4. 颅底外面观　高低不平，结构复杂。颅底外面观主要结构：一管（颈动脉管），二窝（颈静脉窝、下颌窝），三突（乳突、茎突、关节结节），九孔（枕骨大孔、舌下神经管外口／孔、卵圆孔、棘孔、破裂孔、颈静脉孔、颏孔、茎乳孔、颈动脉管外口／孔）（图1-2-6）。

自前向后观察下列结构：

上颌骨牙槽弓：左右上颌骨牙槽突合成的弓形突起。

骨腭：牙槽弓内方，由上颌骨腭突和腭骨水平板构成。

腭大孔：骨腭两后外侧角上的大孔，向上经腭大管通翼腭窝。

蝶骨翼突：位于牙槽突后端的后面，它分为内侧板、外侧板和两板之间的翼突窝。

鼻后孔：在骨腭后缘和蝶骨翼突内侧板之间，被骨性鼻中隔分为左右两个长方形的孔，前通鼻腔。

颞下窝：上颌体后面、蝶骨翼突外侧和蝶骨大翼下面之间的大凹，向上外经眶下裂通眼眶，向内侧经翼上颌裂通翼腭窝。

卵圆孔：在翼突根部后外侧。

棘孔：在卵圆孔后外侧。

破裂孔：在颞骨岩部前端与枕骨底之间不规则形孔，活体为未骨化的软骨充占。

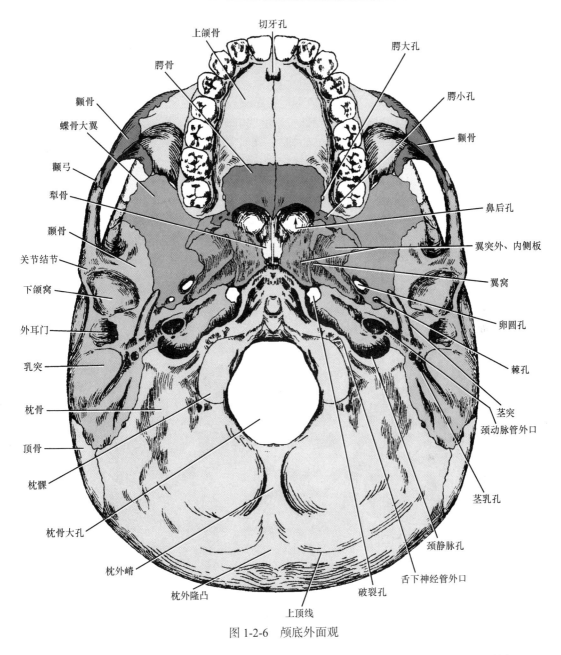

图 1-2-6 颅底外面观

　　咽鼓管沟：翼突根部后方，由颞骨岩部与蝶骨大翼交界所形成的沟，向后外侧通入中耳鼓室。

　　下颌窝：在棘孔和颈动脉管外口外侧的深窝，与下颌头相关节。

　　关节结节：下颌窝前缘的横位隆起。

　　颈动脉管外口：咽鼓管沟外侧段后方，颞骨岩部中部的圆形孔，向上内侧方通入颈动脉管。

　　颈静脉窝：颈动脉管后方的小深窝，其内侧为颈静脉孔。

　　茎突：颈静脉窝外侧的刺状长骨突。

　　茎乳孔：茎突后方的圆形小孔，向上通入面神经管。

乳突：茎乳孔后外侧的锥形骨突。

枕骨大孔：在枕骨中部。

枕髁：枕骨大孔前外侧缘上的两个有椭圆形关节面的突起。

髁管：枕髁后方见其口。

5. 颅的后面观

枕外隆凸：颅顶（盖）与颅底交界处正中的隆起。

上项线：自枕外隆凸向外侧水平延伸到乳突的骨嵴。

6. 颅的侧面观　侧面观颅，颞窝和颞下窝占据空间较广（图1-2-7）。

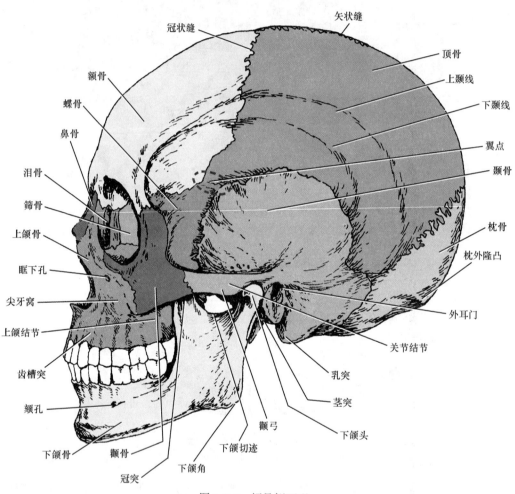

图 1-2-7　颅骨侧面观

外耳门：颞骨乳突前方的大孔，向内侧通骨性外耳道。

颧弓：外耳门前方由颞骨颧突和颧骨颞突形成的弓形骨桥。颧弓将颅侧面分为上方的颞窝和下方的颞下窝。

颞窝：颧弓平面上方的广大颅侧面所形成的窝。

翼点：颞窝底前下部由额骨、顶骨、颞骨、蝶骨四骨会合处形成的"H"形缝。其内面紧邻脑膜中动脉。此处骨薄弱，骨折易伤该动脉。

颞下窝：颧弓平面下颅侧面所形成的窝，容纳咀嚼肌和神经、血管等。

翼腭窝：深藏的颞下窝内侧，为蝶骨翼突、上颌体和腭骨垂直板之间的小间隙。

7. 颅的前面观　此面可见额骨和面颅骨，梨状孔位于面部的中央，其外上方为眶，下方为不完整的口腔（图 1-2-8）。

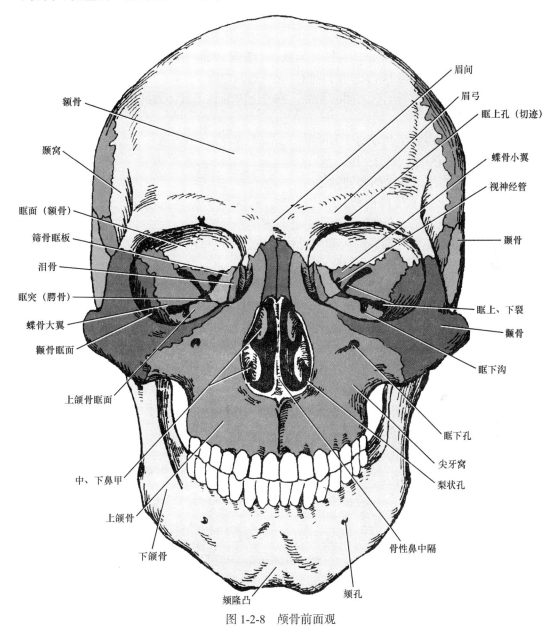

额骨

颞窝

眶面（额骨）

筛骨眶板

泪骨

眶突（腭骨）

蝶骨大翼

颧骨眶面

上颌骨眶面

中、下鼻甲

上颌骨

下颌骨

额隆凸

眉间

眉弓

眶上孔（切迹）

蝶骨小翼

视神经管

颞骨

眶上、下裂

颧骨

眶下沟

眶下孔

尖牙窝

梨状孔

骨性鼻中隔

颏孔

图 1-2-8　颅骨前面观

（1）眶：为一对四棱锥体状腔，可分为上、下、内侧和外侧四个壁以及尖和底。

1）尖：指向后内侧，其附近有视神经管向后通颅中窝。

2）底：即眶口，略呈四方形，向前外下倾斜，有上、下、内侧和外侧四个缘。

眶上切迹：眶上缘内侧 1/3 与中 1/3 交界处的缺口，有时呈孔状，称眶上孔。

眶下孔：眶下缘中点下方约 0.5cm 处向下的孔，向上后通入眶下管。

3）上壁：主要由额骨眶部构成，将眶与颅前窝分隔。

泪腺窝：眶上壁外侧前部的深窝。

4）内侧壁：主要由泪骨和筛骨迷路的眶板构成，壁内侧为筛窦和鼻腔。

泪囊窝：眶内侧壁下部近眶缘处的陷窝，向下经鼻泪管通鼻腔。

5）下壁：主要由上颌骨构成，其下方为上颌窦。

眶下沟：眶下壁外侧分前后走向的浅沟，后通眶下裂，前通眶下管。

6）外侧壁：由蝶骨大翼眶面和颧骨构成，与颞窝相邻。

眶上裂：眶外侧壁与上壁之间的裂隙，向后通颅中窝。

眶下裂：眶外侧壁与下壁之间的裂隙，向外下方通颞下窝和翼腭窝。

（2）额鳞

眉弓：眶上缘内侧半上方的弓形隆起。

眉间：左右眉弓之间的平坦区。

额结节：眉弓上方较大的圆钝隆起。

（3）骨性鼻腔：位于颅前窝、眶和口腔之间，后口为鼻后孔通咽腔，前口为梨状孔。鼻腔被鼻中隔分隔为左、右两腔，有顶、底和内、外侧四壁。

顶：由鼻骨、额骨、筛骨筛板和蝶骨体构成，呈现弓形向上凸，借筛孔通颅前窝。筛板位高且呈水平，分隔鼻腔和颅前窝。

底：即骨腭，由上颌骨腭突和腭骨水平板构成。

内侧壁：为骨性鼻中隔，由筛骨垂直板和犁骨组成。

外侧壁：主要由筛骨迷路、上颌体、腭骨垂直板和蝶骨翼突内侧板构成。外侧壁上有三块向内侧弯曲下垂的骨片，自上而下分别称为上鼻甲、中鼻甲和下鼻甲。每个鼻甲下方与外侧壁之间的空腔，分别名为上鼻道、中鼻道和下鼻道。上鼻甲后上方有蝶筛隐窝。鼻甲与鼻中隔之间的空隙称总鼻道。

（4）骨性鼻旁窦：鼻腔周围的上颌骨、额骨、筛骨和蝶骨内，有四对与鼻腔相通的含气腔，总称鼻旁窦或副鼻窦（图1-2-9）。

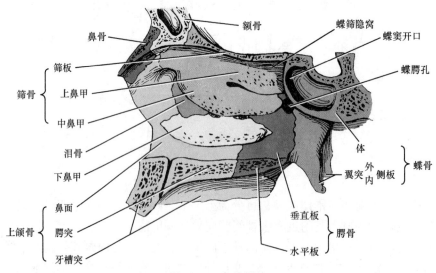

图 1-2-9 鼻腔侧壁

上颌窦：最大，在上颌体内，开口于中鼻道。因窦口高于窦底部，直立位时不易引流。

额窦：在额鳞与眶部交界处，眉弓的深面内，窦口向后下开口于中鼻道。

筛窦：即筛骨迷路内的多数小泡腔，分前、中、后三群，前、中群开口于中鼻道，后群开口于上鼻道。

蝶窦：在蝶骨体内，左、右腔被骨板分隔，向前开口于蝶筛隐窝。

三、新生儿颅的特征

1. 颅囟　新生儿颅由于许多颅骨尚未发育完全，骨与骨之间的大间隙被结缔组织膜填充，称为囟（1-2-10）。

前（额）囟：菱形，最大，位于矢状缝的前端，出生后 1～2 岁闭合。

后（枕）囟：三角形，位于矢状缝后端与人字缝相交处。出生后 2～3 个月闭合。

2. 新生儿颅　新生儿颅由于脑及感觉器官发育较快，而咀嚼器官尚未发达，上、下颌骨小，故脑颅大于面颅。

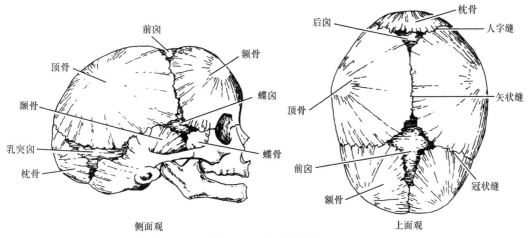

图 1-2-10　新生儿颅骨

【课后自我检测】

一、选择题

1. 关于髂骨的说法正确的是

A. 髂骨体构成髋臼的上 2/5　　　　　　　　B. 髂嵴最高点通过第 3 腰椎棘突

C. 髂前下棘下方有深陷的坐骨大切迹　　　　D. 髂粗隆与骶骨相关节

E. 髂窝为臀肌的附着处

2. 关于闭孔的说法正确的是

A. 由耻骨及坐骨共同围成　　　　　　　　　B. 由髂骨、耻骨及坐骨共同构成

C. 为骶结节韧带与坐骨小切迹共同围成　　　D. 位于髋骨的后上方

E. 以上均不对

3. 下列何者属于脑颅骨

A. 舌骨　　　　　B. 鼻骨　　　　　C. 蝶骨　　　　　D. 下颌骨　　　　　E. 颧骨

4. 颈内动脉穿过

A. 颈动脉管外口　　　　　　　B. 圆孔　　　　　　　C. 棘孔

D. 破裂孔　　　　　　　　　　E. 卵圆孔

5. 关于人字缝的描述正确的是

A. 由顶骨与枕骨构成　　　　　　B. 由顶骨与额骨构成

C. 由额骨、顶骨、枕骨、颞骨构成　　D. 由枕骨与蝶骨构成

E. 由两侧顶骨构成

6. 位于颅前窝的是

A. 眶上裂　　　B. 筛孔　　　C. 破裂孔　　　D. 眶下裂　　　E. 视神经管

7. 不属于颅中窝的结构是

A. 棘孔　　　　　　　　　　B. 三叉神经压迹　　　　C. 颈静脉孔

D. 垂体窝　　　　　　　　　E. 破裂孔

8. 颅后窝的重要结构是

A. 筛孔　　　B. 卵圆孔　　　C. 垂体窝　　　D. 内耳门　　　E. 三叉神经压迹

9. 下列各结构中，颅底外面观不能看到的是

A. 颈静脉孔　　　　　　　B. 颈动脉管外口　　　　　C. 圆孔

D. 卵圆孔　　　　　　　　E. 棘孔

10. 通过颈静脉孔的结构有

A. 颈内动脉　　　　　　B. 基底动脉　　　　　　C. 上颌神经

D. 下颌神经　　　　　　E. 副神经

二、名词解释

1. 骶岬
2. 板障
3. 翼点
4. 鼻旁窦
5. 界线

三、简答题

1. 叙述颅中窝的主要结构。
2. 简述鼻旁窦的名称、位置和开口部位。

（郑晓明）

实验 3　关　　节

【目的要求】

1. 掌握肩关节、肘关节的组成、结构特点及运动方式。

2. 了解腕骨间关节、腕掌关节、掌指关节和指间关节的形态结构。

3. 掌握骨盆的组成。

4. 掌握髋关节、膝关节的组成、结构特点及其运动方式。

【实验材料】

1. 标本

（1）脊柱和椎骨间连结标本（显示椎间盘、棘间韧带、棘上韧带、黄韧带、前纵韧带及后纵韧带）。

（2）肩关节、肘关节、桡腕关节、髋关节、膝关节、距小腿（踝）关节、下颌关节（打开和未打开关节囊的关节）。

（3）前臂骨连结标本（显示前臂骨间膜）。

（4）躯干骨、四肢骨、颅骨和完整骨架标本。

（5）骨盆标本。

2. 模型　骨盆模型、手足 X 线片。

【实习内容】

一、躯干骨连结

（一）椎骨的连结（观察脊柱标本）

各椎骨借椎间盘、韧带和关节相连，构成脊柱。

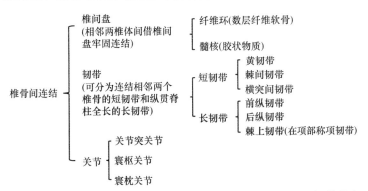

1. 椎间盘　除第 1、2 颈椎之间外，各相邻两个椎骨体之间，都借椎间盘连结。椎间盘为纤维软骨盘，分纤维环和髓核两部分（图 1-3-1）。

（1）纤维环：为椎间盘的外周部，由无数层同心圆排列的纤维软骨环构成，坚韧而富有弹性，紧密连接相邻的两个椎体。纤维环前部较厚，后部较薄。

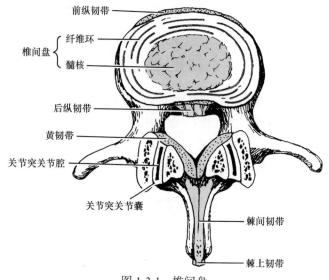

图 1-3-1　椎间盘

（2）髓核：居椎间盘的中心部而稍偏后，为白色柔软而富有弹性的胶样物质，是胚胎时脊索的遗迹。椎间盘坚固而有弹性，可承受压力，吸收震荡，减缓冲击，以防跳跃时对脑髓的震动，还允许脊柱做小幅度的屈伸和侧屈等运动。

2. 关节（简单介绍）

（1）关节突关节：由每个椎骨的下关节突与其下邻椎骨的上关节突相关节而成。每个关节的活动幅度很小，但全部椎间关节共同作用，活动幅度就大大增加，故脊柱能做大幅度的运动。

（2）寰枢关节：包括由寰椎下关节面和枢椎上关节面相关节，以及寰椎前弓后面的齿突凹，寰椎横韧带与枢椎齿突的前、后面相关节的四个独立的关节。通过齿突的垂直轴，头可做左右旋转。

（3）寰枕关节：寰椎的上关节面与枕骨髁相关节。关节囊松弛，囊的前后有韧带加强。此关节可做头的俯仰和侧屈运动。

3. 韧带　包括长韧带和短韧带两种，主要作用是限制脊柱的活动范围（图 1-3-2）。

（1）前纵韧带：宽而厚，是紧贴在椎体和椎间盘前面的纵行韧带，很坚韧，上起自枕骨基底，下达第 1 或第 2 骶椎，与椎间盘及椎体边缘连接牢固。有限制脊柱过度后伸的作用。

（2）后纵韧带：是在椎管内贴椎体和椎间盘后面纵行的韧带，起自枢椎，下达骶管，比前纵韧带窄而薄，且与椎体后面连接疏松。有限制脊柱过度前屈的作用。

（3）黄韧带：由弹力纤维组成，连接于相邻椎骨的椎弓板之间，故也称弓间韧带。新鲜时呈黄色，强厚有弹性。有限制脊柱过度前屈，同时有启动脊柱从前屈位恢复到直立姿势的功能。

（4）棘间韧带和棘上韧带：连接于相邻椎骨棘突之间的韧带为棘间韧带，连接各棘突尖的韧带为棘上韧带，棘上韧带至颈部则移行为项韧带。这些韧带都有限制脊柱过度前屈的作用。

（5）横突间韧带：连接于相邻横突之间。

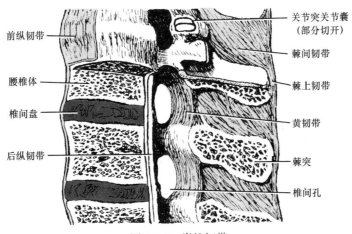

图 1-3-2 脊柱韧带

前纵韧带
腰椎体
椎间盘
后纵韧带

关节突关节囊（部分切开）
棘间韧带
棘上韧带
黄韧带
棘突
椎间孔

（二）脊柱

全部椎骨借连结组成脊柱。脊柱是人体的中轴，成人长约 70cm，上以寰椎支载头颅，下终于尾骨尖，参与胸腔、腹腔、盆腔的组成，起支持负重和保护脑、脊髓及胸腔、腹腔、盆腔脏器的作用，又能做较大范围的运动。

1. 脊柱整体观

（1）脊柱前面观（观察椎体）：见椎体自第 2 颈椎向下至第 2 骶椎逐渐增大，这与下位所承担的重力逐渐增加有关。自骶骨耳状面以下，因重力已传向下肢，负重骤减，故从第 3 骶椎以下至尾骨，迅速缩小。

（2）脊柱后面观（观察棘突）：见棘突在背部正中叠列成纵嵴，其两侧形成纵行的深沟，容纳背深肌。中胸部的胸椎（第 5～9）棘突长而直向后下，呈叠瓦状，自此向上、向下，棘突渐趋水平。腰部棘突完全水平位，且相邻棘突间的间隙较宽，临床上常在腰部做腰椎穿刺术。

（3）脊柱侧面观：见脊柱全长有 4 个生理性弯曲。颈曲、腰曲向前凸弯，胸曲、骶曲向后凸弯。脊柱的生理性弯曲对直立时的重心维持、增加弹性、减少震荡有重要意义。

2. 脊柱的运动 相邻两个椎骨间的运动很小，但脊柱整体运动范围很广，可做前屈、后伸、侧屈、旋转和环转等运动。在这些运动中，以颈、腰部较自如，胸部较受限。

（三）胸廓的连结

1. 肋椎关节（在骨架上和肋与脊柱连结标本上观察）

（1）肋头关节：由肋头关节面与相应的胸椎肋凹及椎间盘相关节而成。

（2）肋横突关节：由肋结节关节面与相应的胸椎横突肋凹连结构成。

肋椎关节的运动轴是由肋头中心至肋结节的连线。运动时，肋颈沿此轴旋转，使肋前部上举，肋下缘外翻，扩大胸廓，助吸气；或肋前部下降，肋下缘内翻，缩小胸廓，助呼气。

2. 胸肋关节（图 1-1-5）

（1）第 1～7 肋软骨与胸骨侧缘的肋切迹相接，第 1 肋为软骨结合，第 2～7 肋构成微动的胸肋关节。

（2）第 8～10 肋软骨弯向前内上方，分别以软骨间关节连于上位的肋软骨，形成肋弓。

（四）胸廓

1. 组成　胸廓由 12 个胸椎、12 对肋及胸骨连结而成（图 1-1-5）。

2. 形态　胸廓的整体观：成人胸廓呈前后略扁的近似圆锥体，上窄下宽，横径长，前后径短，分上、下两口和前、后、两侧 4 个壁。

（1）上口：较小，呈肾形，略向前下方倾斜，由第 1 胸椎、第 1 肋骨、肋软骨和胸骨柄上缘围成。略向前倾斜，故胸骨柄颈静脉切迹平第 2 胸椎下方之椎间盘。通有食管、气管、大血管和神经等。

（2）下口：宽大，不整齐，由第 12 胸椎、第 12 肋、第 11 肋、肋弓和剑突围成，被膈所封闭。

（3）前壁：最短，由胸骨、肋软骨和肋骨前端构成。

（4）后壁：较长，由全部胸椎体、椎间盘和肋骨后段（肋角以后的部分）构成。

（5）两侧壁：最长，由全部肋骨体构成，相邻两肋之间均有一个肋间隙。胸骨下角为两侧肋弓在中线相交形成向下开放的角，角间夹有剑突。肋间隙为相邻两肋之间的间隙，共 11 对。

3. 运动　胸廓的运动主要表现在呼吸运动。吸气时，在有关肌肉的作用下，肋的前份提升，肋体向外扩展，胸骨上升，使胸廓的前后径和横径加大而增大胸腔容积。呼气时，在重力和相关肌肉的作用下，胸廓做相反的运动，使胸腔容积减小。

二、颅骨的连结

（一）直接连结

各颅骨之间，大多数借缝、骨或软骨直接相连，连接相当牢固，活动性极小。舌骨大角借茎突舌骨韧带与颞骨茎突连接。

（二）颞下颌关节（下颌关节）

1. 组成　颞下颌关节是由颞骨的下颌窝和关节结节与下颌头构成。

结构特点 {
（1）关节囊前部薄而松弛，上方附着于下颌窝和关节结节的周缘，下方附着于下颌颈。关节囊后部强厚
（2）关节囊的外侧面有自颧弓根部至下颌颈的外侧韧带加强
（3）关节囊腔内有一纤维软骨的关节盘，分关节腔为上、下两部，关节盘矢状断面呈"S"状，前部凹向上，后部凹向下
}

2. 运动　两侧颞下颌关节联合运动，可做下颌骨上提、下降、前进和后退及侧方运动。张口是下颌骨下降并伴以前进的运动，大张口时，下颌头连同关节盘一起向前滑移至关节结节下方。张口过大，关节囊太松弛时，下颌头滑至关节结节前方而不能退回下颌窝，造成关节脱位。闭口是下颌骨上提并伴以下颌头和关节盘一起滑回关节窝的运动。下颌骨侧方运动是一侧的下颌头对关节盘做旋转运动，而对侧的下颌头和关节盘一起做前进

和后退运动。

三、上肢骨连结

（一）上肢带骨的连结

1.胸锁关节

（1）组成：锁骨内侧端与胸骨柄的锁骨切迹和第1肋软骨。

（2）结构特点

1）关节腔内有关节盘，将关节腔分为下内、上外两部分。

2）关节囊上、下、前、后都有韧带加强。

（3）运动

1）矢状轴：上、下运动。

2）垂直轴：前后运动（微弱）。

3）额状轴：旋转运动（微弱）。

2.肩锁关节

（1）构成：锁骨外侧端和肩峰的关节面（图1-3-3）。

（2）结构特点

1）结构简单，活动度小。

2）关节囊坚韧，有韧带加强（喙锁韧带）。

（3）运动：肩锁关节的活动范围很小。

3.喙肩韧带　喙肩韧带为强韧的扁形带，张于喙突与肩峰之间，与喙突、肩峰共同构成"喙肩弓"，架于肩关节上方，能防止肱骨头向上方脱位。

（二）自由上肢骨的连结

1.肩关节

（1）构成：肩胛骨的关节盂与肱骨头（图1-3-3）。

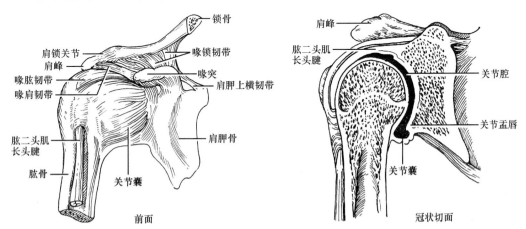

图1-3-3　肩关节和肩锁关节

（2）结构特点：是典型的球窝关节。

1）肱骨头大，关节面为半球形。

2）关节盂浅小，周缘有纤维软骨构成的盂唇附着，使之稍微加深。但其面积仍只及肱骨头关节面面积的 1/4 ～ 1/3。

3）关节囊薄而松弛（上方附着于关节盂的周缘及盂上结节上方；下方附着于肱骨解剖颈，内侧可达外科颈）。

4）关节囊的上壁有喙肱韧带和肌腱纤维加入，前壁和后壁亦有肌腱纤维加入，囊的下壁无韧带和肌腱纤维加强，下壁为肩关节的薄弱处。

5）关节囊内还有肱二头肌长头腱在关节囊两层间自盂上结节向外经关节头上方从结节间沟穿出。

（3）运动：属典型的球窝关节，可作三轴运动。循冠状轴做屈、伸运动，循矢状轴做收、展运动，循垂直轴做旋内、旋外及环转等运动。活动范围很大，是全身最灵活的关节。

2. 肘关节

（1）构成：包括三组关节（图 1-3-4）。

1）肱尺关节：由肱骨滑车和尺骨滑车切迹组成。

2）肱桡关节：由肱骨小头和桡骨头关节凹组成。

3）桡尺近侧关节：由桡骨头环状关节面和尺骨的桡切迹组成。

（2）结构特点

1）三个关节共同包在一个关节囊内。

2）关节囊的前后壁薄弱而松弛，两侧有韧带加强（尺侧副韧带、桡侧副韧带）。

3）桡骨小头周缘有桡骨环状韧带。

（3）运动方式：为屈伸运动，可协同桡尺远侧关节，做旋前、旋后运动。

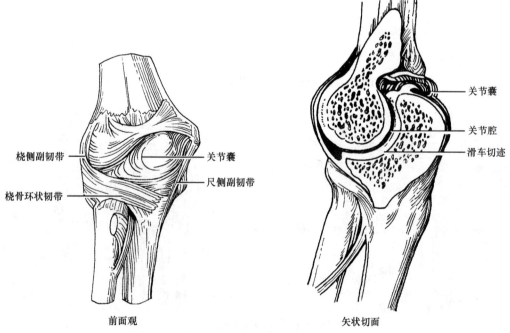

桡侧副韧带　　关节囊

桡骨环状韧带　　尺侧副韧带

关节囊

关节腔

滑车切迹

前面观　　　　　　矢状切面

图 1-3-4　肘关节

3. 前臂骨连结

（1）桡尺近侧关节。

（2）前臂骨间膜：连接桡、尺骨的骨间缘，是坚韧的纤维膜。

（3）桡尺远侧关节：由桡骨下端的尺切迹、关节盘和尺骨头的环状关节面组成。关节囊薄弱而松弛，附着于关节面的边缘和关节盘。桡尺远侧关节与桡尺近侧关节是联合车轴关节，可做前臂旋前、旋后运动，旋前时桡骨、尺骨交叉，旋后时两骨平。

4. 手关节　手关节包括桡腕关节、腕骨间关节、腕掌关节、掌骨间关节、掌指关节和手指间关节。

（1）桡腕关节（腕关节）

1）构成：桡骨腕关节面和尺骨下端关节盘构成关节窝，舟骨、月骨、三角骨共同形成关节头。

2）结构特点：①关节囊松弛，关节腔宽广；②关节的前、后、左、右都有韧带加强。

3）运动：属椭圆关节，屈、伸、收、展、环转。

（2）腕骨间关节：包括近侧列各腕骨间、远侧列各腕骨间和近、远侧列腕骨间的关节。运动轻微，配合桡腕关节运动。

（3）腕掌关节：是远侧列腕骨的下面与5个掌骨底构成的关节。除拇指腕掌关节外，其余4个腕掌关节，运动范围极小（第5腕掌关节活动范围稍大）。拇指腕掌关节：由第Ⅰ掌骨底与大多角骨的下面构成。关节囊松弛，属鞍状关节，故可做屈、伸、收、展、对掌及环转运动。

（4）掌骨间关节：为第Ⅱ～Ⅴ掌骨底相对面之间的关节，关节囊紧张，属平面关节，只能做很轻微的滑动。

（5）掌指关节：5个，由掌骨头与近节指骨底构成。关节囊薄而松弛，前面有掌侧韧带加强，两侧面有侧副韧带加强。属球窝关节，能做屈、伸、收、展和环转运动，因受侧副韧带限制，旋转幅度甚微。

（6）手指间关节：9个，由指骨头与远位指骨底构成。关节囊松弛，两侧有韧带加强。属典型的滑车关节，只能做屈、伸运动。

四、下肢骨连结

（一）下肢带骨的连结

1. 骶髂关节

（1）组成：骶骨耳状面和髂骨耳状面。

（2）结构特点

1）关节面高低不平，呈犬牙交错状。

2）关节囊坚韧紧张，连结牢固，紧贴关节面，并有韧带加强（骶髂骨间韧带）。

2. 骶结节韧带、骶棘韧带　骶结节韧带为扇形的强大韧带，自髂骨翼后缘和骶尾骨的侧缘起，斜向下外方止于坐骨结节的内侧缘。骶棘韧带为三角形，位于骶结节韧带的前面，起自骶、尾骨外侧缘，止于坐骨棘。这两条韧带将坐骨大、小切迹围成坐骨大、小孔。

3. 耻骨联合　左、右耻骨联合面借纤维软骨构成的耻骨间盘相连接而成耻骨联合。纤维软骨内有一纵裂隙，裂隙内无滑膜。上方有耻骨上韧带、下方有耻骨弓状韧带加固。

4. 闭孔膜　闭孔膜为封闭闭孔的纤维膜，其上缘与闭孔沟围成闭膜管。

5. 骨盆 骨盆为由骶骨、尾骨和左、右髋骨连接成的盆状环，以界线分为上、下两部。界线是由骶岬及其两侧的骶翼、弓状线、耻骨梳、耻骨结节和耻骨联合上缘构成的环状线。

（1）大骨盆：为界线前上方的部分，参与构成腹腔壁，故称假骨盆。

（2）小骨盆：为界线后下方的部分，狭小而四周皆有骨壁，称真骨盆。

骨盆上口：由界线所围成的口。

骨盆下口：高低不平，呈菱形，由尾骨尖、骶结节韧带、坐骨结节、坐骨支、耻骨下支和耻骨联合下沿围成。

左右耻骨下支和坐骨支连成耻骨弓，所夹的角称耻骨下角。

骨盆腔：为骨盆上、下口之间的弯曲骨性管腔，前壁短，侧壁和后壁较长。

（3）骨盆的正常方位：人体处于解剖学姿势时，两髂前上棘与两耻骨结节位于同一冠状面内，尾骨尖与耻骨联合上缘位于同一水平面内。

骨盆倾斜度：人体直立时，骨盆上口平面与水平面所成的角度，称骨盆倾斜度。一般男性为 $50° \sim 55°$，女性约为 $60°$。

（4）男女骨盆的差别：在全身骨骼中，性别差异在骨盆上表现得很明显，这与女性生育功能有关。主要差别如表 1-3-1 所示。

表 1-3-1 男女骨盆差别

项目	女盆	男盆
骨盆外形	矮而宽	高而狭
骨盆上口	横椭圆形	心形
骨盆下口	较宽大	较窄小
耻骨下角（弓）	$90° \sim 100°$	$70° \sim 75°$
骨盆腔	圆筒形，短而宽	漏斗形，长而狭

（二）自由下肢骨的连结

1. 髋关节

（1）组成：髋臼和股骨头（图 1-3-5）。

（2）结构特点

1）头大窝深，髋臼边缘附有纤维软骨构成的髋臼唇加深了关节窝。

2）髋臼切迹被髋臼横韧带封闭，髋臼窝填满脂肪及股骨头韧带的基部，股骨头几乎全部纳入髋臼内。

3）关节囊紧张而坚韧（上端附着于髋臼周围的骨面。下端附着于股骨颈，在前面达转子间线，在后面附着于内侧 2/3 与外侧 1/3 交界处），关节囊下壁比较薄弱。

4）关节囊外有韧带加强（主要是髂股韧带）。髂股韧带最强大，起自髂前下棘，呈"人"字形，可加强关节囊前壁，止于转子间线。此韧带有限制髋关节过伸、维持人体直立姿势的作用。

（3）运动：髋关节为杵臼关节，能做屈、伸、收、展、旋内、旋外和环转运动，因关节头深藏于关节窝内，又有较强大的韧带限制，故其运动幅度远不及肩关节。

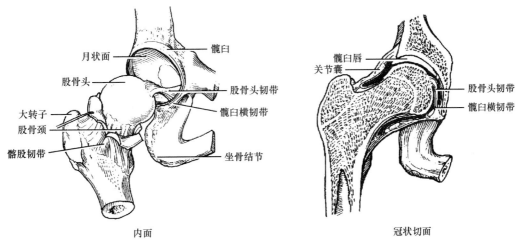

月状面　　　　　　髋臼
股骨头
大转子　　　　　　　　　　　股骨头韧带
股骨颈　　　　　　　　　　　髋臼横韧带
髂股韧带　　　　　　　　　　坐骨结节

内面

髋臼唇
关节囊
　　　　　　　　　　　股骨头韧带
　　　　　　　　　　　髋臼横韧带

冠状切面

图 1-3-5　髋关节

2. 膝关节　膝关节为人体内最大、最复杂的关节（图 1-3-6）。

（1）组成：股骨下端、胫骨上端及髌骨。

（2）结构特点

1）关节囊薄而松弛，但很坚韧。关节囊滑膜层宽阔，在髌骨上方形成髌上囊，在髌骨下方形成髌下深囊，突向关节腔内形成一对翼状襞。

2）关节囊周围有韧带加强，即髌韧带、胫侧副韧带和腓侧副韧带。

3）关节囊内有两条囊内韧带（前交叉韧带、后交叉韧带）和两个半月板。

（3）运动：主要做屈、伸运动。在屈膝 90° 时，由于胫、腓侧韧带松弛，允许胫骨（小腿）做旋内、旋外运动。

（4）关节囊外韧带

髌韧带：位于关节囊前方，是由髌骨下缘向下连到胫骨粗隆的粗大纤维带，可视为股四头肌腱的下续部分。

胫侧副韧带：位于关节的内侧，自股骨内上髁向下至胫骨内侧髁。与关节囊纤维层融合。

腓侧副韧带：位于关节的外侧，为独立的纤维索，自股骨外上髁向下止于腓骨头。

腘斜韧带：位于关节的后面，自胫骨内侧髁斜向上外侧，与关节囊纤维层融合。

（5）关节囊内结构

半月板：为位于股骨、胫骨的内、外侧髁之间的镰刀形纤维软骨板。周缘厚，附着于关节囊；内缘薄而游离；上面稍凹，下面平坦；前、后端借韧带分别附着于髁间前后区。内侧半月板较大，呈 "C" 形，前宽后窄。外侧半月板较小，呈 "O" 形。

膝交叉韧带：有前、后交叉韧带。前交叉韧带来自股骨外侧髁的内侧面，向前内下附着于胫骨的髁间前区，较长。后交叉韧带起自股骨内侧髁的外侧面，向后外下附着于胫骨的髁间后区，较短。两交叉韧带加强股骨、胫骨的连接，前交叉韧带在伸膝时紧张，防止胫骨前移，后交叉韧带屈膝时紧张，防止胫骨后移。

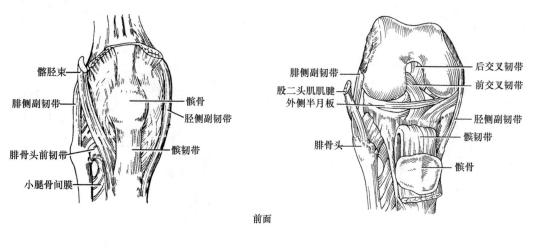

前面

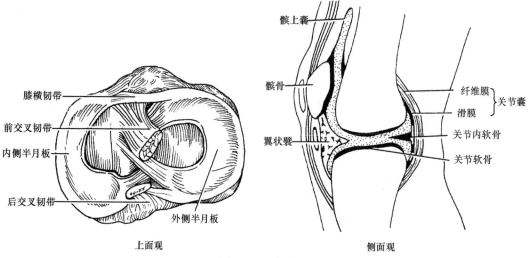

上面观　　　　　　　　　　　　　　侧面观

图 1-3-6　膝关节

翼状襞：为髌骨下方中线两侧由滑膜层向关节腔内突入形成的一对皱襞，襞内含脂肪，以填充关节腔的空隙。

髌上囊：髌骨上缘以上，滑膜层向上成囊状突入至股四头肌腱与股骨下端前面之间。

3. 小腿骨间的连结　胫、腓骨连结紧密牢固，上端构成微动的胫腓关节，下端为韧带连结，骨体借小腿骨间膜连结。故小腿两骨之间几乎没有任何运动。

4. 足关节　足关节包括距小腿（踝）关节、跗骨间关节、跗跖关节、跖骨间关节、跖趾关节和足趾间关节。

（1）距小腿（踝）关节

1）组成：由胫骨、腓骨下端的关节面和距骨滑车构成。

2）特点：①关节囊两侧有韧带加强；②屈戍关节。

3）运动：屈伸。

（2）跗骨间关节。

（3）跗横关节（Chopart 关节）：临床上常沿此线进行足的截断。

【课后自我检测】

一、选择题

1. 属于关节基本结构的是

A. 关节唇　　　　B. 关节囊　　　　C. 关节半月板　　　　D. 滑膜囊　　　　E. 滑膜襞

2. 脊柱的侧面观有四个生理弯曲

A. 颈曲、骶曲凸向前　　　　B. 胸曲、腰曲凸向后　　　　C. 颈曲、腰曲凸向后

D. 胸曲、骶曲凸向前　　　　E. 胸曲、骶曲凸向后

3. 关节腔内有关节盘的关节是

A. 肩关节　　　　B. 胸锁关节　　　　C. 肘关节　　　　D. 髋关节　　　　E. 踝关节

4. 关于肩关节的说法正确的是

A. 关节周围无韧带加强　　　　B. 关节盂深而大　　　　C. 关节腔内有关节盘

D. 关节囊薄而松弛　　　　E. 关节囊内有肱二头肌短头肌腱通过

5. 关于肘关节的叙述错误的是

A. 属于复关节　　　　B. 具有侧副韧带　　　　C. 可以做屈伸运动

D. 具有关节盘　　　　E. 桡骨头周围有环状韧带

6. 关于桡腕关节的叙述正确的是

A. 典型的鞍状关节　　　　B. 桡骨头下方有关节盘

C. 关节囊松弛，周围有韧带加强　　　　D. 包括桡尺远侧关节

E. 可做屈、伸、旋内、旋外和环转运动

7. 参与围成坐骨大孔的是

A. 髂股韧带　　　　B. 骶棘韧带　　　　C. 髂腰韧带

D. 骶髂骨间韧带　　　　E. 骶髂后韧带

8. 髋关节

A. 由耳状关节面和股骨头构成　　　　B. 关节囊松弛

C. 内有股骨头韧带　　　　D. 外有髋臼横韧带加强

E. 以灵活性为主

9. 构成膝关节的骨有

A. 股骨和胫骨　　　　B. 股骨、胫骨、腓骨

C. 股骨、胫骨、腓骨、髌骨　　　　D. 股骨、胫骨、髌骨

E. 股骨、腓骨、髌骨

10. 关于颞下颌关节的说法错误的是

A. 两侧为联合关节　　　　B. 只能进行下颌骨上提和下降运动

C. 内有关节盘　　　　D. 容易向前脱位

E. 关节盘将关节腔分为上、下两腔

二、名词解释

1. 骨连结

2. 椎间盘

3. 胸廓

4. 胸骨下角

5. 骨盆

三、简答题

1. 叙述肩关节的组成、结构特点、运动方式。

2. 叙述髋关节的组成、结构特点、运动方式。

（王志云）

实验 4　肌　　学

【目的要求】

1. 掌握背浅肌、背深肌的位置、形态和主要作用。
2. 掌握胸上肢肌、胸固有肌的位置和组成。
3. 掌握膈肌的位置、外形、结构特点和功能。
4. 熟悉腹前外侧肌群的位置、分层和组成。
5. 熟悉腹股沟管的位置、形态结构。
6. 了解面肌的组成和分布。
7. 熟悉颈肌的分层、分群。
8. 掌握咀嚼肌的位置、形态。
9. 掌握肩带肌的位置、组成和功能。
10. 掌握臂肌的分群、层次与功能。
11. 熟悉前臂肌的分群和作用。
12. 了解手肌的分群。
13. 掌握髋肌的分群、配布和功能。
14. 掌握大腿肌的分群、层次与功能。
15. 熟悉小腿肌的分群与功能，掌握小腿三头肌的位置、起止概况与作用。
16. 了解足背肌和足底肌的分群。

【实验材料】

1. 标本
（1）完整躯干肌、颈部肌和头面部肌标本。
（2）背部分层肌肉标本、膈肌特制标本、腹肌标本、腹直肌鞘标本、腹股沟管标本、四肢肌标本、前臂旋前肌和旋后肌标本。
（3）手部肌标本。
（4）四肢肌标本。
2. 模型　全身肌模型。

【实习内容】

一、躯　干　肌

（一）背肌

背肌相关肌群起、止点，作用及神经支配等（表 1-4-1，图 1-4-1）。

表 1-4-1　背肌肌群起、止点，作用及神经支配

肌群	肌名	起点	止点	作用	神经支配
背浅肌群	斜方肌	上项线、枕外隆凸、项韧带和全部胸椎棘突	锁骨外侧 1/3，肩峰及肩胛冈	拉肩胛骨向脊柱靠拢；上部纤维提肩胛骨；下部纤维降肩胛骨	副神经
	背阔肌	下 6 个胸椎棘突和全部腰椎棘突及髂嵴后部	肱骨小结节嵴	使肩关节后伸、内收及旋内	胸背神经
	肩胛提肌	上位颈椎横突	肩胛骨上角和内侧缘上部	上提肩胛骨	肩胛背神经
	菱形肌	第 6、7 颈椎和第 1～4 胸椎棘突	肩胛骨内侧缘	上提、内移肩胛骨	
背深肌群	竖脊肌	骶骨背面、骶嵴后部和腰椎棘突	肋骨、椎骨及颞骨乳突等	一侧收缩使脊柱向同侧屈；两侧同时收缩使脊柱后伸和仰头	脊神经后支
	夹肌	项韧带下部、下位颈椎棘突、上位胸椎棘突和棘上韧带	上位颈椎横突、乳突和上项线	一侧收缩使头转向同侧，两侧收缩头后仰	颈神经后支

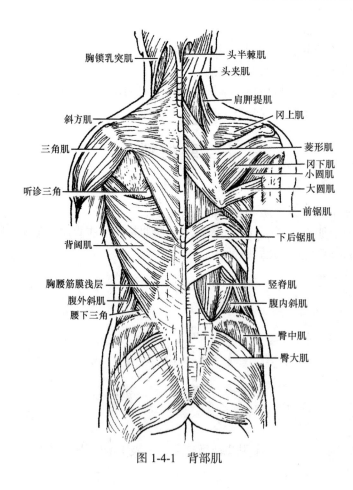

图 1-4-1　背部肌

胸腰筋膜：为包裹竖脊肌的深筋膜，分深（前）、浅（后）两层，分别在竖脊肌的前、后面，内侧附着于棘突和腰椎横突，向外侧至竖脊肌外侧缘两层合并，作为腹横肌和腹内斜肌的起始腱膜。浅层也是背阔肌的起始腱膜。

（二）胸肌

胸肌位于胸部，可分为胸上肢肌和胸固有肌（表1-4-2，图1-4-2）。胸上肢肌主要有胸大肌、胸小肌和前锯肌，它们都起自胸廓外面，除胸大肌止于肱骨作用于肩关节外，其余都止于上肢带骨，作用于胸锁关节。胸固有肌主要是肋间内、外肌，它们参与胸壁的构成和胸廓运动。观察时应注意它们的具体位置、形状、大小、纤维走向、与相应关节的关系等，从而理解其作用。

表1-4-2 胸肌肌群起、止点，作用及神经支配

肌群	肌名	起点	止点	作用	神经支配
胸上肢肌	胸大肌	锁骨内侧1/3段、胸骨前面、第1～6肋软骨前面	肱骨大结节嵴	使肩关节内收、旋内和前屈	胸内、外侧神经
	胸小肌	第3～5肋骨	肩胛骨喙突	拉肩胛骨向前下方	胸内侧神经
	前锯肌	上8或9个肋骨外面	肩胛骨内侧缘及下角	拉肩胛骨向前并紧贴胸廓	胸长神经
胸固有肌	肋间外肌	上位肋骨下缘	下位肋骨上缘	提肋助吸气	肋间神经
	肋间内肌	下位肋骨上缘	上位肋骨下缘	降肋助呼气	

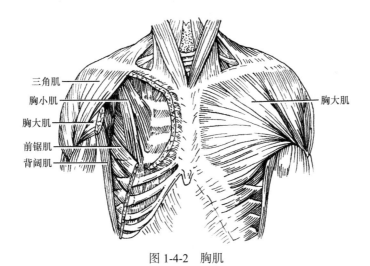

图1-4-2 胸肌

（三）膈

膈为分隔胸腔和腹腔的穹隆形薄肌，受膈神经支配。中心部为腱膜，称中心腱，周边肌性部以肌束起自胸廓下口的周缘和腰椎前面，分3部分：胸骨部起自剑突后面，肋部起自下6对肋骨和肋软骨的内面，腰部以左右两个膈脚起自第2～3腰椎及腰大肌和腰方肌表面的内外侧面弓状韧带。3部分的肌束止于中心腱（图1-4-3）。

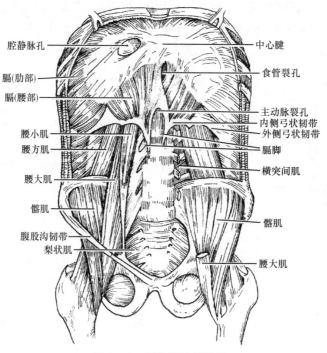

图 1-4-3 膈及腹腔后壁肌

1. 膈有三个裂孔

（1）主动脉裂孔：在第 12 胸椎前方，由左右膈脚和脊柱围成，有主动脉和胸导管通过。

（2）食管裂孔：在主动脉裂孔的左前上方，约相当于第 10 胸椎，有食管和迷走神经通过。

（3）腔静脉孔：在食管裂孔右前上方的中心腱内，平第 8 胸椎，有下腔静脉通过。

2. 膈的功能　收缩时，膈圆顶下降，扩大胸腔，助吸气；松弛时，膈回位，缩小胸腔，助呼气。与腹肌同时收缩，可以增加腹压，协助排便、分娩等。

（四）腹肌

腹肌位于腹部，参与构成腹前壁、腹侧壁和大部分腹后壁。腹肌上附着于胸廓下部，下附着于骨盆。腹前壁主要为一对纵行的直肌，两侧为三层宽阔的扁肌，注意这三层肌肌纤维方向互相交叉，并在腹前壁处移行为广阔的腱膜（图 1-4-4）。与前外侧群腹肌有关结构：

1. 腹直肌鞘　腹直肌鞘包裹腹直肌，前壁由腹外斜肌腱膜和腹内斜肌腱膜前层愈合后构成，后壁由腹内斜肌腱膜后层和腹横肌腱膜愈合构成。在脐下 4 ～ 5cm 处，构成鞘后壁的腹内斜肌腱膜后层与腹横肌腱膜完全转至腹直肌前面参与构成鞘的前壁，使此处以下的后壁欠缺，鞘后壁的游离下缘呈凸向上的弧形线，称弓状线（半环线），此线以下腹直肌后面直接与腹横筋膜相贴。

2. 腹白线　腹白线为左右腹直肌鞘之间的隔，由两侧三层扁肌腱膜的纤维交织而成。

3. 腹股沟韧带　腹股沟韧带由腹外斜肌腱膜的下缘卷曲增厚而成，张于髂前上棘与耻骨结节之间。

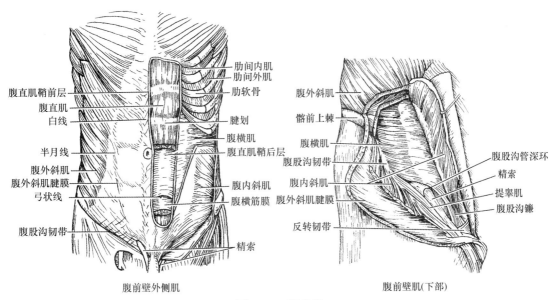

图 1-4-4 腹壁肌

4. 腹横筋膜 腹横筋膜为腹内筋膜的一部分，范围较大，贴附着于腹横肌、腹直肌鞘后壁和腹直肌（弓状线以下）的内面。

5. 腹股沟镰（或称联合腱） 腹内斜肌的下部肌束行向前下方，呈弓形跨过精索后延续为腱膜，再向内侧与腹横肌腱膜的下部会合，形成腹股沟镰，经精索后方止于耻骨梳的内侧份。

6. 腹股沟管 腹股沟管为腹股沟韧带内侧半上方的一条肌间裂隙，长约 4.5cm，由外上后方斜贯向内下前方，男性有精索通过，女性有子宫圆韧带通过。其内口称腹股沟管深（腹）环，在腹股沟韧带中点上方约 1.5cm 处，为腹横筋膜向外的突口，外口称腹股沟管浅（皮下）环，在耻骨结节的外上方。

二、颈 肌

颈肌肌群起、止点，作用及神经支配参见表 1-4-3。

表 1-4-3 颈肌肌群起、止点，作用及神经支配

肌群		肌名	起点	止点	作用	神经支配
颈浅肌与颈外侧肌		颈阔肌	三角肌和胸大肌筋膜	口角、下颌骨下缘及面部皮肤	拉口角及下颌向下	面神经
		胸锁乳突肌	胸骨柄前面，锁骨的胸骨端	颞骨乳突	一侧收缩使头向同侧倾斜；双侧收缩使头后仰	副神经
颈前肌	舌骨上肌群	二腹肌	下颌骨二腹肌窝、颞骨乳突	舌骨	上提舌骨，可使舌升高；当舌骨固定时，可张口	前腹：三叉神经 后腹：面神经
		茎突舌骨肌	茎突			面神经
		下颌舌骨肌	下颌骨体内面			三叉神经
		颏舌骨肌	下颌骨颏棘			第 1 颈神经前支

续表

肌群		肌名	起点	止点	作用	神经支配
颈前肌	舌骨下肌群	肩胛舌骨肌	与名称一致		下降舌骨和喉	颈袢
		胸骨舌骨肌				
		胸骨甲状肌				
		甲状舌骨肌				
颈深肌外侧群		前斜角肌	颈椎横突	第1肋上面	使颈侧屈或前屈；上提第1～2肋助吸气	颈神经前支
		中斜角肌				
		后斜角肌		第2肋上面		

前、中斜角肌与第1肋之间的三角形间隙，称斜角肌间隙，有臂丛和锁骨下动脉通过。

三、头　肌

头肌肌群起、止点，作用及神经支配参见表1-4-4。

表1-4-4　头肌肌群起、止点，作用及神经支配

肌群	肌名	起点	止点	作用	神经支配
面肌	额肌	帽状腱膜	眉部皮肤	提眉，皱额	面神经
	枕肌	枕骨	帽状腱膜	后牵帽状腱膜	
	眼轮匝肌	位于眼裂周围		闭合眼裂	
	口轮匝肌	位于口裂周围		闭合口裂	
	提上唇肌	上唇上方的骨面	口角或唇的皮肤等	提口角与上唇	
	提口角肌				
	颧肌				
	降口角肌	下唇下方的下颌骨前面		降口角与下唇	
	降下唇肌				
	颊肌	面颊深层		使唇、颊紧贴牙齿，帮助咀嚼与吸吮，牵拉口角向外侧	
咀嚼肌	咬肌	颧弓	下颌骨的咬肌粗隆	上提下颌骨（闭口）	三叉神经
	颞肌	颞窝	下颌骨冠突		
	翼内肌	翼突窝	下颌角内面的翼肌粗隆		
	翼外肌	翼突外侧面	下颌颈	两侧收缩做张口运动；单侧收缩使下颌骨向对侧移动	

四、上　肢　肌

上肢肌分为肩肌、臂肌、前臂肌和手肌。

1. 肩肌　肩肌肌群起、止点，作用及神经支配参见表 1-4-5，图 1-4-5、图 1-4-6。

表 1-4-5　肩肌肌群起、止点，作用及神经支配

肌群	肌名	起点	止点	作用	神经支配
浅层	三角肌	锁骨外侧 1/3、肩峰和肩胛冈	肱骨三角肌粗隆	使肩关节外展	腋神经
深层	冈上肌	冈上窝	肱骨大结节	使肩关节旋外	肩胛上神经
	冈下肌	冈下窝			
	小圆肌	肩胛骨腋缘上 2/3 背面			腋神经
	大圆肌	肩胛骨下角背面	肱骨小结节嵴	使肩关节内收、旋内	肩胛下神经
	肩胛下肌	肩胛下窝	肱骨小结节		

2. 臂肌　臂肌肌群起、止点，作用及神经支配参见表 1-4-6，图 1-4-5、图 1-4-6。

表 1-4-6　臂肌肌群起、止点，作用及神经支配

肌群	肌名	起点	止点	作用	神经支配
前群	肱二头肌	长头：肩胛骨盂上结节 短头：肩胛骨喙突	桡骨粗隆	屈肘关节，使前臂旋后；协助屈肩关节	肌皮神经
	喙肱肌	肩胛骨喙突	肱骨中部内侧	使肩关节屈和内收	
	肱肌	肱骨下半前面	尺骨粗隆	屈肘关节	
后群	肱三头肌	长头：盂下结节 内侧头：桡神经沟内下方骨面 外侧头：桡神经沟外上方骨面	尺骨鹰嘴	伸肘关节；协助肩关节屈和内收（长头）	桡神经

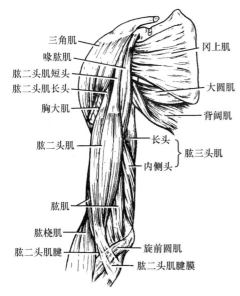

图 1-4-5　上肢带肌及臂肌前群

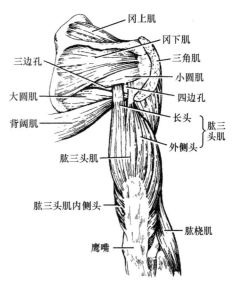

图 1-4-6　上肢带肌及臂肌后群

3. 前臂肌 前群肌共 9 块，分四层排列。后群肌排成浅、深两层，浅层 5 块，纵行；深层 5 块，斜行。在标本上只指认出哪块肌肉及名称即可。

4. 手肌 手肌短小众多，集中于手的掌侧，分外侧、中间、内侧三群。

五、下 肢 肌

下肢肌分髋肌、大腿肌、小腿肌和足肌。

1. 髋肌 髋肌肌群起、止点，作用及神经支配参见表 1-4-7，图 1-4-7。

表 1-4-7　髋肌肌群起、止点，作用及神经支配

肌群		肌名	起点	止点	作用	神经支配
前群	髂腰肌	腰大肌	腰椎体侧面和横突	股骨小转子	使髋关节前屈并旋外；下肢固定，可使躯干前屈	腰丛神经
		髂肌	髂窝			
	阔筋膜张肌		髂前上棘	胫骨外侧髁	紧张阔筋膜，屈髋关节	臀上神经
后群	臀大肌		髂骨翼外面、骶骨背面	臀肌粗隆、髂胫束	使髋关节伸和旋外	臀下神经
	臀中肌		髂骨翼外面	股骨大转子	使髋关节外展、旋内（前部）和旋外（后部）	臀上神经
	臀小肌					
	梨状肌		骶骨前面		使髋关节外展和旋外	骶丛分支
	闭孔内肌		闭孔膜内面及周围骨面	股骨转子窝	使髋关节旋外	
	股方肌		坐骨结节	股骨转子间嵴		
	闭孔外肌		闭孔膜外面及周围骨面	股骨转子窝		闭孔神经

2. 大腿肌 大腿肌肌群起、止点，作用及神经支配参见表 1-4-8，图 1-4-7、图 1-4-8。

表 1-4-8　大腿肌肌群起、止点，作用及神经支配

肌群	肌名	起点	止点	作用		神经支配
前群	缝匠肌	髂前上棘	股骨体上端内侧面	屈髋关节、屈膝关节，使已屈的膝关节旋内		股神经
	股四头肌	髂前下棘、股骨体前面、股骨粗线内外侧唇	胫骨粗隆	屈髋关节和伸膝关节		
内侧群	耻骨肌	耻骨支和坐骨支前面	股骨耻骨肌线	使髋关节内收和旋外		股神经，闭孔神经
	股薄肌		胫骨上端内侧			闭孔神经
	长收肌		股骨粗线			
	短收肌					
	大收肌	耻骨体和耻骨下支	股骨粗线和收肌结节			
后群	股二头肌	长头：坐骨结节　短头：股骨粗线	腓骨头	屈膝、伸髋	使已屈的膝关节旋外	坐骨神经
	半腱肌	坐骨结节	胫骨上端内侧面		使已屈的膝关节旋内	
	半膜肌		胫骨内侧髁后面			

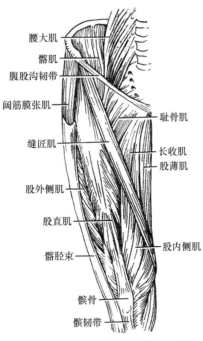

图 1-4-7　髋肌、大腿肌前群及内侧群

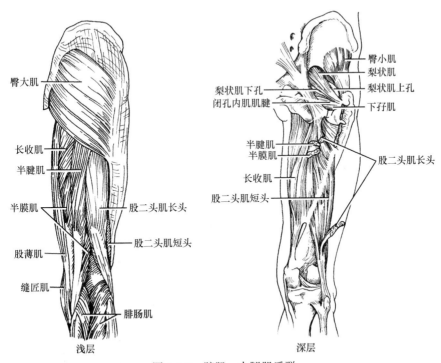

图 1-4-8　髋肌、大腿肌后群

3. 小腿肌　小腿肌可分为三群: 前群、外侧群、后群, 受胫神经支配, 具有屈踝关节 (跖屈) 和屈膝关节的作用。其中后群浅层为小腿三头肌 (图 1-4-9、图 1-4-10)。小腿三头肌浅表称腓肠肌, 位置较深的是比目鱼肌。腓肠肌的内、外侧两头起自股骨内、外侧髁的后面,

两头相合，约在小腿中点移行为腱。比目鱼肌起自胫、腓骨后面的上部。三个头会合，向下续为粗大的跟腱，止于跟骨。

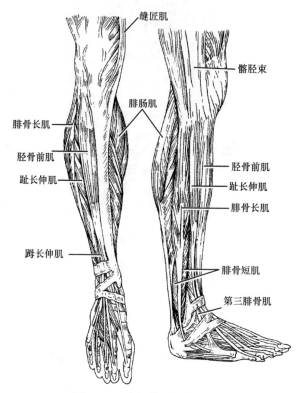

图 1-4-9　小腿前群及外侧群肌

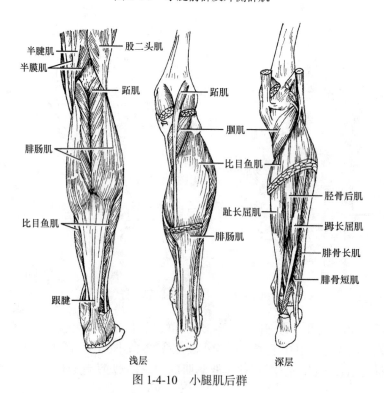

图 1-4-10　小腿肌后群

【课后自我检测】

一、选择题

1. 肌的辅助装置不包括

A. 腱鞘　　　　　B. 浅筋膜　　　　C. 滑膜囊　　　　D. 腱划　　　　　E. 筋膜

2. 使肩关节旋外的是

A. 胸大肌　　　　B. 背阔肌　　　　C. 大圆肌　　　　D. 小圆肌　　　　E. 肩胛下肌

3. 能使肩关节做内收、旋内和后伸的一组肌是

A. 肩胛下肌和大圆肌　　　　　　　　　B. 冈下肌和肩胛下肌

C. 背阔肌和大圆肌　　　　　　　　　　D. 冈上肌和肩胛下肌

E. 以上均不对

4. 关于胸大肌的描述正确的是

A. 收缩时可使肱骨后伸　　　　　　　　B. 止于肱骨小结节

C. 收缩时可使肱骨旋内　　　　　　　　D. 上肢固定时，其收缩可以助呼气

E. 起于胸骨和全部肋软骨

5. 主动脉裂孔

A. 有胸导管通过　　　　　　　　　　　B. 在第 10 胸椎水平

C. 位于中心腱内　　　　　　　　　　　D. 有静脉通过

E. 平第 8 胸椎

6. 构成腹直肌鞘前层（脐以上）的有

A. 腹外斜肌腱膜和腹内斜肌腱膜前层　　B. 腹内斜肌腱膜前层和腹横筋膜

C. 腹内斜肌腱膜后层　　　　　　　　　D. 腹横肌腱膜前层

E. 腹横肌腱膜后层

7. 不属于股四头肌的肌是

A. 股内侧肌　　　B. 股直肌　　　　C. 半腱肌　　　　D. 股外侧肌　　　E. 股中间肌

8. 关于臀大肌的说法错误的是

A. 位于臀部皮下　　　　　　　　　　　B. 可以使髋关节后伸和旋外

C. 肌纤维行向外下方　　　　　　　　　D. 止于股骨的大转子

E. 起自髂骨翼的外面和骶骨的背面

9. "钩状足"是由哪群肌麻痹所致

A. 小腿后群肌　　　　　　　　　　　　B. 小腿前群肌

C. 小腿外侧群肌　　　　　　　　　　　D. 小腿后群、外侧群肌

E. 小腿前群、外侧群肌

10. 使足外翻的肌是

A. 胫骨后肌　　　　　　B. 胫骨前肌　　　　　　C. 腓骨长肌

D. 比目鱼肌　　　　　　E. 蹞展肌

二、名词解释

1. 弓状线

2. 主动脉裂孔

3. 腹股沟韧带

4. 股三角

5. 下颌下三角

三、简答题

1. 简述膈肌的分部、孔裂及通过结构。

2. 简述腹股沟管的位置、围成和内容。

（王志云）

实验 5 消 化 管

【目的要求】

1. 观察活体口腔

（1）辨认人中和鼻唇沟。

（2）寻找腮腺导管的开口。

（3）观察软腭游离缘、腭垂、腭舌弓、腭咽弓的形态，察看咽峡的围成。

（4）确认扁桃体的位置。

（5）观察舌的形态、分部、色泽、舌苔、舌乳头、舌系带、舌下襞和舌下阜。

（6）观察牙的排列，牙冠的形态，牙龈的位置、形态、色泽，计牙的总数和各种牙的数目。

2. 观察舌乳头、舌扁桃体、舌内肌束走向、颏舌肌的位置及纤维走向。

3. 观察牙釉质、牙质、牙骨质、牙腔、牙根管等结构。

4. 确认咽的位置、分部及咽与鼻腔、口腔、喉腔与咽的连通关系。鼻咽部：咽扁桃体、咽隐窝、咽鼓管咽口、咽鼓管圆枕；口咽部：腭扁桃体；喉咽部：梨状隐窝。

5. 观察食管的形态和三个狭窄。

6. 观察胃的位置、形态，确认胃的分部，明确胃各壁的毗邻。观察胃皱襞、胃小弯及幽门括约肌形态、位置。

7. 观察十二指肠的分部和各部的位置，确认十二指肠与胰头的关系，辨认十二指肠空肠曲，寻找十二指肠悬韧带。辨认十二指肠大乳头和肝胰壶腹的开口。

8. 观察空、回肠在腹腔内的位置，比较空、回肠环状襞的形态与疏密，淋巴滤泡的形态与分布状况。

9. 观察盲肠的位置、形态及其与回肠连续，观察阑尾的形态、位置、阑尾系膜，确定阑尾根部与三条结肠带的关系，观察回盲瓣、回盲口、阑尾开口。验证阑尾根部的体表投影。

10. 观察各段结肠的形态、位置，辨认结肠带、结肠袋和肠脂垂，比较大、小肠黏膜的形态差异。

11. 观察直肠的位置及其在矢状面的弯曲，明确直肠毗邻器官的性别差异；观察直肠横襞。

12. 观察肛管黏膜的肛柱、肛瓣、肛窦、齿状线、肛梳的形态和肛门内、外括约肌的位置。

【实验材料】

1. 标本

（1）牙的标本和模型（包括牙矢状切）。

（2）咽后壁切开标本。

（3）后纵隔器官标本。

（4）口腔底和舌的标本。

（5）腹腔脏器标本。

（6）游离胃、空肠、回肠、盲肠、结肠、直肠标本。

（7）胃，小肠（十二指肠、空肠、回肠），直肠内面观标本。

（8）回盲瓣、淋巴集结、胃黏膜、胃肌瓶装标本。

（9）输胆管道标本。

（10）腹腔脏器整体标本。

（11）肝、胆囊、胰与十二指肠相连续的标本。

2. 模型

（1）头颈正中矢状切模型。

（2）肛管结构标本与模型，腹腔、盆腔脏器整体模型。

（3）游离肝模型。

（4）肝、胆囊、胰与十二指肠相连续的模型。

【实习内容】

一、口　　腔

口腔为消化管起始部，前经口裂通外界，后经咽峡通咽。

（一）口腔壁（结合活体观察）

1. 前壁　前壁即口唇。唇以口轮匝肌为基础，外覆皮肤，内衬黏膜。分上、下唇，其间有口裂及口角。上唇两侧以鼻唇沟与颊部分界。上、下唇的游离缘，皮肤黏膜移行处为唇红。

2. 侧壁　侧壁即颊，以颊肌为基础，其黏膜在平对上颌第二磨牙牙冠处，有腮腺导管开口的黏膜突起称腮腺乳头。

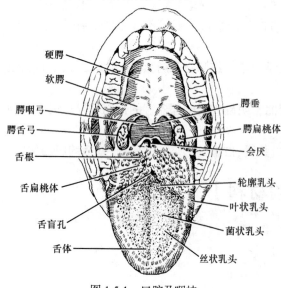

图 1-5-1　口腔及咽峡

3. 上壁　上壁即腭。前部 2/3 以骨为基础，称硬腭。后部 1/3 以肌肉为基础，称软腭。软腭后缘游离稍向下垂，称腭帆（图 1-5-1）。腭帆中部向下突称腭垂。腭帆两侧各有两条弓状皱襞，前弓向下延至舌根的前外侧，称腭舌弓。后弓延咽侧壁向下，称腭咽弓。两弓之间有扁桃体窝，容纳腭扁桃体。

4. 下壁　下壁即口腔底，由黏膜、下颌舌骨肌等构成。

5. 咽峡　咽峡由腭帆后缘、腭垂、两侧的腭舌弓和下方的舌根，共同围成，它是口腔和咽之间狭窄通道，也是咽与口腔的分界线。

（二）分部

1. 口腔前庭 口腔前庭为介于唇、颊黏膜与牙弓（牙槽突、牙龈和牙列）之间的窄隙。

2. 固有口腔 固有口腔即牙弓以后至咽峡之间的部分，前界和两侧界是牙弓。上壁是腭，下壁为口腔底，后方经咽峡通咽，上、下颌牙列咬合时口腔前庭和固有口腔仍可借第三磨牙后方的间隙相通。

（三）牙

牙是人体最坚硬的器官，嵌于上、下颌骨的牙槽内，分别排列成上、下牙列。有切断、磨碎食物的作用，对发音、语言起辅助作用。

1. 牙类型及牙式 人的一生，先后有两组牙萌出。第一组称乳牙，第二组称恒牙。

乳牙：生后 6 个月开始萌出，共 20 个（2 岁半左右出齐，6～7 岁开始脱落）。

恒牙：6～7 岁开始萌出，共 32 个（6～7 岁先萌出第 1 磨牙，13～14 岁前逐渐出全替换全部乳牙，第 2 磨牙于 17～25 岁或更晚才萌出）。

牙式：临床上为了记录牙的位置，以牙的方位为准，用"＋"记号划分。

2. 牙分部 牙分牙根、牙颈和牙冠三部分。

$$形态\begin{cases}牙冠：暴露于口腔内的部分\\牙颈：牙冠与牙根交界处，有牙龈被覆\\牙根：嵌于牙槽内的部分\end{cases}$$

3. 牙组织 牙组织由牙质、釉质、牙骨质和牙髓组成。

$$牙组织\begin{cases}牙质：构成牙的主体，围成牙髓腔和牙根管\\釉质：包在牙冠的牙质外面部分，是全身最硬的组织\\牙骨质：包在牙根的牙质表面，很薄，达牙根末端围成根尖孔\\牙髓：在牙髓腔内，由结缔组织、神经和血管共同组成\end{cases}$$

（四）舌

1. 位置和形态 舌具有上、下两个面，左、右侧缘。上面圆隆称舌背，其后份被"V"形向前开放的界沟分为后 1/3 的舌根和前 2/3 的舌体，舌体的前端窄细称舌尖。

2. 构造 舌由内部的舌肌和被覆的舌黏膜构成。

（1）舌黏膜及舌乳头：质地淡红色，黏膜被覆舌的上、下面和两侧缘。舌根黏膜向上呈结节状淋巴组织突起为舌扁桃体。舌体和舌尖黏膜形成的小突起为舌乳头（图1-5-1），舌乳头按形状分以下四种。

1）丝状乳头：白色丝绒状，数量多，遍布舌体、舌尖。没有味蕾，能感受一般感觉，如痛觉和温觉。

2）菌状乳头：呈红色蘑菇形，稍大，数目较少，散布于丝状乳头之间，舌尖较多。

3）轮廓乳头：最大，呈车轮状，"人"字形排列在界沟的前方，为 7～11 个。

4）叶状乳头：呈垂直条纹状，3～5 条，排列于舌体两侧缘后部。

轮廓乳头、菌状乳头、叶状乳头及软腭、会厌等处黏膜上皮中，含有味觉感受器，称味蕾，有感受酸、甜、苦、咸等味觉功能。

另外，舌下面与口腔底的正中线上连至口腔底前部的黏膜皱襞为舌系带。舌系带根部两侧的黏膜小隆起，其上有下颌下腺管和舌下腺大管的开口，称为舌下阜。舌下阜两侧向后外侧延伸的横行小黏膜皱襞，称为舌下襞。深面有舌下腺开口于舌下襞上。

（2）舌肌：分舌内肌和舌外肌，都是骨骼肌。

1）舌内肌：起止都在舌内，有上、下纵肌，舌横肌，舌垂直肌。具有改变舌的形状的作用。

2）舌外肌：主要有颏舌肌、舌骨舌肌和茎突舌肌三对，它们起于舌外的骨，止于舌内，收缩时改变舌的位置。其中颏舌肌较重要，起于下颌体内面的颏棘，止于舌下面中线两侧，纤维呈放射状排列。一侧收缩时拉舌根舌体向前，使舌尖偏向对侧。两侧颏舌肌同时收缩伸舌。

二、咽

（一）位置与连通关系

咽位于颈椎前方，上方始自颅底，向下至第6颈椎下缘续于食管。咽的后壁及侧壁完整，而前方分别借鼻后孔通鼻腔、借咽峡通口腔、借喉口通喉腔，借咽鼓管咽口通咽鼓管并与中耳鼓室相通，下接食管。

（二）分部

咽腔分别以腭帆、会厌上缘为界，从上而下被分为鼻咽、口咽和喉咽三部分（图1-5-2）。

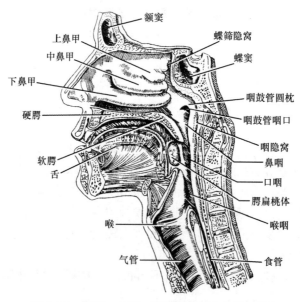

图 1-5-2　鼻腔、口腔、咽和喉的正中矢状切面

1. 鼻咽部　鼻咽部是咽腔的上部，软腭游离缘水平线以上部分，向前经鼻后孔与鼻腔相通。

咽鼓管咽口：咽的两侧壁上，相当于下鼻甲后方约1cm处左右各一，咽通过该口与中耳鼓室相通，以调节中耳的气压。

咽鼓管圆枕：咽鼓管咽口前、上、后方的堤状隆起。

咽鼓管扁桃体：在咽鼓管咽口附近黏膜内的淋巴组织。

咽隐窝：咽鼓管圆枕后上方与咽后壁之间的纵形深窝，是鼻咽癌的好发部位。

咽扁桃体：咽隐窝的黏膜内有丰富的淋巴组织。

咽淋巴环：由咽扁桃体、咽鼓管扁桃体、舌扁桃体和腭扁桃体共同组成，相邻淋巴组织相互延续，围绕在口、鼻腔与咽腔连通处附近，具有重要的防御功能。

2. 口咽部 口咽部为咽的中段，软腭水平与会厌水平之间，向前可经咽峡通口腔，是消化和呼吸的共同通道。

3. 喉咽部 喉咽部居咽的下份，也是消化和呼吸的共同通道。呈漏斗状，向下移行为食管，向前经喉口与喉腔相通。喉口两侧向下外凹陷，形成梨状隐窝（图 1-5-3），是异物易嵌顿的部位（咽肌：咽壁是由黏膜、黏膜下层、肌层和外膜构成。咽肌有多块，由纤维斜行的咽上、中、下缩肌和纤维纵行的咽提肌组成，在吞咽时咽缩肌逐步收缩将食团挤送入食管。咽提肌收缩，可上提咽、喉协助吞咽和封闭喉口，共同完成吞咽动作）。

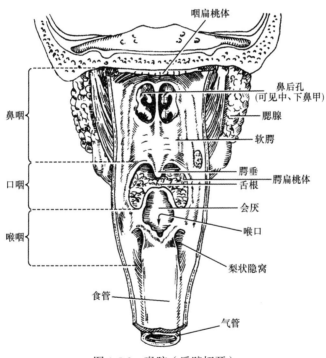

图 1-5-3 喉腔（后壁切开）

三、食 管

（一）形态位置

食管为长管状的肌性器官，非进食状态时前后扁窄，是消化管的最窄部分。上端于第 6 颈椎下缘处接咽，下端于第 11 胸椎水平处通胃的贲门。全长为 25 ～ 30cm，分颈部、胸部和腹部三段（图 1-5-4）。

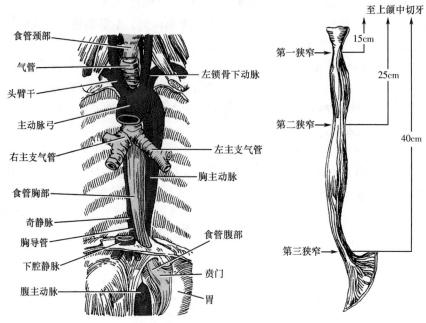

图 1-5-4　食管位置及三个狭窄

1. 颈部　食管颈部较短，长约 5cm，自起端向下至胸骨颈静脉切迹平面处止。居气管与第 7 颈椎体到第 2 胸椎体之间，逐渐偏向左侧。

2. 胸部　食管胸部最长，为 18 ～ 20cm。

3. 腹部　食管腹部最短，仅 1 ～ 2cm，自膈食管裂孔至胃贲门。前方邻接肝左叶。

（二）狭窄部位

食管的三个狭窄处易滞留异物，也是癌的易发部位（图 1-5-4）。

1. 食管起始处　食管起始处平第 6 颈椎下缘，距中切牙约 15cm。

2. 食管左支气管交叉处　食管左支气管交叉处相当于胸骨角水平，距中切牙约 25cm。

3. 食管裂孔处　食管裂孔处平第 10 胸椎体，距中切牙约 40cm。

（三）食管壁

食管壁可分为黏膜、黏膜下层、肌层和外膜四层。

四、胃

胃是消化管的最膨大部分：具有受纳、暂储食物及分泌的功能（图 1-5-5）。

（一）胃的形态

胃的形态有二口、二缘、二壁。

1. 贲门　贲门即胃的入口（上口）接食管。

2. 幽门　幽门即胃的出口（下口），通十二指肠。幽门表面有一条缩窄的环形结构，前面有一条幽门前静脉，是手术时识别幽门的重要标志。

3. 胃小弯　胃的上缘，较短，凹向右上方，其最低点急弯折处称角切迹。

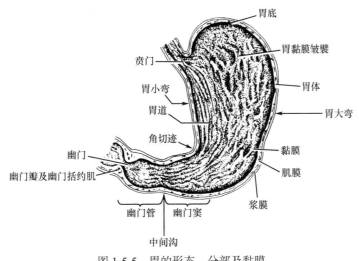

图 1-5-5 胃的形态、分部及黏膜

4. 胃大弯 胃左下缘较长凸，起始处与食管左缘形成锐角，称贲门切迹。

5. 胃前、后壁

（二）分部

胃可分为四部分：

1. 贲门部 贲门部为近贲门的部分。

2. 胃底 胃底为贲门切迹平面以上向左上方膨突的部分。

3. 幽门部 幽门部为自角切迹右侧至幽门的部分，近幽门的部分呈管状，称幽门管。近胃体的部分略膨大，称幽门窦。两者之间可借大弯侧不太明显的中间沟作为分界标志。幽门部近胃小弯侧是胃溃疡和癌症的好发部位。

4. 胃体 胃体为胃底与幽门部之间的部分。

（三）位置与毗邻

1. 位置 胃中等充盈时，大部分在左季肋部，小部分在腹上部。贲门位于第 11 胸椎体左侧，幽门在第 1 腰椎椎体右侧附近。

2. 毗邻 胃前壁右侧与肝的左叶、方叶相接触，左侧与膈相接触并被左肋弓所掩盖，中间部分与腹前壁相贴，胃后壁邻接左肾、左肾上腺、胰和脾血管，胃大弯靠横结肠，胃底贴膈和脾。

（四）胃壁构造

胃壁由黏膜、黏膜下层、肌层和浆膜层构成。

1. 黏膜 胃空虚时黏膜形成许多皱襞。胃小弯处纵行的皱襞较恒定，这些皱襞间的纵沟称胃道。食糜可沿胃道流向十二指肠。幽门括约肌内面覆盖黏膜，形成环皱襞向内腔突出，称幽门瓣，有控制胃内容物流入十二指肠的作用。

2. 肌层 胃壁有三层平滑肌，外层纵行，在胃大、小弯和幽门管处较多，并与食管和十二指肠肌连续。中层环形，最为发达，分布于胃的各部，在幽门处特别增厚，形成幽门括约肌。内层斜行，较少而弱，自贲门和胃底向下分布于胃前、后壁。

五、小　肠

小肠是进行消化吸收的重要部位，上端接胃的幽门，下端通大肠。分为十二指肠、空肠和回肠三部分（图 1-5-6），其中空、回肠借肠系膜连于腹后壁。

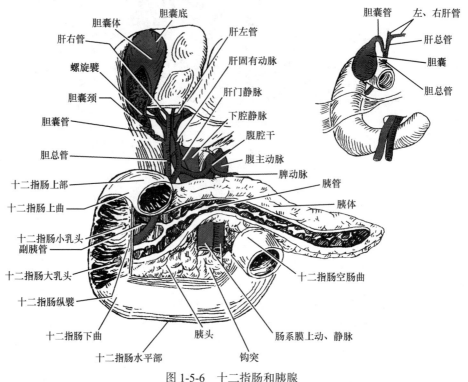

图 1-5-6　十二指肠和胰腺

（一）十二指肠

1. 位置与形态　十二指肠为自身十二横指长（约 25cm），呈"C"形，环抱胰头，贴附于腹后壁，分为上部、降部、水平部和升部。

（1）上部：自幽门向右后方，水平行至肝门下方的胆囊颈附近，急转向下续于降部。转折处的弯曲称为十二指肠上曲，此部接幽门的部分称十二指肠球，是十二指肠溃疡的好发部位。

（2）降部：下行于第 1～3 腰椎体的右侧，贴于右肾前内侧，下端折向左续下部。转折处的弯曲称十二指肠下区。降部内侧与胰头之间夹有胆总管。

（3）水平部：自第 3 腰椎体右侧水平向左，横过下腔静脉和第 3 腰椎体，在腹主动脉前面移行于升部。

（4）升部：最短，长 1～3cm，自腹主动脉前方斜向左上方，至第 2 腰椎体的左侧弯曲向前下续接空肠。此弯曲称十二指肠空肠曲，被十二指肠悬韧带（Treitz 韧带）连于腹后壁，该韧带是确定空肠起始的标志。

2. 肠壁构造　十二指肠黏膜形成许多环状皱襞和绒毛，但球部黏膜平坦无皱襞。在降部的后内侧壁上，因胆总管斜穿肠壁，使黏膜形成一纵行皱襞，称十二指肠纵襞。此皱襞的下端成乳头状突起，称十二指肠大乳头，上有胆总管和胰管的共同开口，距切牙约 75cm。大乳头上方 1～2cm 处，偶有十二指肠小乳头，是副胰管开口处。

（二）空肠和回肠区别

空肠起于十二指肠空肠曲，约占空回肠全长的上 2/5 段，主要位于腹腔左上份（左腰区和脐区）。回肠占 3/5 段，主要位于腹腔右下份（脐区和腹下区）。于右髂窝处接通盲肠，由腹膜形成肠系膜连于腹后壁，与系膜相连的缘称系膜缘，相对缘称对系膜缘（独立缘）。空、回肠迂回盘曲，在形态结构上的变化也是逐渐移行的，无明显分界，黏膜也形成许多环状皱襞和绒毛。但回肠对系膜缘的肠壁黏膜上可看到长椭圆形的集合淋巴滤泡（表 1-5-1、图 1-5-7）。

表 1-5-1　空、回肠的比较

	空肠	回肠
肠管径	较大	较小
肠壁	较厚	较薄
环状皱襞	高、大、密	矮、小、疏
绒毛	大、密	小、疏
淋巴滤泡	孤立淋巴滤泡	孤立、集合淋巴滤泡
肠管颜色（活体）	淡红色	稍苍白

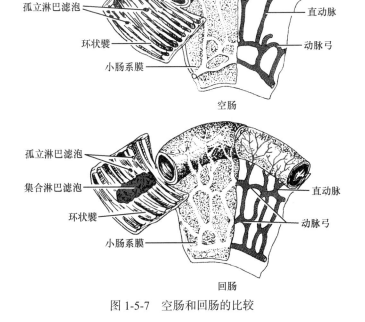

图 1-5-7　空肠和回肠的比较

六、大　　肠

大肠是消化管末段，接回肠，起始于右髂窝内，至肛门终止，全长约 1.5m，形似方框，围绕空、回肠，分为盲肠、阑尾、结肠、直肠和肛管五部分。

（一）大肠外形特点

大肠口径较粗，肠壁较薄。除阑尾和直肠外，大肠在外观上有三个特征性结构：结肠带、结肠袋、肠脂垂，是区别于小肠的重要标志。

1. 结肠带　结肠带为三条，沿大肠纵轴平行排列，是肠壁纵行肌增厚形成所致，都汇集于阑尾根部。

2. 结肠袋　结肠袋是大肠壁长于结肠带而形成的成串的囊袋状膨突。

3. 肠脂垂　肠脂垂在结肠带附近，肠表面有较多的小脂肪突。

此外，在结肠腔内，因环行肌增厚，致使黏膜向腔内突入呈半环形，形成结肠半月襞。

（二）大肠各段位置形态

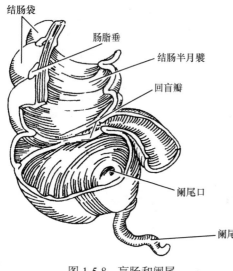

图 1-5-8　盲肠和阑尾

1. 盲肠　盲肠是大肠起始端，呈盲囊状，为 6～8cm。位于右髂窝内，有回肠的开口，称回盲口。口周缘环形隆起的皱襞，称回盲瓣，有防止大肠内容物倒流入回肠的作用（图 1-5-8）。

2. 阑尾　阑尾是附属于盲肠的结构，状如蚓蚓，长度和位置均不恒定，一般长 6～8cm，末端游离，根部附着于盲肠后内侧壁（图 1-5-8）。阑尾腔开口于回盲口下方约 2cm 处。阑尾全部被腹膜包被，形成三角形的阑尾系膜。阑尾根部的体表投影位置多在右髂前上棘与脐连线的中、外 1/3 交点（麦氏点）处。

3. 结肠　结肠分升结肠、横结肠、降结肠、乙状结肠四部分。

（1）升结肠：长约 15cm，从盲肠上端开始，沿腹后壁右侧垂直上行到肝右叶的下面，转向左，接横结肠，转弯处称结肠右曲或肝曲。

（2）横结肠：长约 50cm，自结肠右曲起向左横过腹上区至左季肋部脾的下方，急转向下续降结肠，转折处称结肠左曲或脾曲。横结肠借横结肠系膜连于腹后壁。

（3）降结肠：长 15～20cm，从结肠左曲起沿腹后壁左侧下行至左髂窝，移行为乙状结肠。

（4）乙状结肠：长 40～45cm，呈"乙"字形弯曲。上端在左髂嵴附近接降结肠，下端在第 3 骶椎前面续于直肠。借乙状结肠系膜连于骨盆后壁，活动性较大。

4. 直肠　直肠是消化管位于盆腔下部的一段，全长 10～14cm（图 1-5-9）。

（1）位置：直肠上端在第 3 骶椎前方接乙状结肠，沿骶骨、尾骨前面下行，穿盆膈，移行于肛管。

（2）弯曲：直肠不直，在矢状面上形成两个明显的弯曲。上一个凹面向前，与骶骨、尾前面的弯曲一致，距肛门 7～9cm，称骶曲。下一个凹面向后，绕尾骨尖，距肛门 3～5cm，称会阴曲（图 1-5-10）。进行直肠镜检查时，要注意这两个弯曲，以免损伤肠壁。

（3）直肠壁的结构：直肠横襞，在直肠盆部，由黏膜和环行肌形成突入肠腔的半月形横行皱襞，一般有上、中、下三个，中横襞比较明显而位置恒定，位于直肠的前右壁，距肛门6～7cm，可作为直肠镜检的定位标志。

5. 肛管　肛管长3～4cm，上端在盆膈平面接直肠，下端终于肛门。肛管被肛门括约肌所包绕，平时处于收缩状态，有控制排便的作用（图1-5-9）。

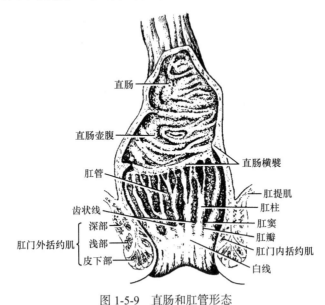

图1-5-9　直肠和肛管形态

（1）肛柱：肛管内黏膜纵行条状皱襞，内有血管和纵行肌。儿童尤为显著。

（2）肛瓣：各肛柱下端彼此借半月形黏膜皱襞相连，此襞称为肛瓣。

（3）肛窦：每一个肛瓣与其相邻两肛柱下端之间，形成开口向上的隐窝，称为肛窦。窦深3～5mm，其底部有肛腺开口。肛窦内往往积存粪屑，也易感染而引起肛窦炎。

（4）肛直肠线：通常将各肛柱上端的连线称肛直肠线，即直肠与肛管的分界线。

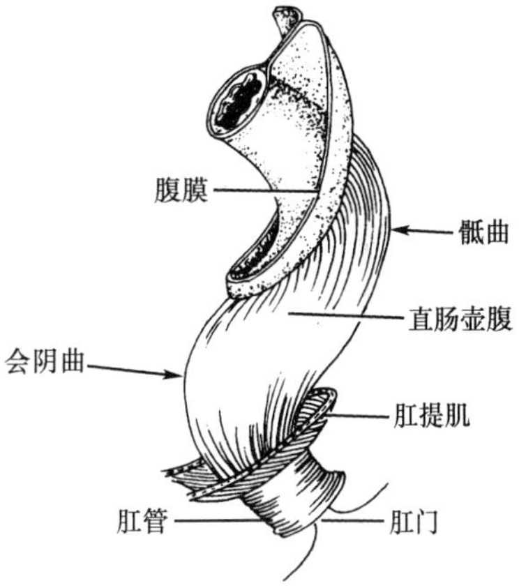

（5）齿状线（肛皮线）：连接肛柱下端与各肛瓣边缘的锯齿状环行线。齿状线以上，表面为单层柱状上皮细胞结构，齿状线以下为角化的复层扁平上皮。在胚胎发生、动脉供应、静脉回流、淋巴引流和神经支配等方面，齿状线上、下方都不相同，临床上具有实际意义。

图1-5-10　直肠和肛管外形

（6）肛梳（痔环）：为齿状线下方宽约1cm的环状光滑区。活体上，稍呈浅蓝色，光滑。

（7）白线：肛梳下缘，恰为肛门内、外括约肌分界处，活体触诊此处有一行浅沟。在痔环的皮下组织内和肛梳的黏膜下组织内，都有丰富的静脉丛，易扩大曲张而突起和瘀血，称为痔。在齿状线以上的痔称内痔，齿状线以下的痔称外痔。在齿状线附近，同时存在内、外痔，称为混合痔。

（8）肛门：为肛管下端通外界的开口。直肠壁环形肌层在肛管周围处特别增厚，形成肛门内括约肌，属平滑肌，仅能帮助排便，无括约作用。围绕在肛门内括约肌周围，还有由横纹肌构成的肛门外括约肌，有随意括约作用，手术误伤会引起大便失禁。

【课后自我检测】

一、选择题

1. 关于腭的描述，哪项是错误的

A. 腭是口腔的顶，分隔鼻腔与口腔　　　　B. 前 2/3 为硬腭，后 1/3 为软腭

C. 硬腭由腭骨覆以黏膜而成　　　　　　　D. 吞咽时，软腭上提可分隔鼻咽、口咽

E. 软腭的后缘游离

2. 不含味蕾的结构是

A. 轮廓乳头　　　　　　　B. 菌状乳头　　　　　　　C. 软腭的黏膜上皮

D. 丝状乳头　　　　　　　E. 会厌的黏膜上皮

3. 颏舌肌

A. 是成对的舌内肌　　　　B. 起于下颌骨的颏结节　　　C. 止于舌的两侧

D. 两侧收缩时可拉舌向前下　　E. 单侧收缩时，使舌尖伸向同侧

4. |6 是

A. 左上颌第一乳磨牙　　　　B. 左上颌第二前磨牙

C. 左上颌第一恒磨牙　　　　D. 右上颌第一恒磨牙

E. 右上颌第二恒磨牙

5. 腮腺管

A. 发自腺的前缘下份

B. 在颧弓下 2 横指处越过咬肌表面

C. 开口于与上颌第二前磨牙相对的颊黏膜处

D. 穿咬肌开口于腮腺管乳头

E. 开口于与上颌第二磨牙相对的颊黏膜处

6. 关于咽的描述正确的是

A. 位于第 1～5 颈椎前　　　　B. 鼻咽的后壁上有咽扁桃体

C. 鼻咽的侧壁有腭扁桃体　　　D. 口咽与喉咽以舌根为界

E. 会厌正中襞两侧是梨状隐窝

7. 梨状隐窝位于

A. 鼻咽部　　　　　　　B. 口咽部　　　　　　　C. 喉咽部

D. 固有口腔　　　　　　E. 咽隐窝的两侧

8. 成人食管第三狭窄距中切牙的长度是

A. 15cm　　　　B. 25cm　　　　C. 40cm　　　　D. 45cm　　　　E. 75cm

9. 关于胃的叙述正确的是

A. 幽门在第 1 腰椎椎体左侧　　　　B. 角切迹将幽门管分为幽门窦和幽门部

C. 胃大弯起始于贲门切迹　　　　　D. 大部分位于腹上区

E. 贲门在第 11 胸椎右侧

10. 阑尾根部的体表投影是

A. 脐与右髂前上棘连线的中、外 1/3 交点处

B. 脐与右髂前上棘连线的中、内 1/3 交点处

C. 两侧髂前上棘连线的中点处

D. 两侧髂结节连线的中、右 1/3 交点处

E. 脐与右髂前下棘连线的中、外 1/3 交点处

二、名词解释

1. 咽峡

2. 咽淋巴环

3. 上消化道

4. 咽隐窝

5. 麦氏点

三、简答题

1. 叙述三对大唾液腺的名称、位置及导管开口的位置。

2. 叙述胃的位置、形态及其分部。

（屈惠莹）

实验 6 消化腺、腹膜

【目的要求】

1. 观察肝的位置，体表投影，明确肝的毗邻。

2. 观察冠状韧带、镰状韧带在肝膈面的附着部位。

3. 观察胆囊的形态、位置及胆囊底的体表投影。

4. 观察输胆管道的组成，胆总管的走行、开口及胆汁的排出途径。

5. 观察胰的位置、分部和排出管的开口。

6. 观察胰头与十二指肠，胰尾与脾的关系。

7. 观察壁腹膜、脏腹膜、网膜囊、网膜孔及韧带。

8. 观察腹膜形成的陷凹及与脏器的位置关系。

【实验材料】

1. 标本
（1）游离肝标本。

（2）输胆管道标本。

（3）肝、胆囊、胰与十二指肠相连续的标本。

（4）腹腔脏器整体标本。

（5）腹后壁脏器整体标本（保留肾筋膜）。

2. 模型
（1）游离肝标本模型。

（2）肝、胆囊、胰与十二指肠相连续的模型。

（3）腹腔脏器整体模型。

（4）腹膜的模型。

【实习内容】

一、唾液腺

唾液腺分大、小两类，小唾液腺位于口腔各部黏膜内，如唇腺、颊腺、腭腺等。大唾液腺包括腮腺、下颌下腺、舌下腺三对，在头颈正中矢状切标本上观看，如表 1-6-1 所示。

表 1-6-1　三大唾液腺的名称、形态、位置、开口

名称	形态	位置	开口
腮腺	三角楔形	在外耳道的前下方，被颈部深筋膜包裹	平对上颌第二磨牙的颊黏膜上的腮腺管乳头
下颌下腺	卵圆形	下颌下三角内	舌下阜
舌下腺	条状	位于舌的下方，舌下襞深面	舌下阜、舌下襞

二、肝

（一）肝的形态

肝是最大的消化腺，呈楔形，重约 1300 克。在活体上，为红褐色，质地软脆。尸体标本较硬，可分上、下面和前、后、左、右缘。

1. 膈面（上面） 隆凸光滑，位于膈下。有前后走向的肝镰状韧带，将肝分为较大的肝右叶和较小的肝左叶。镰状韧带后端，连于肝冠状韧带的前层。冠状韧带左右走向，前、后层之间为无浆膜覆盖的裸区。冠状韧带在肝的左、右端，前、后两层合在一起，分别形成肝左、右三角韧带（图 1-6-1）。

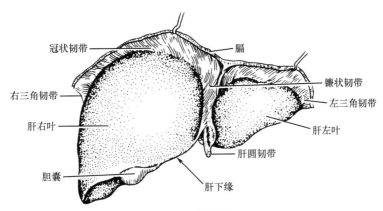

图 1-6-1 肝的膈面

2. 脏面（下面） 凹凸不平，后下方邻接腹腔若干重要脏器。有"H"形的左、右纵沟和横沟，将肝分成为左叶、右叶、前方的方叶和后方的尾状叶（图 1-6-2）。

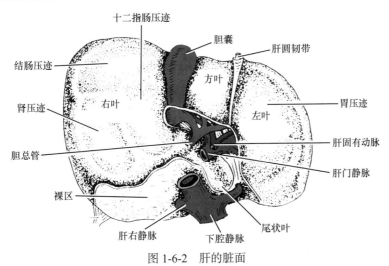

图 1-6-2 肝的脏面

（1）横沟：为肝门，有肝蒂通过。肝蒂是由结缔组织及其包绕的肝左、右管，肝固有动脉左、右支，门静脉左、右支，以及淋巴管、神经等组成。

（2）左纵沟：较深而窄，沟前段有肝圆韧带（胎儿时期脐静脉生后闭锁而成），向前离开此沟后即包裹于镰状韧带的游离缘中，向下连至脐。沟后段有静脉韧带（胎儿时静脉导管的遗迹）。

（3）右纵沟：较宽阔，前半部有一浅凹，容纳胆囊，称胆囊窝。后半部有下腔静脉通过的深沟，称腔静脉沟，肝左、中、右静脉和几条肝的小静脉，在腔静脉沟处注入下腔静脉，故临床上常称此沟为第二肝门。

3. 边缘形态

（1）前缘（下缘）较锐利，右侧有胆囊切迹（不一定存在），与胆囊底对应。右侧有肝圆韧带通过的肝圆韧带切迹。

（2）后缘钝朝向脊柱，与脊柱的凸入相对应。

（3）左缘薄锐。

（4）右缘圆钝，最低点约在腋中线第10肋处。

（二）肝的位置

肝的大部分位于右季肋区和腹上区，只有小部分在左季肋区。大部分为肋弓覆盖，只在腹上区有部分露于左、右肋弓间，与腹前壁接触。

（三）肝的体表投影

1. 右界和上界　自右腋中线肋弓最低点（第10肋）起，沿胸壁向上至第7肋，由此向内上方凸，至右锁骨中线沿第5肋向左，在前正中线跨胸骨体下端至左第5肋间锁骨中线稍内侧。肝上界与膈穹窿一致。

2. 下界　与肝前缘一致，起自右肋弓最低点，沿右肋弓下缘行向右上，经左第7、8肋软骨结合处进入左季肋部，连至上界的左端。

（四）肝外胆道系统（图1-6-3）

肝外胆道系统包括肝左管、肝右管、肝总管、胆囊和胆总管。

1. 肝管　肝左、右管位于肝门处，出肝门后汇合而成肝总管。

2. 肝总管　肝总管长约3cm，在肝十二指肠韧带内的右侧下行，与胆囊管锐角会合成胆总管。

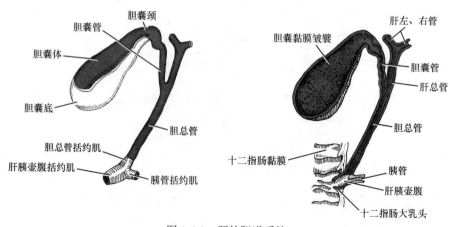

图1-6-3　肝外胆道系统

3. 胆囊 胆囊位于肝脏面的胆囊窝内，上面借结缔组织连于肝，下面覆以腹膜。胆囊呈梨形，分胆囊底、胆囊体、胆囊颈和胆囊管4个部分。胆囊底和胆囊体的黏膜呈蜂窝状。胆囊底朝前下方，充盈时略自肝前缘下面稍微突出至肝前缘的胆囊切迹，其体表投影在右侧腹直肌外侧缘与右肋弓相交处。底向后移行为胆囊体，胆囊体约在肝门右侧即缩小为胆囊颈，胆囊颈弯向左后方，延续移行为胆囊管。胆囊有储存和浓缩胆汁的作用（图1-6-3）。

4. 胆囊三角 胆囊管近胆囊颈处黏膜形成螺旋状的螺旋襞，与位于其左侧的肝总管，呈锐角会合成胆总管。肝的脏面、胆囊管与肝总管围成胆囊三角（Calot 三角）。三角内常有胆囊动脉通过，是手术寻找胆囊动脉的标志。

5. 胆总管 胆总管长4～8cm，直径为6～8mm，下行于肝十二指肠韧带中，向下经十二指肠上部后面至十二指肠降部的左后壁，与胰管会合成肝胰壶腹（Vater 壶腹）。肝胰壶腹开口于十二指肠大乳头，周围缠绕有环行平滑肌，称为肝胰壶腹括约肌，胆总管和胰管末端也有环形括约肌缠绕，三处括约肌统称 oddi 括约肌。括约肌有控制胆汁、胰液排放的作用。在进食时，括约肌松弛，胆汁和胰液排入十二指肠。

6. 胆汁的排出途径

（1）未进食时：肝分泌胆汁途径为肝左、右管→肝总管→胆总管→胆囊管→胆囊（浓缩、储存胆汁）。

（2）进食后：①肝分泌胆汁途径为肝左、右管→肝总管→胆总管→肝胰壶腹→十二指肠大乳头→十二指肠降部（稀释胆汁）；②胆囊收缩→胆囊管→胆总管→肝胰壶腹→十二指肠大乳头→十二指肠降部（浓缩胆汁）。

三、胰

（一）位置

胰横贴于腹后壁，在胃的后方，横过第1腰椎体前方，右接十二指肠，左抵脾。

（二）形态

胰是消化过程中起主要作用的消化腺，也是人体内仅次于肝的大腺体，呈长三棱柱形，色灰红，质柔软，表面呈分叶状，可分为头、体、尾三部。

1. 胰头 胰头为右端膨大部，位于第2腰椎体右侧，嵌在十二指肠的"C"曲内，贴于下腔静脉前面，其下份有向左突出的钩突。胰头后面与十二指肠降部之间，有胆总管经过。

2. 胰体 胰体为胰头、胰尾之间的大部分，前面隔网膜囊邻接胃，后面横过第1腰椎体，肠系膜上动、静脉，门静脉，腹主动脉，左肾上腺和左肾等的前面。

3. 胰尾 胰尾缩细钝圆，伸向左上，达脾门后下方。

4. 胰管 胰管位于胰腺实质内，横贯胰长轴全长，途中有各小叶导管汇入。胰管自胰头后面穿出与胆总管会合于肝胰壶腹，开口于十二指肠大乳头。胰头上部，有人有副胰管，较小，从胰管分出，向上方开口于十二指肠小乳头。

四、腹　　膜

（一）腹膜与腹膜腔

1. 概念　腹膜是一层薄而光滑的浆膜，被覆于腹腔、盆腔壁的内面和腹腔、盆腔脏器的表面，前者称为腹膜壁层，后者称为腹膜脏层，壁层和脏层之间的空隙，称腹膜腔。

2. 功能　腹膜有分泌、吸收、保护、支持、感觉、修复等功能。腹膜腔内分泌有少量浆液，能润滑脏器的表面，减少其摩擦。

3. 男女腹膜腔差别　男性腹膜腔完全密闭，腔内最低部位只有一个陷凹，即直肠膀胱陷凹。而女性腹膜腔则可经输卵管、子宫和阴道与外界相通，而且最低处有两个陷凹，即膀胱子宫陷凹和子宫直肠陷凹，后者是女性腹膜腔最低部位。

（二）腹膜与脏器的关系

腹腔、盆腔脏器被覆腹膜的程度不完全一样，大致可分为三类。

1. 腹膜内位器官　器官的表面几乎被腹膜全部覆盖的器官，称腹膜内位器官，如胃、空肠、回肠、盲肠、阑尾、横结肠、乙状结肠、脾、输卵管及卵巢等。

2. 腹膜间位器官　器官的表面大部分被腹膜覆盖的称为腹膜间位器官，如升结肠、降结肠、肝、胆囊、膀胱及子宫等。

3. 腹膜外位器官　器官的表面仅有小部分（或一面）被腹膜覆盖的称为腹膜外位器官，如胰、十二指肠、肾上腺、肾及输尿管等。

（三）腹膜形成的结构

1. 网膜

（1）小网膜：小网膜是从肝门连到胃小弯和十二指肠上部的双层腹膜，其中连于肝门和胃小弯之间的部分称肝胃韧带，连于肝门和十二指肠上部之间的部分称肝十二指肠韧带。肝十二指肠韧带内有胆总管（前右侧）、肝固有动脉（前左侧）和门静脉（后）等。

（2）大网膜：大网膜是由四层腹膜组成的围裙状结构，垂挂于腹腔脏器的前面，薄而透明。前两层自胃大弯和十二指肠上部的下缘，向下垂至骨盆上缘，再向上折返至横结肠。前两层和后两层互相粘连，不能分离，但前后层之间有时留有间隙。

（3）网膜囊：网膜囊是位于小网膜、胃后面、大网膜与腹后壁之间由腹膜围成的窄腔，又称小腹膜腔。网膜囊有六个壁：

前壁：小网膜、胃后壁、大网膜前两层。

后壁：左肾上腺、左肾上端和胰前面的腹膜、横结肠及其系膜和大网膜后层。

上壁：肝左叶和尾状叶及膈下面的腹膜。

下壁：大网膜下缘第 2、3 层转折处。

左侧壁：脾和胃脾韧带、脾肾韧带。

右侧壁：网膜孔与大腹膜腔相通。

网膜孔的前界是肝十二指肠韧带，后界是覆盖下腔静脉前面的腹膜，上界为肝尾状叶，下界为十二指肠上部。

2. 系膜（分布在腹膜内位器官）　系膜由两层腹膜构成，两层间有血管、淋巴管和神经等走行。

（1）肠系膜：肠系膜内含有肠系膜上动、静脉及其分支、属支，以及淋巴管、淋巴结、神经和脂肪等。

（2）阑尾系膜：阑尾系膜是阑尾与肠系膜下端之间的三角形小系膜，内有阑尾动、静脉等。

（3）横结肠系膜：横结肠系膜由横结肠连到腹后壁，呈横位，其内有中、左结肠血管和分支等。

（4）乙状结肠系膜：乙状结肠系膜由乙状结肠连至左骶髂关节附近，其内有乙状结肠血管等。

3. 韧带　韧带是由腹膜壁层与腹膜脏层之间，或脏层与脏层之间的移行形成。

（1）肝的韧带：肝镰状韧带，肝冠状韧带，肝左、右三角韧带。

（2）胃膈韧带：由贲门左侧和食管腹段连至膈。

（3）脾的韧带：胃脾韧带、脾肾韧带、脾膈韧带。

（4）膈结肠韧带：从结肠左曲连至膈。

（5）卵巢悬韧带：从盆腔上口至卵巢上端。

4. 沟和陷凹

（1）直肠膀胱陷凹：腹膜在直肠与膀胱之间，是男性立位或坐位腹膜腔的最低部。

（2）直肠子宫陷凹：腹膜在直肠与子宫之间，是女性立位或坐位腹膜腔的最低部，又称 Douglas 腔。腹膜腔内的炎性渗出液、脓汁等，常因重力关系而易于积存在此陷凹内。临床上可经直肠前壁或阴道穹后部进行穿刺或切开引流。

（3）膀胱子宫凹陷：在膀胱与子宫之间。

【课后自我检测】

一、选择题

1. 最大的消化腺是

A. 肝　　　　　　B. 胰　　　　　　C. 腮腺　　　　　　D. 下颌下腺　　　　　　E. 舌下腺

2. 肝

A. 肝脏的膈面由冠状韧带分为左、右两叶　　　　　B. 右纵沟后部有下腔静脉

C. 横沟内有肝静脉　　　　　D. 左纵沟前部有胆囊窝

E. 肝的脏面有镰状韧带

3. 肝脏面左纵沟后半通过的结构是

A. 肝固有动脉　　　　　　B. 静脉韧带　　　　　　C. 门静脉

D. 肝静脉　　　　　　E. 肝圆韧带

4. 胆囊位于

A. 肝脏面肝门右纵沟的前部　　　　　B. 肝脏面肝门左纵沟的前部

C. 肝脏面横沟（肝门）的前方　　　　　D. 肝的裸区

E. 肝方叶左侧

5. 某女性患有胆囊炎，在以下哪个部位有明显触痛

A. 右锁骨中线肋弓内　　　　　B. 右锁骨中线与肋弓交点处

C. 右锁骨中线第 5 肋间　　　　　　　　　　D. 剑突下方

E. 右胸骨旁线与肋弓交点处

6. 胰

A. 是人体内最大的腺体　　　　　　　　　　B. 胰头在胃底后方

C. 胰体上缘有脾静脉　　　　　　　　　　　D. 胰尾在脾的后方

E. 横卧于腹后壁，平第 1～2 腰椎

7. 属于腹膜外位器官的是

A. 肝　　　　B. 胆囊　　　　C. 子宫　　　　D. 十二指肠降部　　　　E. 直肠上段

8. 属腹膜间位器官的是

A. 肾　　　　B. 胰　　　　C. 膀胱　　　　D. 直肠中部　　　　E. 十二指肠水平部

9. 站立时，女性腹膜腔的最低部位在

A. 直肠膀胱陷凹　　　　　　B. 膀胱子宫陷凹　　　　　　C. 直肠子宫陷凹

D. 坐骨肛门窝　　　　　　　E. 髂窝

10. 肝裸区位于

A. 冠状韧带与镰状韧带之间　　　　　　　　B. 冠状韧带与肝圆韧带之间

C. 镰状韧带与肝圆韧带之间　　　　　　　　D. 冠状韧带前、后层之间

E. 冠状韧带后层与膈结肠韧带之间

二、名词解释

1. 肝门

2. 肝蒂

3. 胆囊三角

4. 肝胰壶腹

5. Douglas 腔

三、简答题

1. 详述肝的位置和形态结构。

2. 试述肝外胆道的组成和胆汁的排出途径。

（屈惠莹）

实验7 呼吸系统、泌尿系统、胸膜

【目的要求】

1. 活体上确认鼻根、鼻背、鼻尖、鼻翼和鼻孔。

2. 区分鼻前庭和固有鼻腔，辨认嗅区和呼吸区的范围，确认鼻甲、鼻道和蝶筛隐窝，辨认上颌窦、额窦、蝶窦及筛窦的位置和开口，比较各窦的形态和特点。

3. 活体触摸喉结、甲状软骨上切迹，观察环状软骨及吞咽时喉的活动，观察喉的位置。

4. 识别甲状软骨、环状软骨、杓状软骨和会厌软骨的形态及其连结。

5. 观察喉的位置和组成，辨认前庭襞、声襞、喉室，比较前庭裂、声门裂的大小，确认喉前庭、喉中间腔、声门下腔的范围。

6. 观察气管的颈部及其毗邻，辨认气管隆嵴的位置形态，比较左、右支气管的形态差异。

7. 观察肺的位置及其毗邻，左、右肺的形态差别，肺裂、肺叶，识别肺门各结构及其排列。

8. 观察肺叶支气管、肺段支气管及其分支。

9. 观察脏胸膜和壁胸膜的配布，壁胸膜的分部，胸膜顶及肋膈隐窝的位置及胸膜顶的毗邻。

10. 观察纵隔的境界、分部，辨认主要结构。

11. 观察肾的位置和形态。比较左、右肾的位置差异及各自与第12肋的关系。

12. 观察肾门并辨认肾门结构及排列。

13. 观察肾剖面各结构，观察肾窦及其内容物。

14. 寻找输尿管并追踪其行程和形态。

15. 观察膀胱的位置、形态和毗邻。寻找输尿管口和尿道内口，观察膀胱三角的黏膜特点。

【实验材料】

1. 标本

（1）头颈正中矢状切标本、鼻中隔标本。

（2）胸腔脏器整体标本和游离气管、支气管、肺标本。

（3）胸膜腔标本。

（4）泌尿器官的系统标本；游离肾标本。

（5）肾额状切标本。

（6）腹腔脏器整体标本。

（7）腹后壁脏器整体标本（保留肾筋膜）。

（8）通过肾的腹腔旁矢状切与水平切标本。

2. 模型

（1）颅骨矢状切、冠状切、鼻旁窦模型。

（2）喉软骨、喉连结及喉腔的标本模型，肺段模型。

（3）泌尿器官的系统模型。

（4）游离肾的模型。

（5）肾额状切模型。

（6）腹腔脏器整体模型。

（7）腹膜的模型。

【实习内容】

一、呼吸系统

（一）鼻

鼻是呼吸道的起始部，又是嗅觉器官，包括外鼻、鼻腔和鼻旁窦。

1. 外鼻（观察活体） 外鼻位于颜面中央。外鼻的支架上部为骨，下部为软骨。

2. 鼻腔 鼻腔是由骨和软骨围成的空腔，内面衬以皮肤和黏膜。鼻腔被鼻中隔分为左、右两腔，前以鼻孔通外界，向后经鼻后孔通鼻咽部。每侧鼻腔可分为鼻前庭和固有鼻腔两部。

（1）鼻前庭：鼻前庭为鼻翼所包围的腔，后上方以一弧形隆起（鼻阈）与固有鼻腔分界。鼻前庭覆以皮肤，生有鼻毛，有过滤灰尘和净化吸入空气的作用。鼻前庭缺少皮下组织，皮肤与软骨紧密相连，发生疖肿时疼痛较为剧烈。

（2）固有鼻腔：固有鼻腔是鼻腔的主要部分。外侧壁上有上、中、下鼻甲，各鼻甲外下方与外侧壁之间为上、中、下鼻道，上鼻甲后上方为蝶筛隐窝。将中鼻甲切除，可见中鼻道中部有一凹向上的弧形裂隙，名半月裂孔，裂孔前端的漏斗形管道，名筛漏斗，裂孔上方的圆形隆起即筛泡。鼻腔内侧部，鼻甲与鼻中隔之间称总鼻道。下鼻道有鼻泪管的开口。鼻腔间为鼻中隔，由骨性鼻中隔和其前方的鼻中隔软骨构成。鼻黏膜覆盖固有鼻腔和鼻旁窦的内表面。固有鼻腔的黏膜按结构和功能可分为两部分：

1）嗅区：位于上鼻甲及对应鼻中隔部分，含嗅细胞，活体呈淡黄色，可感受嗅觉刺激。

2）呼吸区：嗅区以外的其余部分的黏膜，在活体呈红色或淡红色，富含毛细血管和大量黏液腺。

3. 鼻旁窦 鼻旁窦有四对（图 1-2-9）。

（1）额窦：额窦位于额骨眉弓深面的两层骨板之间，开口于中鼻道。

（2）上颌窦：上颌窦位于上颌骨体内，开口于中鼻道。

（3）筛窦

1）前群：位于筛骨迷路前部，开口于中鼻道。

2）中群：位于筛骨迷路中部，开口于中鼻道。

3）后群：位于筛骨迷路后部，开口于上鼻道。

（4）蝶窦：蝶窦在蝶骨体内，开口于蝶筛隐窝。

（二）喉

1. 位置　喉位于颈前部中份，平对第 5～6 颈椎高度，女性和小儿较高。

2. 形态结构

（1）喉软骨：喉软骨组成喉的支架，主要的喉软骨有甲状软骨、环状软骨、杓状软骨和会厌软骨（图 1-7-1）。

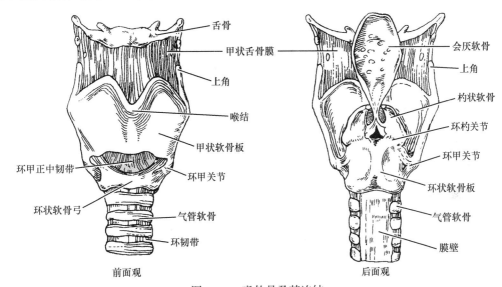

图 1-7-1　喉软骨及其连结

1）甲状软骨：是喉软骨中最大的一块，形似盾牌，组成喉的前外侧壁，由左、右两个四边形的软骨板连合而成。连合处形成前角（男性呈直角，女性呈钝角），前角上端特别前突，称为喉结，成年男子的喉结特别显著。软骨板的后缘向上、下伸出长的突起，分别称为上角和下角，上角较长，下角较短粗，有关节面与环状软骨相关节。

2）环状软骨：在甲状软骨下方，构成喉的底座，形如戒指，前部低窄，称为环状软骨弓，后部高阔，称环状软骨板。弓平对第 6 颈椎。板上缘有一对小关节面，与杓状软骨相关节。板、弓交界处侧面有与甲状软骨下角相关节的关节面。下缘平齐，与气管相连。

3）杓状软骨：1 对，位于环状软骨板的上缘，呈三棱锥体形，尖朝上，底朝下。底的前角向前伸出声带突，有声韧带附着。后外侧角向外钝突叫肌突，有喉肌附着。

4）会厌软骨：位于喉口的前上方，是喉盖的基础，形如树叶，上宽下窄，以下端狭细的茎，附着于甲状软骨前角的后面，前面稍凸，向舌根，后面稍凹，向喉前庭。

（2）喉软骨的连结：喉软骨的连结包括喉软骨间和喉软骨与舌骨、气管间的连接（图 1-7-1）。

1）环甲关节：由甲状软骨下角与环状软骨板、弓交界处构成关节，属联合关节。甲状软骨沿额状轴做前倾和复位运动。前倾时甲状软骨前角与杓状软骨声带突之间的距离增大，使声带紧张，复位时距离缩小，使声带松弛。

2）环杓关节：由杓状软骨底与环状软骨板上缘的关节面构成。杓状软骨在此沿垂直轴做旋转运动，使声带突转至外侧或内侧，以开大或缩小声门裂。

3）弹性圆锥（环甲膜）：由弹性纤维构成的膜状结构，张于环状软骨上缘、甲状软骨前角后面与杓状软骨声带突之间，左、右环甲膜合成下宽上窄的圆锥形。上缘游离，称声韧带，是发声的主要结构，前端附着于甲状软骨前角后面，后端附着于杓状软骨声带突。环甲膜在前部中间纵行增厚，称环甲正中韧带，位置表浅，从体表易于触及，是急性喉阻塞时切开的部位。

4）方形膜：结缔组织膜，略呈方形，附着于会厌软骨侧缘、杓状软骨前缘和甲状软骨前角上份之间，下缘游离增厚，称前庭韧带。

5）甲状舌骨膜：连于甲状软骨上缘与舌骨之间的宽薄膜。正中部和两侧缘较厚，分别称为甲状舌骨中韧带和甲状舌骨侧韧带。

6）环状软骨气管韧带：连于环状软骨下缘与第 1 气管软骨之间。

（3）喉肌：喉肌为横纹肌，主要作用是紧张或松弛声韧带，扩大或缩小声门裂和喉口。喉肌主要有环甲肌、环杓后肌、环杓侧肌、甲杓肌、杓横肌、杓斜肌。

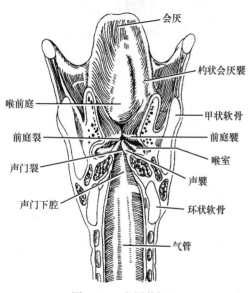

图 1-7-2　喉冠状切面

（4）喉腔：喉腔上通喉咽部，下通气管，腔壁衬以喉黏膜（图 1-7-2）。

1）喉口：喉腔的入口，朝向后上方，由会厌软骨上缘、杓状会厌襞和杓间切迹围成。

2）喉腔黏膜皱襞：有两条，上为前庭襞，下为声襞。

前庭襞（假声带）：由喉黏膜覆盖前庭韧带而成，活体呈粉红色，自甲状软骨前角后面中部连至杓状软骨声带突上方。两侧前庭襞之间前窄后宽的三角形裂隙，称前庭裂。

声襞（声带）：由喉黏膜覆盖声韧带而成，活体色白，较前庭襞更靠近，自甲状软骨前角后面中部连至杓状软骨声带突。左右声襞及杓状软骨底之间的裂隙，称声门裂，是喉腔最狭窄的部位。成年男性长约 23mm，女性长约 17mm。声门裂前 3/5 为声襞的游离缘之间，称膜间部，与发声有关；后 2/5 为两侧杓状软骨之间，称软骨间部（膜间部是癌好发部位，软骨间部是喉结核好发部位）。

3）喉腔分部：喉腔被上述两对黏膜皱襞平面分为喉前庭、喉中间腔和声门下腔三部分。

喉前庭：为喉口至前庭裂平面之间的喉腔，上宽下窄，前壁中央有隆起的会厌结节。

喉中间腔：为前庭裂平面至声门裂平面之间的喉腔，容积最小。侧壁两黏膜襞之间的隐窝，称喉室。

声门下腔：为声门裂平面至环状软骨下缘平面之间的喉腔，上窄下宽，略呈圆锥形。喉的黏膜下组织比较疏松，炎症时易引起水肿，婴幼儿因喉腔较窄小，水肿时易引起阻塞，造成呼吸困难。

（三）气管和支气管

气管和支气管是连接在喉与肺之间的管道，由"C"形气管软骨为支架，以保持管腔通畅。后壁由平坦的膜壁封闭，膜壁由平滑肌和结缔组织构成。

1. 气管 气管位于食管前方，上端起自环状软骨下缘（平第7颈椎上缘），向下经胸廓上口入胸腔，至胸骨角平面（相当于第4、5胸椎椎体交界处），分成左、右主支气管，分叉处称气管杈，其内面形成偏左向上凸的半月形纵嵴，称气管隆嵴，是气管镜检查的重要方位标志（图1-7-3）。成人气管长约10cm，左右径约2cm，前后径为1.5cm。

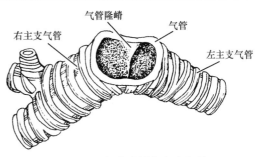

图1-7-3 气管隆嵴与主支气管

按行程分颈、胸两段，颈段较短而表浅；胸段较长，位于上纵隔内、两侧胸膜之间。

2. 主支气管 主支气管为气管杈与肺门之间的管道，左右各一，左右支气管下方，形成60°～80°的夹角，女性及胸廓宽短者夹角稍大（图1-7-3）。气管中线与主支气管下缘间夹角称嵴下角。男性嵴下角右侧为21.96°，左侧为36.4°；女性嵴下角右侧为24.7°，左侧为39.3°。

（1）右主支气管：右主支气管粗短，长2～3cm，嵴下角小，走行陡直。

（2）左主支气管：左主支气管细长，长4～5cm，嵴下角大，走行斜行。

（四）肺

肺是进行气体交换的器官。

1. 肺的位置 肺位于膈之上，左、右肺分居纵隔两侧的胸腔内。

2. 肺的形态 左、右肺均呈半圆锥形，表面有脏胸膜被覆，光滑而润泽，透过脏胸膜可见许多多边形小区，为肺小叶的轮廓。右肺因膈下有肝，故短而宽；左肺因受心脏偏左的影响，形状扁而窄长。每肺均具有一尖一底，两面（肋面、纵隔面），三缘（前、后、下缘）（图1-7-4）。

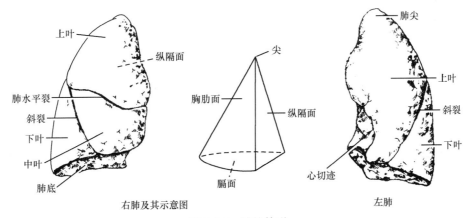

右肺及其示意图

左肺

图1-7-4 肺的外形

（1）肺尖：肺尖圆钝，高出锁骨内侧段2～3cm，锁骨下动脉斜越其前内侧面。

（2）肺底（膈面）：肺底在膈上，底向上凹陷。

（3）肋面：肋面有肋和肋间肌。

（4）纵隔面（内面）：对向纵隔，中间稍偏后处的长椭圆形凹陷是肺门。肺门除有肺门淋巴结外，是支气管、肺动、静脉、支气管血管、淋巴管和神经出入肺之处。通过肺门的结构被结缔组织包成一束，称为肺根。肺根由结缔组织包绕支气管，肺动、静脉，支气管血管，淋巴管和神经形成。主要结构排列，从前到后是肺静脉、肺动脉、支气管。

（5）前缘：左肺有心切迹，切迹下方有左肺小舌突出。

（6）后缘：肺的后缘圆钝。

（7）下缘：肺的下缘锐利，随呼吸移动。

3. 肺的分叶　左肺以斜裂分成上、下两叶。右肺以斜裂和水平裂分成上、中、下三叶（图 1-7-4）。

4. 肺内支气管与支气管肺段（观察标本或模型）　左、右主支气管在肺门处分出肺叶支气管，右肺三支，左肺两支。每支肺叶支气管入肺后再分出肺段支气管，此后反复分支，呈树枝状，称为支气管树。支气管分支可达23～25级，最后连于肺泡。肺段支气管是肺叶支气管的分支，每一肺段支气管及其分支和它所属的肺组织共同构成一个支气管肺段，简称肺段。

（五）胸膜

胸膜属浆膜，按其衬覆的部位，分为壁胸膜和脏胸膜。壁、脏胸膜所围成腔隙为胸膜腔。

1. 壁胸膜　按覆盖部位，壁胸膜分为四部分。

（1）胸膜顶：经胸廓上口突入颈根，高出锁骨内侧部上缘 2～3cm，状如穹隆圆顶，罩在肺尖上方。

（2）肋胸膜：肋胸膜衬于胸壁的内面，较厚，较易剥离。

（3）膈胸膜：膈胸膜盖在膈肌上面，不易剥离。

（4）纵隔胸膜。

2. 胸膜腔　胸膜腔是壁胸膜和脏胸膜之间的空隙，为密闭负压腔，含少量浆液。在壁胸膜各部互相转折处，相邻壁胸膜所夹的胸膜腔部分，即使在深吸气时，肺缘也不能伸入其间，称胸膜隐窝或胸膜窦。主要有：

（1）肋膈隐窝（肋膈窦）：在肋胸膜与膈胸膜移行转折处，沿膈外缘呈半环状，是最大也是最重要的隐窝，处于胸膜腔最低位。胸膜炎症时，渗出液常先积聚于此。

（2）肋纵隔隐窝（肋纵隔窦）：纵隔胸膜与肋胸膜移行处，左侧较大。

3. 胸膜和肺的体表投影　肺下界与胸膜下界的比较参见表 1-7-1。

表 1-7-1　肺下界与胸膜下界的比较

	锁骨中线	腋中线	肩胛线	脊柱旁
肺下界	第 6 肋	第 8 肋	第 10 肋	第 11 胸椎
胸膜下界	第 8 肋	第 10 肋	第 12 肋	第 12 胸椎

（六）纵隔

纵隔是两侧纵隔胸膜间的器官与结构的总称。

1. 界线　纵隔的前界是胸骨，后界是脊柱胸段，两侧界是左、右纵隔胸膜，下界为膈，上界是胸廓上口。

2. 分区 以胸骨角至第 4 胸椎椎体下缘的平面为界，纵隔分为上纵隔和下纵隔。下纵隔以心包前、后为界，分为前、中、后纵隔三部分。

二、泌 尿 系 统

泌尿系统组成：肾、输尿管、膀胱和尿道。

（一）肾

1. 形态结构（图 1-7-5）

（1）外形：肾似蚕豆形，表面光滑，红褐色。成人肾长 11.5cm，宽 5.5cm，厚 3～4cm，重 120～150g，男性略大于女性，可分为上、下端，内、外缘，前、后面。上宽下窄，外凸内凹，前隆后平；上端宽而薄，下端窄而厚；外缘呈弓状隆凸，内侧缘中部凹陷，称肾门，有肾动脉、肾静脉、淋巴管、神经和肾盂出入。通过肾门的结构被纤维结缔组织包绕称肾蒂，肾蒂内主要结构排列从前至后是肾静脉、肾动脉、肾盂。

（2）肾的构造

1）肾实质：分为皮质和髓质（在肾的额状切面上观察）。

肾皮质：位于浅部，色较深，但部分伸入到深部髓质之间，称为肾柱。皮质主要由肾小体和肾小管构成。

肾髓质：位于肾皮质的深部，色较淡，由若干个肾锥体构成，每个肾锥体有密集呈放射状排列的条纹。肾锥体底朝皮质，尖端圆钝，称肾乳头，朝向肾窦。

2）肾的排泄管

肾小盏：为包围肾乳头的漏斗状短管。

肾大盏：由 2～3 个肾小盏集合成的扁管，一般有 2～3 个。

肾盂：由肾大盏集合成的漏斗状的扁管，出肾门后续于输尿管。

（3）肾窦：由肾门伸入肾实质的凹陷称为肾窦，为肾实质围成的腔，容纳肾小盏、肾大盏、肾盂及血管、神经、淋巴脂肪等（图 1-7-5）。

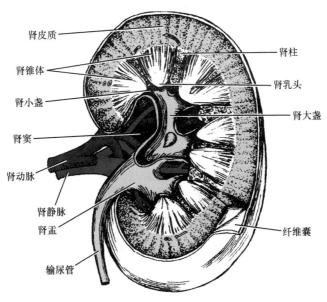

图 1-7-5 肾的构造

（4）肾的被膜：由内向外，可将肾的被膜分为肾纤维膜、肾脂肪囊、肾筋膜三层。

1）肾纤维膜：紧贴肾实质表面，由致密结缔组织及少量弹力纤维构成，正常肾容易剥离。在肾破裂或肾部分切除时，要缝合此膜。

2）肾脂肪囊：包裹在肾纤维膜和肾上腺周围的脂肪层，在肾门处与肾窦内脂肪连续。临床上做肾囊封闭时，即将药物注入此囊内。

3）肾筋膜：由腹膜外组织发育成，包被肾脂肪囊，并以结缔组织小梁穿过脂肪囊与纤维膜相连。肾筋膜分前、后层（肾前、后筋膜），两层在肾的外侧缘处融合。上方，在肾上腺上方融合，并连于膈下筋膜；向下，则在肾下端下方保持开放，并续于髂筋膜及腹膜外结缔组织。在肾内侧，前层越过腹主动脉和下腔静脉与对侧相连；后层则附着于椎体和椎间盘。肾筋膜和肾脂肪囊有维持肾正常位置的作用，若固定装置不健全，可发生肾向下移位。

2. 肾的位置　肾位于腹腔后上部，脊柱两旁。两肾略呈"八"字形排列，肾长轴上端倾向脊柱，下端倾向下外侧。左肾较右肾略高，左肾上端平第 12 胸椎上缘，下端平第 2～3 腰椎间盘之间；右肾上端平第 12 胸椎体上缘，下端平第 3 腰椎体上缘。

（二）输尿管

1. 形态和分部

（1）形态：输尿管为细长的肌性管道，左右各一，长 25～30cm，上接肾盂，下通膀胱。管的外径为 5～7mm。

（2）分部：输尿管经腹部进入盆腔，最后斜穿膀胱壁，开口于膀胱内输尿管口。因而，临床上常将其分为腹部、盆部和膀胱壁内部三部分。

1）腹部：输尿管自接肾盂起，沿腰大肌前面下降，至盆腔入口处，右侧者越过右髂外动脉起始部前方，左侧越过左髂总动脉末端前方，而入盆腔。

2）盆部：入盆腔后，先沿盆壁向后下，继而转向前内侧至膀胱底。在女性，输尿管经过子宫颈外侧达膀胱底，在子宫颈外侧约 2cm 处，有子宫动脉从外侧向内经过输尿管的前上方。

3）膀胱壁内部：在膀胱底外上角，输尿管向下内侧斜穿膀胱壁，开口于膀胱内面的输尿管口，长约 1.5cm。

2. 3 个狭窄部位　输尿管的狭窄部位常是结石滞留部位。

（1）肾盂与输尿管移行处（多在肾下端附近）。

（2）越过骨盆上口与髂血管交叉处。

（3）膀胱壁内部。

（三）膀胱

膀胱是储存尿液的肌性囊状器官，其大小、形状和位置均可随尿液的充盈程度而异。成人膀胱的容量平均为 300～500ml，女性膀胱容量比男性略小。老人膀胱因肌张力降低，容量增大（图 1-7-6）。

1. 位置与毗邻

（1）位置：成年人的膀胱位于盆腔的前部，空虚时膀胱尖不超过耻骨联合上缘，老年人膀胱位置略低。

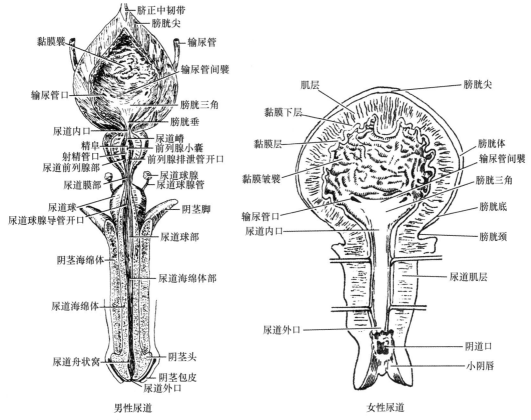

男性尿道

脐正中韧带
膀胱尖
黏膜襞
输尿管
输尿管间襞
输尿管口
膀胱三角
尿道内口
膀胱垂
精阜
尿道嵴
射精管口
前列腺小囊
尿道前列腺部
前列腺排泄管开口
尿道膜部
尿道球腺
尿道球
尿道球腺管
尿道球腺导管开口
阴茎脚
尿道球部
阴茎海绵体
尿道海绵体部
尿道海绵体
尿道舟状窝
阴茎头
阴茎包皮
尿道外口

女性尿道

肌层
膀胱尖
黏膜下层
黏膜层
膀胱体
输尿管间襞
黏膜皱襞
膀胱三角
输尿管口
膀胱底
尿道内口
膀胱颈
尿道肌层
尿道外口
阴道口
小阴唇

图 1-7-6　膀胱与尿道

（2）毗邻器官

1）前方：前下壁接触耻骨联合后面，其间有结缔组织及密布的静脉丛。

2）后方：在女性，后下壁（膀胱底）与子宫、阴道邻接，其间有疏松结缔组织及密布的静脉丛。在男性，邻接输精管壶腹、精囊腺和直肠，与直肠间有疏松结缔组织。

3）下方：男性邻接前列腺，女性邻接尿生殖膈。

4）下外方：下外侧壁借疏松结缔组织邻接肛提肌。

5）上方：有腹膜遮盖，在男性，邻接小肠。在女性，有子宫伏于其上。

2. 形态结构

（1）形状：空虚膀胱呈三棱锥形，顶端细小，朝前上方，称膀胱尖。底部呈三角形，朝后下方，称膀胱底。尖和底之间的大部称膀胱体。膀胱下部近尿道内口处缩细，称膀胱颈。膀胱各部间无明显界线，充盈时呈椭圆形。

（2）膀胱壁内面：膀胱壁在空虚时，因肌层收缩，黏膜形成许多皱襞。但在膀胱底部内面的两个输尿管口与尿道内口构成的三角区内，由于缺少黏膜下层，黏膜与肌层紧密相连，无论膀胱充盈或空虚，都保持平滑状态，此区称为膀胱三角。膀胱三角是膀胱肿瘤和结核的好发部位。膀胱三角的两输尿管口间，有明显的横行皱襞，称输尿管间襞，活体显苍白，是膀胱镜检时寻找输尿管口的标志。

（四）尿道

女性尿道仅有排尿功能，较男性尿道宽、短而直，长约 5cm（管径可达 7～8mm），起于尿道内口，沿阴道前方斜向前下穿尿生殖膈，开口于阴道前庭的阴道口前方。尿道内口处也有尿道内括约肌，近外口处有尿道阴道括约肌。男性尿道详见男性生殖系统（图 1-7-6）。

【课后自我检测】

一、选择题

1. 上呼吸道包括

A. 口腔   B. 鼻   C. 肺叶支气管

D. 肺段支气管   E. 气管

2. 不参与构成鼻中隔的是

A. 鼻中隔软骨   B. 筛骨垂直板   C. 犁骨   D. 鼻骨   E. 黏膜

3. 鼻出血的好发部位是

A. 鼻腔顶部   B. 鼻腔后部   C. 鼻腔外侧壁

D. 鼻中隔后上部   E. 鼻中隔前下部

4. 不开口于中鼻道的是

A. 额窦   B. 上颌窦   C. 前筛窦

D. 中筛窦   E. 蝶窦

5. 颅中窝骨折的患者，脑脊液经鼻腔流出，可能伤及脑膜和哪个鼻旁窦

A. 筛窦后群   B. 上颌窦   C. 蝶窦

D. 额窦   E. 筛窦前、中群

6. 泌尿系统不包括

A. 尿道   B. 输尿管   C. 前列腺   D. 肾   E. 膀胱

7. 有关肾的叙述，错误的是

A. 内侧缘中部凹陷称肾门   B. 肾门约平第 1 腰椎

C. 肾盂在肾门处移行为输尿管   D. 第 12 肋斜过左肾中部后方

E. 肾门是肾血管、淋巴管、神经和肾盂的出入部位

8. 关于肾形态的描述，错误的是

A. 形似蚕豆的实质性器官   B. 上端宽薄

C. 下端窄厚   D. 右侧肾蒂较左侧长

E. 出入肾门的结构由结缔组织包被称为肾蒂

9. 肾皮质伸入肾髓质内的部分是

A. 肾门   B. 肾窦   C. 肾柱   D. 肾椎体   E. 肾乳头

10. 肾的被膜由内向外依次是

A. 纤维囊、脂肪囊、肾筋膜   B. 脂肪囊、肾筋膜、纤维囊

C. 肾筋膜、脂肪囊、纤维囊   D. 脂肪囊、纤维囊、肾筋膜

E. 纤维囊、肾筋膜、脂肪囊

二、名词解释

1. 肺门

2. 纵隔

3. 声门下腔

4. 肾门

5. 膀胱三角

三、简答题

1. 左肺与右肺在位置、形态、分叶方面有何差异？异物易入哪侧肺，原因是什么？

2. 简述泌尿系统的组成及各部分的作用。

（侯续伟）

实验 8 生 殖 系 统

【目的要求】

1. 观察睾丸、附睾的位置和形态，睾丸鞘膜的性状及脏层、壁层的配布及鞘膜腔。

2. 观察输精管的行程和终止，触摸其硬度；检查精索的位置和构成。

3. 观察精囊、前列腺的位置和形态，精囊与输精管壶腹的位置关系，前列腺与膀胱颈、尿生殖膈和直肠的位置关系。

4. 观察阴茎的构造和三个海绵体的位置和形态；查看阴茎包皮及阴茎系带的位置和构成。

5. 观察阴囊的构造和内容。

6. 观察男性尿道分部，两个弯曲、三个狭窄的形态和部位。

7. 观察卵巢的位置、形态及其与子宫阔韧带的关系。

8. 观察输卵管的分部及各部的形态特征。

9. 观察子宫的位置及其与膀胱、尿道和直肠的位置关系；子宫的形态和分部；子宫腔与子宫颈管的形态及其连通关系；子宫阔韧带、子宫圆韧带、子宫骶韧带和子宫主韧带位置、附着和构成。

10. 观察阴道的位置和毗邻；查看阴道穹的构成，以及阴道后穹与直肠子宫陷凹的位置关系。

【实验材料】

1. 标本

（1）男性生殖器标本（整体和游离的）、阴囊、睾丸、附睾、精索及其被膜标本。

（2）睾丸与附睾的剖面标本。

（3）暴露输精管全程的盆腔矢状切标本。

（4）阴茎标本（完整的、分离和横切的）。

（5）女性生殖器标本。

（6）女性盆腔正中矢状切标本。

（7）女性乳房标本。

2. 模型 女性生殖器模型。

【实习内容】

一、男性内生殖器

（一）睾丸和附睾

1. 睾丸位置 睾丸和附睾位于阴囊内，左右各一。

2. 睾丸形态 睾丸为略扁的椭圆体，表面光滑，呈白色。内侧面：较平坦，贴阴囊隔。外侧面：稍凸隆，向阴囊外侧壁。外后与附睾之间形成裂隙，称附睾窦。前缘：明显隆凸而游离。后缘：有系膜附着，有睾丸血管、淋巴管和神经出入，并与附睾及输精管始端接触。附睾偏外侧，输精管偏内侧。上端：朝向前外侧，被附睾头遮盖。下端：游离，朝向后内侧（图 1-8-1）。

3. 附睾的形态 附睾呈新月形，附在睾丸的上端和后缘，分头、体、尾三部分。附睾头在上，呈三棱形膨大；中间部为扁圆的附睾体；下端为附睾尾，折返向上弯曲移行为输精管。附睾是结核的好发部位（图 1-8-1）。

4. 睾丸和附睾的结构

（1）睾丸白膜及分叶：睾丸包被在表面是一层厚而坚韧的结缔组织膜（白膜）内。其外面盖有浆膜（睾丸鞘膜脏层）。睾丸白膜在后缘处向内楔形增厚，形成睾丸纵隔。由睾丸纵隔扇形发出结缔组织小间隔，将睾丸实质分成许多睾丸小叶（图 1-8-1）。

（2）精曲小管：每个睾丸小叶有 2～3 条极度弯曲的精曲小管。小管上皮可以产生精子，小管间有间质细胞，能分泌雄激素。

（3）精直小管：为精曲小管汇合而成，走向睾丸纵隔的一段较直的小管。

（4）睾丸网：由精直小管进入睾丸纵隔后互相吻合而成网。

（5）睾丸输出小管：从睾丸网进入附睾头的 8～15 条弯曲小管。

（6）附睾管：睾丸输出小管在附睾头内逐渐汇合成一条附睾管。它极度盘曲层叠，构成膨大的附睾。附睾表面有薄层附睾白膜，与附睾内的附睾小隔紧密相连。附睾管分泌的液体，对精子供应营养，并使精子继续分化成熟而具有活泼的运动能力。

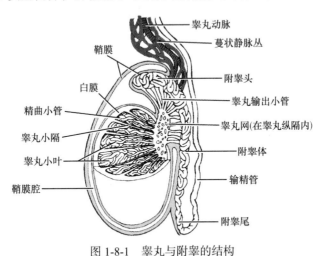

图 1-8-1　睾丸与附睾的结构

（二）输精管和射精管

1. 输精管 输精管是附睾管的直接延续，长约 50cm，管壁厚而肌层发达，管腔小，触之有坚实感。按其行程可将其分为四部分。

（1）睾丸部：起于附睾尾，沿其后缘的内侧上行至附睾头的水平，移行为精索部。

（2）精索部：自附睾头平面上行至腹股沟管皮下环处，在精索中，位于血管的后内侧。此段在皮下可触及，输精管结扎术常在该部进行。

（3）腹股沟管部：经腹股沟管皮下环至腹环，穿越管的全长后，移行为盆部。

（4）盆部：自腹股沟管腹环向下内侧入盆腔，沿骨盆侧壁向后下行进，经输尿管末段的前上方至膀胱底后面，左右两侧逐渐接近，于精囊腺上内侧膨大成输精管壶腹。

2. 射精管　输精管壶腹末端收窄，与精囊腺排泄管合成较细的射精管。射精管长约2cm，穿前列腺底，开口于尿道前列腺部的精阜两侧。

（三）附属腺

1. 精囊腺　精囊腺是位于膀胱底后面，输精管壶腹外侧的长形囊状腺。表面凸凹不一，下端尖细，形成短的排泄管，与输精管末端合成射精管（图1-8-2）。其分泌的液体，参与构成精液。

2. 前列腺　前列腺位于膀胱颈的下方，骨盆腔内（图1-8-2）。外形如平面向上的栗子，下抵尿生殖膈，前邻耻骨联合，后邻直肠。质地较硬，后面正中有一浅沟。尿道前列腺部垂直贯穿中央偏前，前列腺可分前、中、后叶和左右两个侧叶。中叶位于尿道后方（中叶肥大时可使尿道内口向前微凸，形成膀胱垂，使排尿困难）。排泄管开口于精阜，分泌稀薄白色弱碱性液体，构成精液的主要成分。

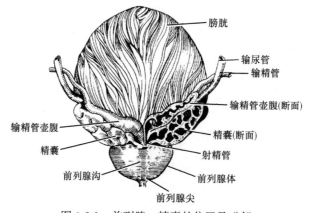

图 1-8-2　前列腺、精囊的位置及毗邻

3. 尿道球腺　尿道球腺是一对豌豆大的球形腺体，位于会阴深横肌内，排泄管开口于尿道球部，分泌黏液可滑润尿道。

二、男性外生殖器

（一）阴茎

1. 分部　阴茎可分根、体、头三部。后部是阴茎根，隐于阴囊及会阴的皮下，附着于耻骨弓；中部为阴茎体，呈圆柱状，悬于耻骨联合的前下方；前端半球状膨大，为阴茎头，头的尖端处有尿道外口，头后稍细的部分为阴茎颈。

2. 结构　阴茎主要由两个阴茎海绵体和一个尿道海绵体构成，外包筋膜和皮肤。

（二）阴囊

阴囊系由皮肤及皮下肉膜构成的囊袋，位于阴茎的后下方，皮肤薄而柔软，呈黑褐色，表面形成许多皱褶，含有大量的皮脂腺和汗腺。肉膜即阴囊浅筋膜，较厚，缺少脂肪而富含弹力纤维和平滑肌纤维，肉膜与腹壁浅筋膜相续。肉膜自正中面向深处延伸，还构成阴囊隔，将阴囊分隔两个密封的腔，分别容纳两侧睾丸、附睾及精索下部。睾丸在阴囊的被覆层次由浅至深依次为：

1. 皮肤。

2. 肉膜。

3. 精索外筋膜　精索外筋膜由腹外斜肌腱膜下延而成。

4. 提睾肌及其筋膜　提睾肌及其筋膜为腹内斜肌和腹横肌下部的少量肌束及其筋膜的延续。

5. 精索内筋膜　精索内筋膜由腹横筋膜延伸而成。

6. 睾丸鞘膜　睾丸鞘膜来自腹膜，分壁层和脏层，壁层贴精索内筋膜内面，脏层贴睾丸和附睾的白膜外面。壁层、脏层之间的腔隙为鞘膜腔，含小量浆液。

（三）精索

精索为自腹股沟管腹环至睾丸上端的柔软索状结构。精索表面有被膜包绕，腹股沟管皮下环以下有 3 层，由外至内为精索外筋膜、提睾肌及其筋膜、精索内筋膜。腹股沟管内段仅有精索内筋膜包裹，其内主要为输精管，睾丸动脉和蔓状静脉丛，输精管动、静脉，神经丛，淋巴管和腹膜鞘突残余等。

（四）男性尿道

男性尿道兼具排尿和排精的功能，起于膀胱三角的尿道内口。成人男性尿道长约 18cm，管径不一，平均为 5 ～ 7mm（图 1-7-6）。

1. 分部　男性尿道全长分为前列腺部、膜部和海绵体部，临床上把前列腺部和膜部称为后尿道，海绵体部称前尿道。

（1）前列腺部：为垂直穿过前列腺的一段，长 2 ～ 3cm。后壁上有一纵行隆起，称尿道嵴。嵴中部呈纺锤形膨大，称精阜。精阜上有许多前列腺排泄管开口，中央有一小凹陷，称前列腺小囊。精阜的两侧，有射精管开口（标本上肉眼看不见）。

（2）膜部：是通过尿生殖膈并被尿道膜部括约肌环绕的一段，很短，长约 1.2 cm。

（3）海绵体部：最长，纵贯阴茎的尿道海绵体，长约 15cm。

2. 三个扩张

（1）尿道前列腺部。

（2）尿道球部：位于尿道海绵体部后份，扩大为尿道球的内部。

（3）尿道舟状窝：为尿道海绵体部阴茎头内，近尿道外口处的扩大部。

3. 三个狭窄　男性尿道的三个狭窄是尿路结石易停留的部位。

（1）尿道内口：此处周围有尿道内括约肌（平滑肌）。

（2）尿道膜部：周围有控制排尿的尿道膜部括约肌（尿道阴道括约肌，此肌为横纹肌）。

（3）尿道外口：最狭窄。

4. 两个弯曲

（1）耻骨下弯：在耻骨联合下方约 2cm 处，凹向前上方，包括尿道前列腺部、膜部和尿道球部，是尿道的固定弯曲部，不能用人工改变。

（2）耻骨前弯：位于耻骨联合的前下方，凹向下，将阴茎提起，此弯曲变直。

三、女性内生殖器

（一）卵巢

卵巢可产生卵细胞并从卵巢表面排出，分泌雌激素及孕酮。

1. 位置　未产妇一般位于骨盆侧壁，髂内、外动脉夹角处的卵巢窝内。外面靠盆壁，内邻小肠，上贴输卵管漏斗，下借卵巢固有韧带连于子宫角。经产妇常移位。

2. 形态　卵巢呈扁卵圆形，大小约为4cm×2cm×3cm，略带灰红色，分内、外侧面，前、后缘，上、下端。上钝下尖，上端与输卵管伞接触，称输卵管端。后缘游离，前缘为系膜缘，有系膜附着，中部为卵巢血管、神经出入处，称卵巢门（图1-8-3）。

3. 卵巢固定装置

（1）卵巢系膜：是由卵巢前缘连至子宫阔韧带后层的双层腹膜，两层间有卵巢血管、神经通行。

（2）卵巢固有韧带：是连于卵巢下端与子宫底之间的纤维索（内含平滑肌），也称卵巢子宫索，表面覆以构成子宫阔韧带后层的腹膜。

（3）卵巢悬韧带：又称骨盆漏斗韧带，是一个腹膜纵皱襞，起自骨盆上口侧缘，向下连于卵巢输卵管端，内含有卵巢血管、淋巴管和神经丛等，是寻找卵巢血管的标志。

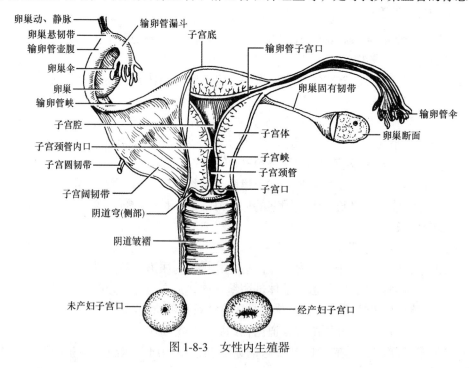

图 1-8-3　女性内生殖器

（二）输卵管

输卵管是把卵子输送到子宫的管道（图1-8-3）。

1. 位置　输卵管左右各一，位于子宫外侧与盆壁之间，藏在子宫阔韧带上缘内，外侧端游离，内侧连于子宫角。

2. 形态分部　输卵管是细长而弯曲的喇叭形肌性管，长 10～12cm，由外侧至内侧分为四部分。

（1）输卵管漏斗部：是外侧端扩大呈漏斗状的部分，有输卵管腹腔口。漏斗盖于卵巢的上端和后内侧面，周缘游离，有许多指状突起，称输卵管伞，其中最长的一条称为卵巢伞。

（2）输卵管壶腹部：是输卵管漏斗向下内的子宫方向延伸的一段，占全长的 2/3，较粗，管腔大，是卵受精的部位。

（3）输卵管峡部：是输卵管壶腹部水平连接子宫的一段，管细短而直，是输卵管结扎术的首选部位。

（4）输卵管子宫部：是输卵管在子宫角穿越子宫壁的一段，有输卵管子宫口开口于子宫腔。

（三）子宫

1. 位置　子宫位于盆腔中部，前为膀胱，后为直肠，两侧有输卵管、卵巢及子宫阔韧带，下接阴道。正常成年女性子宫为前倾前屈位（前倾：指子宫向前倾斜，子宫的长轴与阴道的长轴形成一个向前开放的钝角，稍大于 90°；前屈：指子宫体与子宫颈之间形成一个向前开放的钝角，约为 170°）。

2. 形态　子宫略似倒置的梨形，前、后稍扁，可分为底、体、颈三部分（图 1-8-3）。

（1）子宫底：为输卵管子宫口以上的部分。

（2）子宫体：子宫底与子宫颈之间的大部分。

（3）子宫颈：是子宫下部狭窄呈圆柱状的部分。下 1/3 突入阴道内，称子宫颈阴道部，其余部分为子宫颈阴道上部。子宫体移行为子宫颈的部分略缩窄，称子宫峡。妊娠期可随子宫增大而拉长。

3. 子宫壁　子宫壁明显分为三层。

（1）外膜：为浆膜，是腹膜脏层覆盖的部位。

（2）肌层：较厚，由纵横交错的平滑肌构成，血管丰富。

（3）内膜：即子宫黏膜，育龄期可随激素的分泌发生周期性变化，也是受精卵植入发育成胎儿的部位。

4. 子宫内腔

（1）子宫腔：在子宫体内，呈前后扁平的三角形腔隙。左右角有输卵管子宫口，下通子宫颈管。

（2）子宫颈管：呈前后扁平的梭形腔，上通子宫腔，下口为子宫口，通阴道。未产妇子宫口为圆形，经产妇为横裂状。口的前后部分称前、后唇。管内黏膜形成棕榈皱襞。

5. 子宫固定装置　正常子宫位置的维持有赖于子宫周围组织的牵拉作用，子宫下方盆膈、尿生殖膈及阴道的承托作用，更有赖于子宫的 4 种韧带的固定作用（图 1-8-4）。

（1）子宫阔韧带：为双层腹膜在子宫额状位的皱襞。内侧缘连于子宫侧缘，与子宫前后面的脏腹膜相连续，上缘游离，内藏输卵管，下缘与侧缘均与骨盆腔内的壁腹膜相连续。阔韧带两层间包有输卵管、卵巢、卵巢固有韧带、子宫圆韧带、血管、神经、淋巴管和结缔组织等，子宫阔韧带可限制子宫向侧方移动。

（2）子宫圆韧带：由平滑肌和结缔组织构成，呈圆索状，自子宫角的输卵管前下方发出，在子宫阔韧带前层的覆盖下，向前外侧，经腹股沟管，终止于阴阜、大阴唇的皮下，是维持子宫前倾的主要结构。

（3）子宫主韧带：由平滑肌纤维和结缔组织构成，自子宫颈两侧连至骨盆侧壁。有固定子宫颈，使子宫不致向侧方移位和向下脱垂的作用。

（4）骶子宫韧带：由平滑肌纤维和结缔组织构成，自子宫颈向后绕直肠，附着于第2、3骶椎前面。此韧带被腹膜覆盖成直肠子宫襞。骶子宫韧带向后牵引子宫颈，对维持子宫的前倾前屈位有重要作用。此外，盆底肌、阴道的托持，周围结缔组织的填充，以及盆腔的其他脏器，都对子宫位置的维持，起直接或间接的作用。

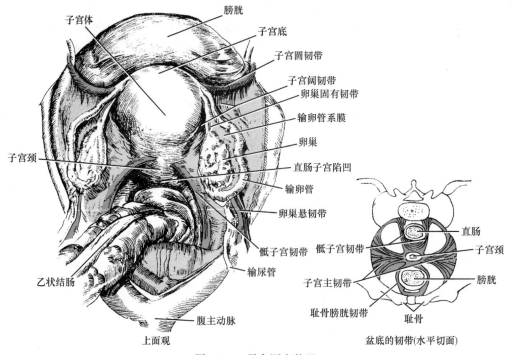

图 1-8-4　子宫固定装置

（四）阴道

1. 形态　阴道是由黏膜、肌层和外膜构成的管道，前后扁，上端宽，包绕子宫颈阴道部，两者之间形成环形凹陷，称阴道穹。阴道按部位分前、后穹和左、右侧穹，后穹最深。下端以阴道口开口于阴道前庭。处女阴道口周缘有处女膜附着，处女膜破裂后，留有处女膜痕。

2. 位置与毗邻　阴道位于膀胱、尿道与直肠之间。阴道前壁与膀胱底、尿道相隔；阴道后壁与直肠间隔；阴道后穹仅以阴道壁和腹膜与直肠子宫陷凹相隔。

四、女性外生殖器（自学）

会阴是指封闭骨盆下口的所有软组织。其界线：前为耻骨联合下缘，后为尾骨尖，两侧自前向后为耻骨下支、坐骨支、坐骨结节及骶结节韧带。全域呈菱形，以两侧坐骨结节间的连线分为前、后两个三角区。前为尿生殖三角，男性有尿道通过，女性有尿道和阴道通过；后为肛门三角，有直肠肛管通过。横线与正中线的交点处为会阴中心腱所在。临床上，常将肛门与外生殖器之间的软组织称为会阴，即狭义会阴。

附　女性乳房

（一）位置

女性乳房位于胸大肌和前锯肌表面的浅筋膜内。成人乳房在第 2 ～ 6 肋之间，内侧至胸骨旁线，外侧达腋中线。乳房中心有乳头，平第 4 肋间隙或第 5 肋。

（二）形态

女性乳房呈半球形。

（三）构造

乳房由皮肤、乳腺小叶及脂肪组织构成。每个乳房有 15 ～ 20 个乳腺小叶，被脂肪组织分隔。每个乳腺小叶有一条排泄管，称输乳管，伸向乳头前，扩大成输乳窦，末端变细开口于乳头。乳腺小叶和输乳管以乳头为中心，呈放射状排列。乳腺与表面的皮肤和深面的胸筋膜之间，有许多结缔组织小束，称乳房悬韧带（Cooper 韧带），对乳腺起支持作用。

【课后自我检测】

一、选择题

1. 属于男性生殖腺的是

A. 睾丸　　　　　　B. 附睾　　　　　C. 精囊　　　　　D. 前列腺　　　　E. 尿道球腺

2. 男性生殖器输送管道不包括

A. 附睾　　　　　　B. 尿道　　　　　C. 睾丸　　　　　D. 射精管　　　　E. 输精管

3. 分泌雄性激素的是

A. 间质细胞　　　　B. 附睾管　　　　C. 精曲小管　　　D. 睾丸纵隔　　　E. 白膜

4. 下列何者与精子的排出无关

A. 附睾　　　　　　B. 输精管　　　　C. 射精管　　　　D. 膀胱　　　　　E. 尿道

5. 生成精子的结构是

A. 生精小管上皮　　B. 睾丸网　　　　C. 间质细胞　　　D. 直细精管　　　E. 附睾管

6. 卵巢属于

A. 外生殖器　　　　B. 生殖腺　　　　C. 生殖管道　　　D. 附属腺　　　　E. 腹膜外位器官

7. 卵巢位置的叙述，何者错误

A. 位于卵巢窝内　　　　　　　　　　　　B. 位于髂内、外动脉的夹角内

C. 位于子宫的两侧　　　　　　　　　　　D. 胎儿时期位于腹后壁

E. 被子宫韧带前层所包绕

8. 关于卵巢的形态，正确的描述是

A. 前缘游离　　　　　　　　　　　　　　B. 后缘附有系膜

C. 内侧端名子宫端　　　　　　　　　　　D. 上端名输卵管端

E. 后缘中部，血管、神经等出入处称为卵巢门

9. 关于卵巢固有韧带的正确说法是

A. 又称卵巢悬韧带　　　　　　　　B. 由卵巢上端连于小骨盆侧壁

C. 表面盖以腹膜　　　　　　　　　D. 由结缔组织构成

E. 内含卵巢血管

10. 关于输卵管，错误的说法是

A. 是一对肌性管道　　　　　　　　B. 由外侧向内侧分为四部

C. 壶腹部为卵细胞受精部位　　　　D. 子宫部为输卵管结扎部位

E. 漏斗部周缘有输卵管伞

二、名词解释

1. 精曲小管

2. 射精管

3. 输卵管峡

4. 子宫峡

5. 会阴

三、简答题

1. 精子在何处产生？经过哪些管道排出体外？

2. 男性尿道有几个狭窄？几个扩大？各在什么部位？男性尿道的行程中有哪些弯曲？

（侯续伟）

实验 9 心，头、颈、上肢的动脉

【目的要求】

1. 观察心的位置和毗邻关系。

2. 观察心的外形：心尖、心底、两面、三缘；辨认冠状沟，前、后室间沟及房间沟和房室交点。

3. 观察右心耳的外形；辨认上、下腔静脉口，冠状窦口和右房室口；察看下腔静脉瓣及冠状窦瓣；辨认卵圆窝。

4. 观察右心室的位置形态，辨认室上嵴，区分右心室流入道及流出道；观察右房室瓣，观察其形态和开口方向，以及瓣膜、腱索、乳头肌的连接关系；观察乳头肌和隔缘肉柱。观察肺动脉口和肺动脉瓣的形态和开口方向。

5. 观察左心耳的形态及其内面的梳状肌。观察肺静脉口及左房室口。

6. 观察左心室的位置形态，左房室瓣的形态和开口方向，以及瓣膜、腱索、乳头肌的连接关系；区分左心室流入道和流出道；鉴别前、后乳头肌；观察主动脉瓣及其开口方向。观察主动脉窦及左、右冠状动脉口。对比左、右心室壁及乳头肌的形态差别。

7. 辨认心内膜、心肌层和心外膜及心内膜与心瓣膜的关系。观察二尖瓣环、三尖瓣环、右纤维三角、左纤维三角的位置及其相互关系；观察室间隔膜部。

8. 观察心传导系统的浦肯野纤维网。

9. 寻认冠状动脉的起始，并追踪观察其行程、分支和分布。

10. 寻找并辨认纤维心包和浆膜心包，区分浆膜的壁层和脏层，探察心包窦。

11. 观察主动脉的起止、行程、分部。

12. 观察颈总动脉的起止、行程、颈动脉窦的位置。颈外动脉的行程及主要分支。

13. 观察肱动脉、尺动脉、桡动脉的行程。寻找并辨认肩胛下动脉、肱深动脉、骨间总动脉。

14. 观察掌浅弓、掌深弓的组成、位置、分支和分布。

15. 触摸头颈部和上肢部动脉搏动点及压迫止血部位。

【实验材料】

1. 标本

（1）打开胸前壁带有纵隔，可观察心脏位置及外形的标本。

（2）离体心：完整心脏，切开心脏各腔和除掉心房观察房室口周围瓣膜的心脏标本。

（3）除掉浆膜观察心肌纤维的心肌标本，观察心肌的额断面标本，可供观察理解窦房结及房室结标本，房室束及左右束支标本。

（4）剖开胸腹腔观察胸、腹主动脉的标本。

（5）打开胸前壁暴露心脏和肺相连标本，小儿动脉韧带标本。

（6）观察升主动脉和主动脉弓及其分支的纵隔标本。

（7）连于胸腔的颈部血管，包括颈总动脉及颈内、外动脉标本。头颈部动脉包括甲状腺上动脉、枕动脉、舌动脉、面动脉、颞浅动脉、上颌动脉、眶下动脉、脑膜中动脉和咽升动脉标本。

（8）锁骨下动脉及其分支标本。

（9）腋动脉、肱动脉、桡动脉和尺动脉及其分支标本。

（10）切开心包的纵隔标本，心脏血管（冠状动脉和心静脉）标本。

2. 模型

（1）心脏血管模型。

（2）半身人体模型（观察胸腹腔脏器的模型）。

（3）心脏模型（观察心脏外形和心脏内部结构）。

【实习内容】

一、心

（一）心的位置

心位于胸腔的中纵隔内，前方平对胸骨体和第 2～6 肋软骨，后方平对第 5～8 胸椎，2/3 在身体正中面的左侧，1/3 在右侧。

（二）心的外形（图 1-9-1）

1. 心有一尖、一底、两面、三缘

心尖：圆钝、游离，朝向左前下方，由左心室构成，位置平对左第 5 肋间隙、锁骨中线内侧 1～2cm 处，邻近胸壁，活体可在此摸到心脏的搏动。

心底：朝向右后上方，大部分由左心房、小部分由右心房构成。

胸肋面（前面）：朝向左前上方，较膨隆，大部分由右心房和右心室构成，一小部分由左心耳和左心室构成。

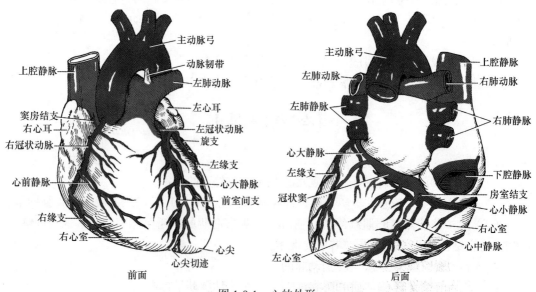

图 1-9-1　心的外形

膈面（下面）：朝向后下，较平坦，贴于膈上，大部分由左心室、小部分由右心室组成。

右缘：垂直向下，由右心房构成。

左缘：钝圆，斜向左下，由左心室构成。

下缘：较锐，近水平位，由右心室和心尖构成。

2. 心脏表面有三条浅沟　即冠状沟、前室间沟和后室间沟。

冠状沟：心房和心室的分界线。

前室间沟：胸肋面左右心室的分界线。

后室间沟：膈面左右心室的分界线。

（三）心各腔的形态

心腔分为右心房、左心房、右心室和左心室。同侧的心房与心室有房室口相通，而左右心房间、左右心室间正常时互不相通，分别被房间隔和室间隔分隔。

1. 右心房（图1-9-2）　以界沟为界，右心房分为固有心房和腔静脉窦。固有心房包括梳状肌、右心耳，腔静脉窦包括上腔静脉口、下腔静脉口、冠状窦口、右房室口、卵圆窝。

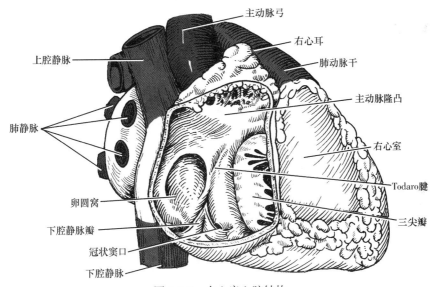

图1-9-2　右心房心腔结构

2. 右心室　以室上嵴为界分为窦部和漏斗部，其中窦部又称流入道，包括右房室口、三尖瓣、腱索、乳头肌及隔缘肉柱。漏斗部又称流出道，包括动脉圆锥、肺动脉口、肺动脉瓣（图1-9-3）。

3. 左心房（图1-9-4）　左心房分为入口和出口，其中入口包括左肺上、下静脉口，右肺上、下静脉口。出口为左房室口。

4. 左心室（图1-9-4）　以二尖瓣前尖为界分为流入道和流出道，流入道包括左房室口、二尖瓣、腱索、乳头肌；流出道（主动脉前庭）为主动脉口。

（四）心传导系统

1. 位置和构成　心脏的传导系统位于心壁内，由特殊分化的心肌细胞构成。

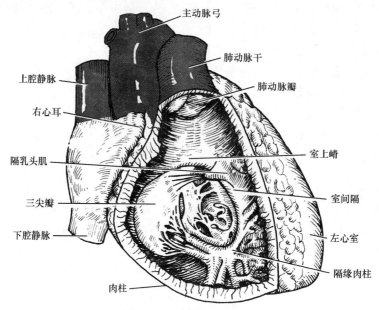

图 1-9-3　右心室心腔结构

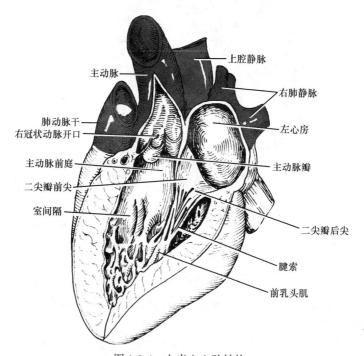

图 1-9-4　左半心心腔结构

2. 功能　心脏的传导系统产生并传导兴奋冲动，维持心搏的正常节律，使心房肌和心室肌的收缩互相协调。

3. 路径　窦房结→房室结→房室束→左右束支→浦肯野纤维网。

（五）心的血管（图 1-9-1）

1. 心的动脉　左冠状动脉的分支有前室间支和旋支。前室间支分布于右室前壁一小部分、左室前壁和室间隔前 2/3；旋支分布于左心室和左心房左侧面和膈面。

右冠状动脉的分支有后室间支和左室后支。后室间支分布于右心房、右心室、左心室后壁一小部分、室间隔后 1/3，左室后支分布于左心室膈面。

2. 心脏的静脉　包括心大静脉、心中静脉、心小静脉，经冠状窦注入右心房。

（六）心包

心包包括纤维心包和浆膜心包，浆膜心包又分为脏层和壁层。脏壁两层中间的腔隙为心包腔。

二、动　　脉

（一）肺循环

1. 途径　右心室→肺动脉干→左、右肺动脉及其各级分支→肺泡壁毛细血管网→肺静脉各级属支→左、右肺静脉→左心房。

2. 血管

（1）肺动脉干：为短而粗的干，自右心室发出，在主动脉起始部的前方，向左上后斜行至主动脉弓下分为左、右肺动脉。

动脉韧带：为自肺动脉干分为左、右肺动脉的分叉处稍左侧，连至主动脉弓下缘的短纤维结缔组织索，是胚胎时动脉导管的遗迹。

（2）肺静脉：左、右各两条，分别称为左、右肺上、下静脉，自肺门横行向内侧，分别注入左心房的后上部。

（二）体循环

1. 途径　左心室→主动脉→主动脉各部分出的动脉及各级分支→全身各部的毛细血管网→上、下腔静脉各级属支→上、下腔静脉→右心房。

2. 血管

（1）主动脉：升主动脉→主动脉弓→降主动脉→左、右髂总动脉→髂内动脉、髂外动脉，升主动脉的分支有左冠状动脉和右冠状动脉。

主动脉弓的分支有左颈总动脉、左锁骨下动脉和头臂干。头臂干又分为右颈总动脉和右锁骨下动脉。

（2）头颈部动脉（图 1-9-5）

颈总动脉：分为颈内动脉和颈外动脉。颈内动脉分布于脑和视器；颈外动脉的分支包括甲状腺上动脉、舌动脉、面动脉、上颌动脉、枕动脉、耳后动脉、咽升动脉，上颌动脉的终支为脑膜中动脉。

颈动脉窦：颈内动脉起始处的膨大部，壁内有压力感受器，与血压的调节有关。

颈动脉小球：扁椭圆形小体，位于颈总动脉分叉处的后面，以结缔组织连于动脉，是反射性调节呼吸的装置。

（3）上肢动脉：锁骨下动脉→腋动脉→肱动脉→尺动脉、桡动脉

1）锁骨下动脉的分支：包括椎动脉、胸廓内动脉、甲状颈干、肩胛背动脉、肋颈干，胸廓内动脉延续为腹壁上动脉，甲状颈干还分出甲状腺下动脉（图 1-9-6）。

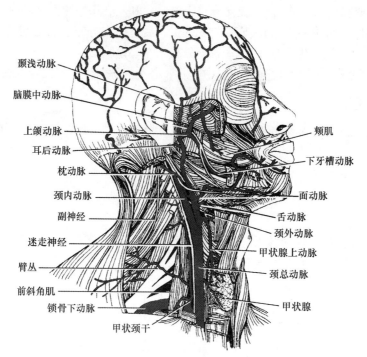

图 1-9-5　头颈部动脉

颞浅动脉
脑膜中动脉
上颌动脉
耳后动脉
枕动脉
颈内动脉
副神经
迷走神经
臂丛
前斜角肌
锁骨下动脉
甲状颈干

颊肌
下牙槽动脉
面动脉
舌动脉
颈外动脉
甲状腺上动脉
颈总动脉
甲状腺

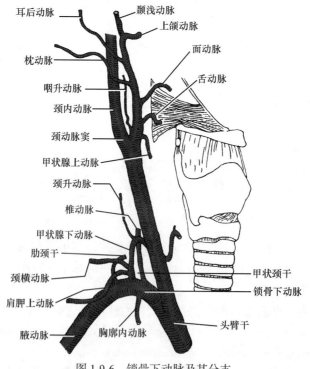

图 1-9-6　锁骨下动脉及其分支

耳后动脉
枕动脉
咽升动脉
颈内动脉
颈动脉窦
甲状腺上动脉
颈升动脉
椎动脉
甲状腺下动脉
肋颈干
颈横动脉
肩胛上动脉
腋动脉

颞浅动脉
上颌动脉
面动脉
舌动脉

甲状颈干
锁骨下动脉
头臂干
胸廓内动脉

2）腋动脉的分支：有胸肩峰动脉、胸外侧动脉、肩胛下动脉、旋肱前动脉、旋肱后
动脉（图 1-9-7）。

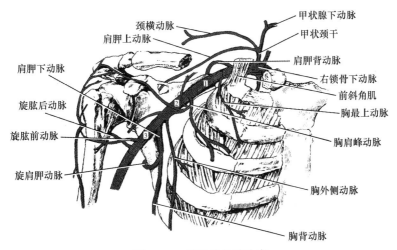

图 1-9-7 腋动脉及其分支

3）肱动脉的分支：有肱深动脉、尺侧上副动脉、尺侧下副动脉（图 1-9-8）。

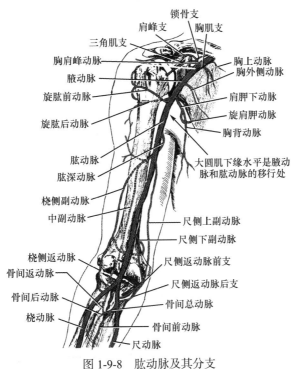

图 1-9-8 肱动脉及其分支

4）桡动脉的分支：有拇主要动脉、掌浅支和桡动脉末端。

5）尺动脉的分支：有掌深支、尺动脉的末端和骨间总动脉。

桡动脉末端和尺动脉掌深支形成掌深弓，发出 3 条掌心动脉。

尺动脉末端和桡动脉掌浅支形成掌浅弓，发出 3 条指掌侧总动脉和小指尺掌侧动脉。指掌侧总动脉又分出指掌侧固有动脉。

【课后自我检测】

一、选择题

1. 颈动脉小球位于

A. 颈总动脉末端和颈内动脉起始处的膨大部　　B. 颈内、颈外动脉分叉处的后方

C. 颈外动脉起始处的后方　　　　　　　　　　D. 颈总动脉起始处的后方

E. 颈血管鞘外面

2. 室间隔

A. 大部分由心肌构成，较厚，称肌部

B. 肌部下方有一规则形的膜性结构，称膜部

C. 肌部分隔左心室和右心房

D. 膜部分隔左心室和右心室

E. 窦房结位于膜部

3. 二尖瓣位于

A. 右房室口　　　　　　B. 左房室口　　　　　　C. 冠状窦口

D. 主动脉口　　　　　　E. 肺动脉口

4. 右心室出口处有

A. 肺动脉瓣　　　　　　B. 二尖瓣　　　　　　　C. 主动脉瓣

D. 三尖瓣　　　　　　　E. 下腔静脉瓣

5. 有关肺循环和体循环的说法，下列哪个选项是错误的

A. 体循环又称大循环　　　　　　B. 经过肺循环，动脉血变成静脉血

C. 肺循环主要进行气体交换　　　D. 肺循环又称小循环

E. 体循环起于左半心，止于右半心

6. 心室收缩时，防止血液逆流的装置为

A. 二尖瓣　　　　　　　B. 主动脉瓣　　　　　　C. 主动脉瓣和二尖瓣

D. 肺动脉瓣和三尖瓣　　E. 主动脉瓣和肺动脉瓣

7. 构成心胸肋面的大部分是

A. 左心房　　　　　　　B. 左心室和左心耳　　　C. 右心房和右心室

D. 右心耳　　　　　　　E. 左心耳

8. 窦房结位于

A. 冠状窦与右心房之间的心外膜深面　　　　B. 冠状窦口后方的心内膜深面

C. 上腔静脉与右心耳的心外膜深面　　　　　D. 上腔静脉与肺静脉之间的心外膜深面

E. 上腔静脉与右心耳的心内膜深面

9. 关于心的位置，错误的描述是

A. 位于胸膜腔内　　　　　　　　　　B. 前方平对胸骨体和第 2～6 肋软骨

C. 后方平对第 5～8 胸椎　　　　　　D. 心的前方大部分被肺和胸膜所遮盖

E. 进行心内注射时，多在胸骨左缘第 4 肋间隙进针，不损伤胸膜和肺

10. 心的动脉

A. 左、右冠状动脉分别起于主动脉右窦和后窦

B. 左冠状动脉经右心耳和肺动脉干之间走向右前方

C. 右冠状动脉的主干行于冠状沟内

D. 冠状动脉与同名静脉伴行

E. 右冠状动脉分布于右半心及室间隔后 2/3

二、名词解释

1. 三尖瓣复合体

2. 心卵圆窝

3. 窦房结

4. 颈动脉窦

5. 颈动脉小球

三、简答题

1. 何为心传导系统？由哪些结构组成？

2. 简述颈动脉窦的位置和作用。

（裴　丹）

实验 10　胸部、腹部、盆部和下肢的动脉、静脉

【目的要求】

1. 掌握胸主动脉起止、行程和肋间后动脉的行程和分支，并了解支气管动脉和食管动脉。

2. 掌握腹主动脉起止、行程和分支，腹腔动脉，肠系膜上、下动脉的分支和分布。

3. 掌握肾动脉、精索内动脉（或卵巢动脉）行程，并了解腰动脉、肾上腺动脉、膈下动脉。

4. 掌握髂总、髂内、髂外动脉的起止行程及腹壁下动脉。

5. 掌握子宫动脉与输尿管的关系。

6. 掌握股动脉，胫前、后动脉和足背动脉的起止、行程、分布及其主要分支和股深动脉。

7. 了解腹壁浅动脉、旋髂浅动脉、阴部外动脉。

8. 了解肺静脉。

9. 掌握上、下腔静脉，头臂静脉，髂总静脉的组成和起止、行程。

10. 掌握颈内静脉，锁骨下静脉，髂内、外静脉的起止、行程；髂外静脉的属支。

11. 掌握颈外浅静脉、头静脉、贵要静脉、肘正中静脉、大隐静脉、小隐静脉的行程。

12. 掌握门静脉特点（组成、行程及属支），门静脉的吻合及临床意义。

【实验材料】

1. 标本

（1）胸主动脉后纵隔的标本。

（2）肋间动脉前支标本。

（3）支气管、食管动脉标本。

（4）腹主动脉、腹腔动脉及其分支和肠系膜上、下动脉的标本。

（5）盆腔动脉标本（整个骨盆的动脉标本和矢状断层骨盆的动脉标本）。

（6）下肢动脉标本，足背和足底动脉标本。

（7）纵隔标本（观察上腔静脉、头臂静脉和颈内静脉）。

（8）奇静脉与半奇静脉标本。

（9）头颈部静脉标本，上肢浅、深静脉标本。

（10）下腔静脉及髂总静脉标本。

（11）腹、盆腔静脉标本。

（12）下肢浅、深静脉标本。

2. 模型

（1）胸主动脉后纵隔的模型。

（2）腹主动脉、腹腔动脉及其分支和肠系膜上、下动脉模型。

【实习内容】

一、胸、腹、盆和下肢动脉

（一）胸主动脉

壁支：肋间后动脉、肋下动脉和膈上动脉。

脏支：支气管支、食管支和心包支。

（二）腹主动脉

1. 壁支　腰动脉（4 对），膈下动脉（1 对，肾上腺上动脉），骶正中动脉（1 支）。

2. 脏支　脏支分成对脏支和不成对脏支两种。

（1）成对脏支：有肾上腺中动脉、肾动脉、睾丸动脉（卵巢动脉）。肾上腺中动脉分布到肾上腺，肾动脉经肾门入肾又分出肾上腺下动脉。

（2）不成对脏支：有腹腔干、肠系膜上动脉和肠系膜下动脉。

1）腹腔干：在主动脉裂孔下方起自腹主动脉，迅即分为 3 支（图 1-10-1）：即胃左动脉、肝总动脉和脾动脉。肝总动脉又分为肝固有动脉和胃十二指肠动脉。肝固有动脉发出分支，即肝左支、肝右支和胃右动脉，肝右支又分出胆囊动脉到胆囊。胃十二指肠动脉的分支包括胃网膜右动脉和胰十二指肠上动脉。脾动脉的分支包括脾支、胰支和胃短动脉。

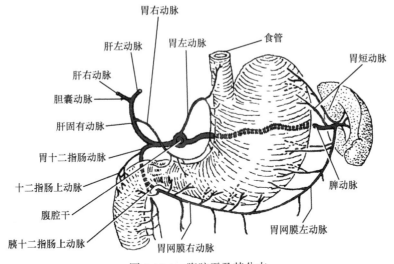

图 1-10-1　腹腔干及其分支

2）肠系膜上动脉：在腹腔干稍下方起自腹主动脉，进入小肠系膜根，其分支包括胰十二指肠下动脉、空肠动脉和回肠动脉、回结肠动脉、右结肠动脉、中结肠动脉。胰十二指肠下动脉分支营养胰头和十二指肠；空肠动脉和回肠动脉行于小肠系膜内，分布于空肠和回肠；回结肠动脉分出阑尾动脉；右结肠动脉向右行，分支至升结肠；中结肠动脉向前偏右进入横结肠系膜，分支营养横结肠（图 1-10-2）。

3）肠系膜下动脉：约平第 3 腰椎高度起于腹主动脉前壁，向左下走行，分支包括左结肠动脉、乙状结肠动脉、直肠上动脉（图 1-10-3）。左结肠动脉：横行向左，分支分布于降结肠；乙状结肠动脉：2 ～ 3 支，向左下方进入乙状结肠系膜，分支营养乙状结肠；直肠上动脉：为肠系膜下动脉的直接延续，分布于直肠上部。

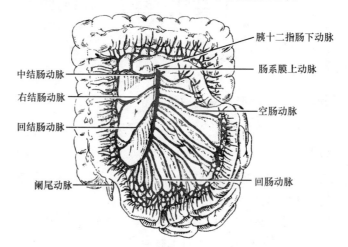

图 1-10-2　肠系膜上动脉及其分支

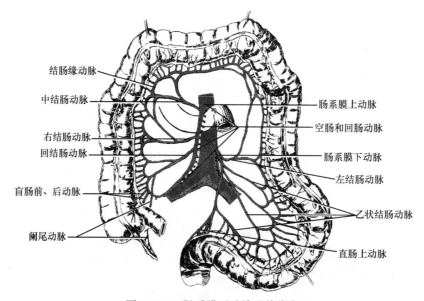

图 1-10-3　肠系膜下动脉及其分支

（三）盆部动脉

髂总动脉分为髂外动脉和髂内动脉。髂内动脉分为壁支和脏支。壁支包括闭孔动脉、臀上动脉、臀下动脉。脏支包括脐动脉、子宫动脉、阴部内动脉、直肠下动脉、膀胱下动脉。

（四）下肢动脉

髂外动脉：沿腰大肌内侧缘下降，经腹股沟韧带中点深面至股前部，移行为股动脉。在腹股沟韧带稍上方发出腹壁下动脉，分布到腹直肌并与腹壁上动脉吻合。

1. 股动脉　在股三角内下行，经收肌管至腘窝，移行为腘动脉（图 1-10-4）。股动脉主要分支为股深动脉，股深动脉又分为旋股内侧动脉、旋股外侧动脉和穿动脉（3～4支）。

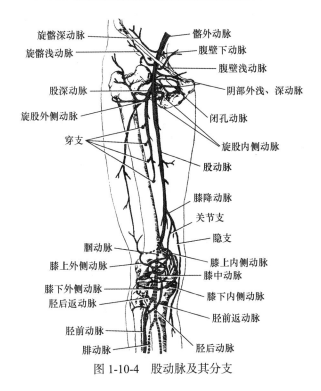

旋髂深动脉 —— 髂外动脉
旋髂浅动脉 —— 腹壁下动脉
　　　　　　—— 腹壁浅动脉
股深动脉 —— 阴部外浅、深动脉
旋股外侧动脉 —— 闭孔动脉
穿支 —— 旋股内侧动脉
　　　　股动脉
　　　　膝降动脉
　　　　关节支
　　　　隐支
腘动脉 ——
膝上外侧动脉 —— 膝上内侧动脉
　　　　　　—— 膝中动脉
膝下外侧动脉 —— 膝下内侧动脉
胫后返动脉 —— 胫前返动脉
胫前动脉
腓动脉 —— 胫后动脉

图 1-10-4　股动脉及其分支

2. 腘动脉　腘动脉在腘窝深部下行至腘肌下缘分为胫前、胫后动脉。胫后动脉发出分支腓动脉、足底内侧动脉和足底外侧动脉。胫前动脉延续为足背动脉，又分出第 1 跖背动脉、弓状动脉和足底深支。

二、静　　脉

静脉是运送血液回心的血管，起始于毛细血管，止于心房。静脉有下列特点：

1. 静脉瓣具有防止血液逆流的作用。

2. 体循环静脉分浅、深两类。

浅静脉（皮下静脉）：位于皮下浅筋膜内，不与动脉伴行，最后注入深静脉。

深静脉（伴行静脉）：其名称和行程与伴行动脉相同，引流范围与伴行动脉的分布范围大体一致。

3. 静脉的吻合比较丰富。

4. 结构特殊的静脉包括硬脑膜窦和板障静脉。

（一）肺循环的静脉

每侧有两条肺静脉，分别为左上、左下肺静脉和右上、右下肺静脉，起自肺门，注入左心房。肺静脉含动脉血。

（二）体循环的静脉

体循环的静脉包括上腔静脉系、下腔静脉系和心静脉系。

1. 上腔静脉系　上腔静脉系由上腔静脉及其属支组成，收集上半身的静脉血。

（1）头颈部静脉（图 1-10-5）：颞浅静脉和上颌静脉汇合形成下颌后静脉，其前支注入面静脉，后支和耳后静脉及枕静脉汇合形成颈外静脉，随后注入锁骨下静脉，颈内静脉续于乙状窦和锁骨下静脉汇合形成头臂干。

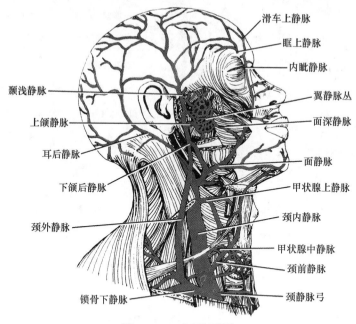

图 1-10-5　头颈部静脉

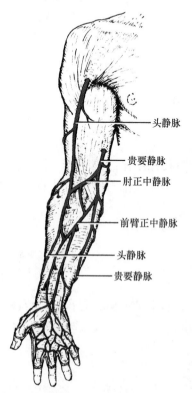

图 1-10-6　上肢的浅静脉

"危险三角"：面静脉通过眼上静脉和眼下静脉与颅内的海绵窦交通，通过面深静脉与翼静脉丛交通，继而与海绵窦交通。面静脉缺乏静脉瓣，面部发生化脓性感染时，若处理不当可导致颅内感染，故将鼻根至两侧口角的三角区称为"危险三角"。

静脉角：锁骨下静脉在第 1 肋外侧续于腋静脉，至胸锁关节后方与颈内静脉汇合成头臂静脉，汇合处的夹角称静脉角。左侧静脉角有胸导管注入，右侧静脉角有右淋巴导管注入。

（2）上肢静脉

1）上肢的浅静脉（图 1-10-6）

头静脉：起自手背静脉网的桡侧→注入腋静脉或锁骨下静脉。

贵要静脉：起自手背静脉网的尺侧→穿深筋膜注入肱静脉，或注入腋静脉。

肘正中静脉：通常在肘窝处连接头静脉和贵要静脉。

2）上肢深静脉：与同名动脉伴行，且多为两条。

（3）胸部静脉：颈内静脉和锁骨下静脉汇合形成头臂静脉注入上腔静脉。副半奇静脉注入半奇静脉；半奇静脉起自左腰升静脉，注入奇静脉；奇静脉起自右腰升静脉，注入上腔静脉。

2. 下腔静脉系　下腔静脉系由下腔静脉及其属支组成，收集下半身的静脉血。

（1）下肢静脉

1）下肢浅静脉：包括小隐静脉和大隐静脉及其属支（图1-10-7）。

小隐静脉：在足外侧缘起自足背静脉弓→经外踝后方→沿小腿后面上行→至腘窝穿深筋膜→注入腘静脉。

小隐静脉收集足外侧部和小腿后部浅层结构的静脉血。

大隐静脉：起自足背静脉弓内侧→经内踝前方→沿小腿和膝关节内侧、大腿前面上行→注入股静脉。

大隐静脉收集足、小腿和大腿的内侧部及大腿前部浅层结构的静脉血。在注入股静脉之前接受股内侧浅静脉、股外侧浅静脉、阴部外静脉、腹壁浅静脉、旋髂浅静脉的血液。

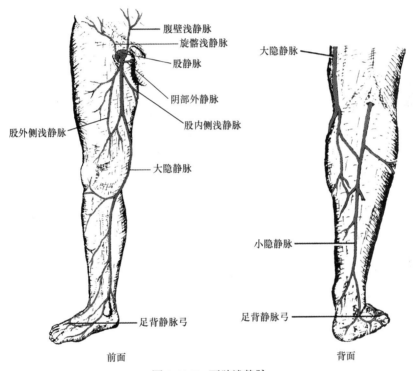

图1-10-7　下肢浅静脉

2）下肢深静脉：足和小腿的深静脉与同名动脉伴行，均为两条。

胫前静脉和胫后静脉汇合形成腘静脉→股静脉→髂外静脉。

（2）腹盆部静脉：其属支（与同名动脉伴行）注入髂内静脉。股静脉注入髂外静脉，髂内静脉和髂外静脉合成髂总静脉，注入下腔静脉，最后流入右心房。下腔静脉的壁支包括膈下静脉和腰静脉。脏支包括睾丸（卵巢）静脉、肾静脉、肾上腺静脉和肝静脉。

肝左、中、右静脉在下腔静脉沟处注入下腔静脉。肝门静脉的属支包括肠系膜上静脉、肠系膜下静脉、脾静脉、附脐静脉、胆囊静脉、胃左静脉、胃右静脉。

3. 肝门静脉系与上、下腔静脉系之间的交通吻合途径

（1）通过食管静脉丛：通过食管下段黏膜下静脉丛，连通肝门静脉系的胃左静脉与上腔静脉系的奇静脉和半奇静脉。

（2）通过直肠静脉丛：连通肝门静脉系的直肠上静脉与下腔静脉系的直肠下静脉和肛静脉。

（3）通过脐周静脉丛：连通肝门静脉系的附脐静脉与上腔静脉系的胸腹壁静脉、腹壁上静脉或与下腔静脉系的腹壁浅静脉、腹壁下静脉。

（4）通过腹后壁静脉丛：在腹后壁，肠系膜上、下静脉等的小属支与上、下腔静脉系的肋间后静脉和腰静脉之间有广泛的吻合。

在肝硬化、肝肿瘤等使肝门静脉回流受阻时，肝门静脉系的血液经上述交通途径形成侧支循环，通过上、下腔静脉系回流。出现食管静脉丛、直肠静脉丛和脐周静脉丛曲张，如果曲张静脉破裂，则引起呕血和便血。

【课后自我检测】

一、选择题

1. 子宫动脉在距子宫颈外侧约 2cm 处，行于

A. 输尿管的后下方　　　　B. 输尿管的前上方　　　　C. 输尿管的内侧

D. 输尿管的外侧　　　　E. 输尿管的前下方

2. 肠系膜上动脉起始部闭塞，不出现血运障碍的部位是

A. 空肠　　　B. 阑尾　　　C. 升结肠　　　D. 横结肠　　　E. 降结肠

3. 卵巢动脉起自

A. 髂内动脉　　　B. 髂外动脉　　　C. 髂总动脉　　　D. 腹主动脉　　　E. 肾动脉

4. 上腔静脉注入右心房前有何静脉注入

A. 腰静脉　　　B. 肝静脉　　　C. 肾静脉　　　D. 奇静脉　　　E. 睾丸静脉

5. 颈内静脉

A. 由乙状窦延续而来　　　　B. 在颈动脉鞘内居于颈总动脉的内侧

C. 有静脉瓣，故损伤时易致气体栓塞　　　　D. 与头臂静脉合成上腔静脉

E. 主要属支有面静脉和颈外静脉

6. 颈外静脉

A. 由颞浅静脉和上颌后静脉合成　　　　B. 行于胸锁乳突肌深面

C. 与颈外动脉伴行　　　　D. 是颈内静脉属支

E. 汇入锁骨下静脉或静脉角

7. 肝门静脉收集的静脉血范围不包括

A. 胃　　　B. 阑尾　　　C. 肝　　　D. 胆囊　　　E. 空肠

8. 锁骨下静脉

A. 由肱静脉延续而来　　　　B. 收纳头颈部静脉血

C. 沿腹主动脉左后方行走　　　　D. 穿膈肌肌性部的腔静脉孔入胸腔

E. 与颈内静脉合成头臂静脉

9. 大隐静脉

A. 起于足背静脉弓外侧　　　　B. 经踝关节后方

C. 行经外踝前面　　　　D. 与腓肠内侧皮神经伴行

E. 穿深筋膜经隐静脉裂孔注入股静脉

10. 下腔静脉的属支不包括

A. 膈下静脉 　　　　　　　　B. 附脐静脉 　　　　　　　　C. 腰静脉

D. 右睾丸（卵巢）静脉 　　　E. 右肾上腺静脉

二、名词解释

1. 门静脉

2. 静脉角

3. 危险三角

4. 翼丛

5. 直肠静脉丛

三、简答题

1. 肝门静脉的主要属支有哪些？

2. 大隐静脉的主要属支有哪些？

（裴　丹）

实验 11　淋巴系统、感觉器

【目的要求】

1. 淋巴系统

（1）掌握全身九条淋巴干的形成及收集范围。

（2）掌握胸导管的位置、起始、合成及行程，掌握乳糜池的位置。

（3）掌握人体全身各部的淋巴结群的位置。

1）头颈部淋巴结：枕淋巴结、耳后淋巴结、腮腺淋巴结、下颌下淋巴结、颏下淋巴结。

2）上肢淋巴结：腋淋巴结分为 5 群。

（4）掌握脾的形态、位置。

（5）熟悉右淋巴导管的合成及收集范围。

（6）熟悉颈浅淋巴结、颈深上淋巴结、颈深下淋巴结和锁骨上淋巴结。

（7）了解毛细淋巴管、淋巴管的特点。

（8）了解人体全身各部淋巴结群的收集范围及流向、输入及其输出管。

2. 感觉器

（1）掌握眼球构造：角膜、巩膜、虹膜、睫状体、视网膜。

（2）掌握眼球折光装置（晶状体、玻璃体）的形态。

（3）掌握眼睑、结膜、泪器的组成。

（4）掌握运动眼球和眼睑的肌肉，联系其作用及神经支配。

（5）掌握外耳道的位置、分部及幼儿外耳道的特点。

（6）掌握鼓膜的位置，分部和形态。

（7）掌握鼓室的位置、分部和六个壁的主要结构。

（8）掌握咽鼓管的位置、分部、作用和幼儿咽鼓管的特点及乳突小房和乳突窦的位置。

（9）掌握骨迷路与膜迷路的分部及其之间的关系。

（10）熟悉房水产生及其循环。

（11）了解眼球的外形。

（12）了解听小骨的连结及其运动。

（13）了解椭圆囊、球囊、膜半规管和蜗管的形态，内耳道的形态及声波的传导途径。

【实验材料】

（一）标本

1. 胸导管连乳糜池的标本，枕、下颌下、颈外侧浅、深淋巴结，锁骨上、下淋巴结和腋淋巴结及腹股沟浅、深淋巴结等标本。

2. 四肢淋巴管（注色）标本。

3. 脾的标本。

4. 完整离体眼球，眼球矢状断层、额状断层标本，眼球模型。

5. 眼外肌标本。

6. 额状断层的外耳道标本。打开鼓室盖观察鼓膜及鼓室内听小骨的标本。

7. 头部矢状断层观察咽鼓管咽口标本。

8. 将颞骨岩部锯开，暴露中耳鼓室的标本。

9. 半规管及耳蜗的骨性标本。骨迷路及膜迷路的模型。

（二）模型

1. 全身淋巴系统模型。

2. 骨迷路及膜迷路的模型；眼球模型。

【实习内容】

一、淋 巴 系 统

（一）在全身淋巴系统模型上观察淋巴系统的组成（图 1-11-1）。

1. 淋巴管道

（1）毛细淋巴管：毛细淋巴管以膨大的盲端起于组织间隙，互相吻合成网。毛细淋巴管由内皮细胞构成，内皮细胞之间的间隙较大，其通透性较大。

（2）淋巴管：淋巴管由毛细淋巴管吻合而成，管壁结构与静脉相似，有很多瓣膜，具有防止淋巴液逆流的功能。

（3）淋巴干：淋巴在向心回流的过程中，经过一系列的淋巴结，最后一级淋巴结的输出淋巴管形成淋巴干。人体有9条淋巴干：左、右颈干；左、右锁骨下干；左、右支气管纵隔干；左、右腰干和肠干。

（4）淋巴导管：9条淋巴干汇合成两条淋巴导管——胸导管和右淋巴导管。

1）胸导管：是全身最大的淋巴管，走行：平第12胸椎下缘高度，起自乳糜池→经主动脉裂孔进入胸腔→沿脊柱右前方上行→到第5胸椎高度经食管与脊柱之间向左斜行→经胸廓上口至颈根部→注入左静脉角。乳糜池：位于第1腰椎前方，由左、右腰干和肠干汇合而成。胸导管引流部位：下肢、盆部、腹部、左胸部、左上肢和左头颈部的淋巴，即全身3/4部位的淋巴。左颈干、左锁骨下干、左支气管纵隔干→胸导管→左静脉角。

2）右淋巴导管：长1～1.5cm，由右颈干、

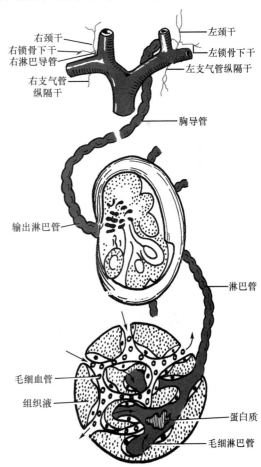

右颈干
右锁骨下干
右淋巴导管
右支气管纵隔干

左颈干
左锁骨下干
左支气管纵隔干

胸导管

输出淋巴管

淋巴管

毛细血管
组织液

蛋白质

毛细淋巴管

图 1-11-1　淋巴结与淋巴管道

右锁骨下干和右支气管纵隔干汇合而成，注入右静脉角，引流右上肢、右胸部和右头颈部的淋巴，即全身 1/4 部位的淋巴。

2. 淋巴器官 淋巴结、胸腺、扁桃体、脾。

（1）淋巴结：淋巴结主要沿血管周围排列，收集该血管分布区域的淋巴。注意观察淋巴结群与血管分布的关系（图 1-11-1）。

（2）脾：在脾的标本上观察脾的位置，于游离脾观察脾的形态：上、下两缘，前、后两端和膈、脏两面及锐利的上缘下部有 2～3 个脾切迹。

3. 淋巴组织

（二）根据淋巴回流列简表归纳淋巴、淋巴干和淋巴导管的流向。

二、视　器

（一）眼球

1. 在模型上观察眼球壁的层次、分部和结构，以及眼球内容物的位置与形态。

2. 在人活体上观察眼睑，上、下泪点。结膜、角膜、虹膜、瞳孔与结膜穹窿。

3. 在冠状断层前半部标本上观察角膜、球结膜、瞳孔、虹膜、睫状体；后半部标本上观察视网膜、脉络膜、巩膜、视盘及结合图谱理解黄斑的位置。

4. 结合课件了解视网膜中央动脉分支情况。

5. 由教师将新鲜的兔眼矢状断层切开，首先观察房水、眼房、晶状体及玻璃体。再观察眼球壁各层结构。

（二）眼副器

1. 结合图谱在标本上观察泪器及上、下泪点，理解泪液排出通路。

2. 在标本上观察眼睑结构及睫毛。7 块眼外肌包括上、下、内、外 4 块直肌，上、下 2 块斜肌及 1 块上睑提肌（图 1-11-2）。

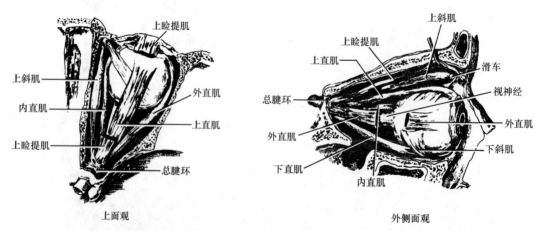

图 1-11-2　眼球外肌

三、前庭蜗器

（一）外耳

在外耳道额状断层标本上观察外耳道。

（二）中耳

1. 在打开鼓室盖的标本上观察鼓膜、鼓室、三块骨及鼓窦开口。

2. 在中耳标本上观察鼓室六壁。在观察鼓室六壁时，将颞骨摆在自然位置上，可把在颞骨岩部内的鼓室看成一个小火柴盒的六个壁。

（1）上壁：为鼓室盖，乃一薄骨板，其上方为颅中窝。

（2）下壁：为颈静脉壁，其下为颈内静脉起始部分。

（3）前壁：为颈动脉壁，即颈内动脉管的后壁，在壁上方有两个小管开口，其上方为鼓膜张肌的小管的开口，其下为咽鼓管的开口。

（4）后壁：为乳突壁，其上方向后有乳突窦开口，乳突窦向后通乳突小房。

（5）外侧壁大部分由鼓膜构成，其上方为骨质的鼓室上隐窝外侧壁。

（6）内侧壁：是内耳外侧壁，亦称迷路壁。中部凸延至后壁。

（三）内耳

1. 在模型上观察骨迷路的三个部分。此模型为仿造骨迷路内腔制作的骨迷路内腔模型。真正的骨迷路是颞骨岩部骨密质结构的骨管，此骨管只能在幼儿颞骨上才能分出完整的骨壳（图1-11-3）。

（1）前庭：骨迷路中部略似椭圆形腔隙，向后有5个小孔通半规管，向前有一较大孔通耳蜗。

（2）骨半规管：3个互相垂直的半环状管，分为上、后和外侧（水平）3个半规管，各有两脚，其中一脚膨大为壶腹脚。上半规管内侧脚与后半规管的上脚相结合，3个半规管共5个小孔通前庭。

（3）耳蜗：形似蜗牛，尖向外称蜗顶，底向后内称蜗底，中央为蜗轴，周围为骨螺旋管，

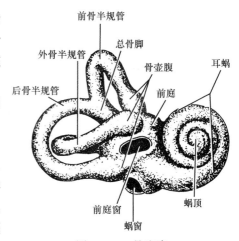

图1-11-3　骨迷路

绕蜗轴2周半。蜗轴并发出骨螺旋板，不达骨管对侧壁，而将骨螺旋管分为上、下两部。

2. 在标本上观察解剖出的3个半规管及耳蜗的大致外貌和在颞骨中的自然位置。

3. 在模型上观察膜迷路，膜迷路为在骨迷路内的膜性小管，部分有位觉器和听觉器。

（1）椭圆囊、球囊在前庭内，椭圆囊底部有椭圆囊斑，球囊前壁有球囊斑，均为位觉器。

（2）膜半规管，在骨半规管壶腹内有相应膨大的膜壶腹，壁上有壶腹嵴，为位觉器。

（3）蜗管起于前庭，终于蜗顶，横切面上呈三角形，其下壁为骨螺旋板和膜螺旋板，膜螺旋板上有螺旋器，为听觉感受器。

【课后自我检测】

一、选择题

1. 既是淋巴器官，又兼有内分泌功能的是

A. 扁桃体　　　　　B. 胸腺　　　　　C. 脾　　　　　D. 淋巴结　　　　　E. 松果体

2. 关于胸导管的叙述错误的是

A. 起自乳糜池　　　　　B. 注入左静脉角　　　　　C. 是全身最大的淋巴管

D. 注入右静脉角　　　　　E. 平第 12 胸椎下缘高度

3. 淋巴结

A. 属于淋巴管道　　　　　B. 凸侧面与输出淋巴管相连

C. 分浅、深两组　　　　　D. 易触及

E. 四肢淋巴结多沿神经排列

4. 关于乳糜池的叙述，下列哪项是错误的

A. 通常位于第 1 腰椎前方　　　　　B. 为胸导管起始部的膨大

C. 由左、右肠干和一条腰干汇合成　　　　　D. 由肠干和左、右腰干汇合成

E. 呈梭形

5. 女性乳房外侧部淋巴回流主要注入

A. 腋尖淋巴结　　　　　B. 胸肌淋巴结　　　　　C. 膈下淋巴结

D. 胸骨旁淋巴结　　　　　E. 腋腔外侧淋巴结

6. 睫状肌收缩时

A. 睫状小带松弛，晶状体变平，适于看远物

B. 睫状小带紧张，晶状体变凸，适于看近物

C. 睫状小带紧张，晶状体变平，适于看远物

D. 睫状小带松弛，晶状体变凸，适于看近物

E. 睫状小带紧张，晶状体变平，适于看近物

7. 属于眼球内容物的是

A. 视网膜　　　　　B. 虹膜　　　　　C. 脉络膜　　　　　D. 晶状体　　　　　E. 角膜

8. 使眼球瞳孔转向下外方的是

A. 上直肌　　　　　B. 下直肌　　　　　C. 上斜肌　　　　　D. 下斜肌　　　　　E. 外直肌

9. 有关鼓室壁的叙述何者错误

A. 下壁为颈静脉壁　　　　　B. 后壁称乳突壁

C. 上壁称盖壁　　　　　D. 前壁称迷路壁，即颈动脉管的前壁

E. 外侧壁称鼓膜壁

10. 螺旋器位于

A. 蜗轴骨松质内　　　　　B. 蜗管鼓壁上　　　　　C. 蜗管外侧壁上

D. 蜗管前庭壁上　　　　　E. 骨螺旋板上

二、名词解释

1. 乳糜池

2. 右淋巴导管

3. 生理性盲点

4. 中央凹

5. Corti 器

三、简答题

1. 简述淋巴系统的组成及功能。

2. 试述中耳鼓室六壁及其重要意义。

（单　颖）

实验 12 脊髓、脑干外形

【目的要求】

1. 观察脊髓在椎管中的位置和脊髓的外形。

2. 观察脊髓与椎骨的对应关系。观察脊神经根和脊髓的连接方式，理解脊髓节段的概念及脊髓节段与椎骨的对应关系。

3. 观察脊髓切面上灰质和白质的关系，白质中主要纤维束的位置，灰质中核团的位置。

4. 观察脑的位置和组成。在整脑标本上辨认端脑、间脑、小脑、中脑、脑桥和延髓。

5. 观察脑干的外形。辨认延髓、脑桥、中脑三者在外形上的分界线，在腹侧面明确脑桥延髓沟和脑桥的上缘的位置，在背侧面明确髓纹、前髓帆的位置。

6. 观察延髓的外形。在脑干的模型和标本上辨认连于延髓的舌下神经根、舌咽神经根、迷走神经根和副神经根，延髓前面的锥体、橄榄、前正中裂、锥体交叉和后面的薄束结节、楔束结节、小脑下脚、后正中沟、后外侧沟及菱形窝下半的舌下神经三角和迷走神经三角。

7. 观察脑桥的外形。辨认连于脑桥的三叉神经根、展神经根、面神经根和前庭蜗神经根，脑桥前面的基底沟和脑桥的基底部、小脑中脚，脑桥背面的小脑上脚、前髓帆和菱形窝上半的正中沟、界沟、内侧隆起、面神经丘和前庭区。

8. 观察中脑的外形。辨认连于中脑的动眼神经根和滑车神经根，中脑前面的大脑脚和脚间窝，后面的中脑四叠体和上、下丘臂。

9. 观察第四脑室的位置、形态。

【实验材料】

1. 标本

（1）切除椎板暴露脊髓及其被膜的标本和游离的脊髓、脊髓切片。

（2）全脑的标本、脑干矢状切标本和分离脑干标本。

2. 模型 脊髓的节段模型、全脑模型、脑干（背、腹面）模型。

【实习内容】

一、脊　　髓

（一）位置

椎管内，上端：枕骨大孔处上接延髓；下端：平 L_1 下缘，小儿平 L_3 高度。

（二）外形

前后略扁的圆柱状（图 1-12-1）。

1. 有两个膨大　由于上、下肢运动和感觉神经元聚集于此而成。颈膨大：$C_4 \sim T_1$，腰骶膨大：$L_2 \sim S_3$。

2. 五条沟、一个裂　1 对前外侧沟：脊神经前根穿出脊髓；后正中沟；1 对后外侧沟：脊神经后根入脊髓；前中正裂。

3. 节段　脊髓节段与椎骨的对应关系：观察脊神经（31 对）和马尾。联系脊髓和椎骨生长速度不同，了解成人脊髓各个节段与椎骨的高度并不完全呈相对应关系。脊髓节段与椎骨的对应关系见表 1-12-1。

表 1-12-1　脊髓节段与椎骨的对应关系

脊髓节段	椎骨
$C_1 \sim C_4$	$C_1 \sim C_4$
$C_5 \sim C_8$, $T_1 \sim T_4$	上一位椎骨
$T_5 \sim T_8$	上二位椎骨
$T_9 \sim T_{12}$	上三位椎骨
$L_1 \sim L_5$	$T_{10} \sim T_{12}$
$S_1 \sim S_5$, C_0	L_1

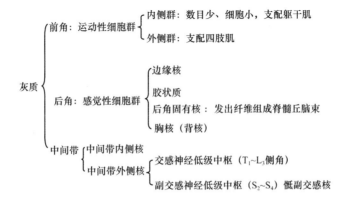

图 1-12-1　脊髓的外形

（三）内部结构

脊髓由灰质、白质构成。

1. 灰质　灰质位于中央呈"H"形，中央部有中央管，前、后为灰质，前、后连合（图 1-12-2）。

2. 白质　白质由上、下行纤维束构成（图 1-12-3）。

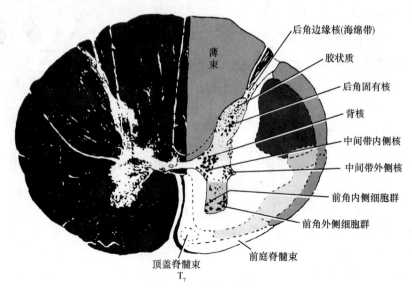

图 1-12-2　脊髓内部灰质

$$
白质 \begin{cases}
前索：前正中裂与前外侧沟之间 \\
后索：后正中沟与后外侧沟之间 \\
侧索：前、后外侧沟之间
\end{cases}
$$

（1）上行纤维束：参见表 1-12-2。

表 1-12-2　脊髓白质上行纤维束

名称	位置	功能	损伤后的表现
薄束	后索	T_5 以下，意识性本体感觉和精细触觉	同侧损伤平面以下精细触觉和深部感觉障碍
楔束	后索	T_4 以上，意识性本体感觉和精细触觉	
脊髓小脑前束	外侧索	非意识性本体感觉	步态不稳，协调性差
脊髓小脑后束	外侧索	非意识性本体感觉	
脊髓丘脑前束	前索	对侧粗略触觉（躯干、四肢）	对侧下 1～2 节段粗略触觉丧失
脊髓丘脑侧束	侧索	对侧痛、温觉（躯干、四肢）	对侧下 1～2 节段痛、温觉丧失

（2）下行纤维束：参见表 1-12-3。

表 1-12-3　脊髓白质下行纤维束

名称	位置	功能	损伤后的表现
皮质脊髓前束	前索	躯干肌运动	
皮质脊髓侧束	侧索	四肢肌运动	同侧肢体痉挛性瘫痪
红核脊髓束	侧索	屈肌肌张力	
前庭脊髓束	前索	伸肌肌张力	

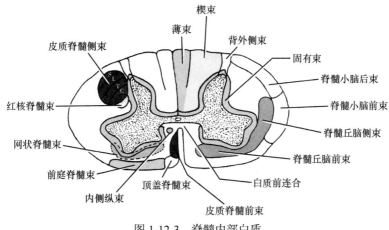

图 1-12-3　脊髓内部白质

（四）功能

脊髓的功能包括传导功能和反射功能。

（五）半横断后的表现

脊髓半横断后的表现参见表 1-12-4。

表 1-12-4　脊髓半横断后的表现

损伤结构	症状
皮质脊髓侧束	同侧上、下肢硬瘫
薄束、楔束	同侧躯干和上、下肢意识性本体感觉、精细触觉丧失
脊髓丘脑侧束	对侧躯干和上、下肢下 1～2 个节段痛温觉、粗略触觉障碍
脊髓丘脑前束	无症状

二、脑干的外形

脑干包括延髓、脑桥和中脑 3 部分（图 1-12-4）。

（一）前面观

1. 延髓　脊髓前面的一裂两沟延续到延髓。

延髓
┌ 下端：锥体交叉
├ 前外侧沟：舌下神经出脑
├ 前外侧沟与前正中裂间：锥体（深面为锥体束）
├ 前外侧沟后方的突起：橄榄（深面为下橄榄核）
└ 橄榄后方：橄榄后沟，从上至下有舌咽神经、迷走神经、副神经

2. 脑桥

脑桥
┌ 向两侧横行膨大——基底部：基底沟走行基底动脉
├ 两侧变细为桥臂：与基底部交界处有三叉神经根出入脑
├ 脑桥延髓沟（脑桥与延髓的分界）：展神经、面神经、位听神经出入脑
└ 位听神经稍上方——脑桥小脑三角：此部损伤为面神经、位听神经损伤

3. 中脑　倒"八"字形柱状结构。

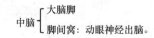

中脑 { 大脑脚
脚间窝：动眼神经出脑。

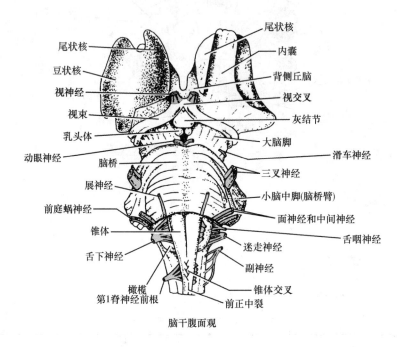

脑干腹面观

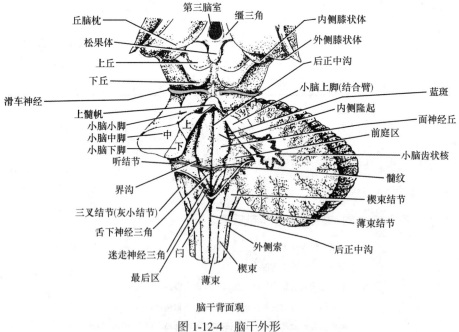

脑干背面观

图 1-12-4　脑干外形

（二）后面观

髓纹为脑桥与延髓分界的标志。

1. 延髓　薄束结节（薄束核）、楔束结节（楔束核）、绳状体（小脑下脚）。

2.脑桥 结合臂（小脑上脚）：两侧间有白质板（前髓帆），脑桥臂（小脑中脚）。

3.中脑

（1）上丘———深面有上丘核：视觉反射中枢。

（2）下丘———深面有下丘核：听觉皮质下反射中枢，下方有滑车神经出脑。

三、第四脑室

1.位置 脑桥、延髓背面与小脑之间。

2.分部

（1）底：脑桥后面、延髓上端后面———菱形窝。

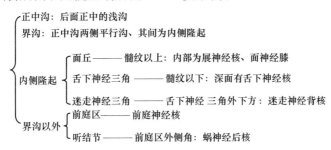

（2）顶：前上壁与后下壁汇合处。

（3）前上壁：由结合臂、上髓帆构成。

（4）后下壁：由第四脑室脉络组织、下髓帆构成，其上有第四脑室正中孔，两个外侧孔与蛛网膜下隙相通。

3.交通

（1）上：中脑水管→第三脑室。

（2）下：脊髓中央管。

（3）后下：三个孔→蛛网膜下隙。

【课后自我检测】

一、选择题

1.成人脊髓下端平

A.第2腰椎体上缘 　　　B.第1腰椎体下缘 　　　C.第3腰椎体下缘

D.第4腰椎体上缘 　　　E.第5腰椎体上缘

2.关于成人脊髓终丝的正确描述是

A.被硬脊膜包裹 　　　B.附着于骶骨的背面

C.内有神经细胞 　　　D.在第2骶椎处被硬脊膜包裹，向下止于尾骨背面

E.在第2腰椎处穿出硬脊膜止于第2骶骨背面下缘

3.脊髓第5颈髓节段平对

A.第5颈椎下缘 　　　B.第4颈椎 　　　C.第3颈椎

D.第6颈椎 　　　E.第7颈椎

4.切断脊髓侧索，可导致切断部位以下

A.同侧随意运动丧失 　　　　　　B.同侧随意运动及深浅感觉丧失

C. 同侧腱反射消失，触觉和压觉丧失

D. 同侧随意运动丧失及对侧痛觉、温觉障碍

E. 同侧痛觉、温觉全部丧失

5. 关于楔束，正确的描述是

A. 贯穿脊髓后索全长   B. 主要由交叉的纤维组成

C. 楔束纤维上行到同侧楔束核内交换神经元   D. 传导对侧深感觉和精细触觉

E. 位于薄束的内侧

6. 由中脑背侧出脑的脑神经是

A. 舌神经   B. 面神经   C. 前庭蜗神经

D. 动眼神经   E. 滑车神经

7. 从锥体与橄榄之间的沟出脑的神经是

A. 舌咽神经   B. 迷走神经   C. 副神经

D. 舌下神经   E. 展神经

8. 脑桥内的脑神经核有

A. 舌下神经核   B. 孤束核   C. 滑车神经核

D. 前庭神经核   E. 动眼神经核

9. 出脚间窝的脑神经是

A. 面神经   B. 动眼神经   C. 展神经

D. 滑车神经   E. 三叉神经

10. 动眼神经副核发出纤维支配

A. 舌下腺和下颌下腺   B. 腮腺   C. 泪腺

D. 支配除外直肌和上斜肌以外的眼外肌   E. 睫状肌和瞳孔括约肌

二、名词解释

1. 灰质

2. 神经

3. 白质

4. 纤维束

5. 神经核

三、简答题

1. 脊髓位于何处，马尾由哪些结构组成？

2. 腰椎穿刺通常在哪个腰椎间隙进行？为什么？所经层次如何？

（阎文柱）

实验 13 脑干内部结构、小脑

【目的要求】

1. 掌握脑神经核名称、位置、功能和排列规律。

2. 掌握脑干其他主要神经核团（薄束核、楔束核、红核和黑质）的位置和功能。

3. 掌握各主要上、下行纤维束（锥体束、内侧丘系、脊髓丘脑束、三叉丘系、红核脊髓束）在脑干各部的位置、脑干内的联系及其与脊髓内上、下行纤维束的关系；并了解其他纤维束在脑干的位置、联系及其与脊髓内同名束的关系。

4. 掌握脑干各部内部结构的主要特点。

5. 掌握小脑的位置、外形（蚓部脑半球）、三对小脑脚和分叶。小脑扁桃体的位置及其临床意义。了解小脑核和主要纤维联系。

【实验材料】

1. 脑干各部的横切面照片及典型切片。

2. 脑干内部核团模型，如透明脑干等。

3. 脑干内部上、下行传导束模型。

4. 脑正中矢状断层标本，完整小脑外形标本及模型、小脑脚剥离标本、小脑厚片染色标本（观察齿状核和顶核）。

【实习内容】

一、脑干的内部结构

脑干内部结构与脊髓相比，具有如下特点。

1. 白质成分增加，使原本呈柱状的灰质呈现核团状。

2. 白质交叉多。

3. 灰质核团由前、后关系转化为内、外侧关系。

4. 核群有脑神经核、非脑神经核两种。

5. 脑神经中有 7 种纤维成分，故核团有 7 种性质的核团。

脑神经核的性质和分类：第Ⅲ～Ⅻ对脑神经与脑干的脑神经核相关联。根据脑神经核的性质，可分为 7 种。

1. 躯体运动核 支配自肌节衍化的骨骼肌（舌肌和眼球外肌）。

2. 特殊内脏运动核 支配由鳃弓衍化的骨骼肌（咀嚼肌、表情肌、咽喉肌等）。

3. 一般内脏运动核 支配头、颈、胸、腹部的平滑肌、心肌和腺体。

4. 一般内脏感觉核 接受脏器和心血管的初级感觉纤维。

5. 特殊内脏感觉核 接受初级味觉纤维。

6. 一般躯体感觉核 接受头面部皮肤及口、鼻腔黏膜的初级感觉纤维。

7. 特殊躯体感觉核 接受内耳初级听觉和平衡觉纤维。

脑神经核位置与功能：功能相同的脑神经核在脑干内成纵行功能柱。同一功能柱的脑神经核多数是不连续的。一般和特殊内脏感觉核实际上是孤束核的不同部分。因此，脑干实际上只有 6 个脑神经核功能柱。脑神经核功能柱在脑干中由内向外的排列顺序是：躯体运动核功能柱、特殊内脏运动核功能柱、一般内脏运动核功能柱、一般和特殊内脏感觉核功能柱、一般躯体感觉核功能柱、特殊躯体感觉核功能柱（图1-13-1）。

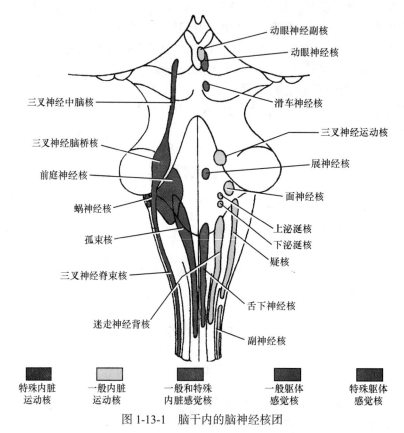

图 1-13-1　脑干内的脑神经核团

（一）灰质

1. 脑神经核

（1）延髓：参见表 1-13-1。

表 1-13-1　延髓各相关神经核团

名称	位置	性质	与脑神经联系
舌下神经核	舌下神经三角深面	躯体运动核	接受对侧皮质核束支配，舌下神经→舌肌
迷走神经背核	迷走神经三角深面	一般内脏运动核	迷走神经→喉→结肠左曲
疑核	舌下神经核腹外侧	特殊内脏运动核	舌咽神经、迷走神经、副神经 - 茎突咽肌、咽喉肌
副神经核	疑核下方	特殊内脏运动核	副神经→胸锁乳突肌、斜方肌
下泌涎核	（网状结构中）	一般内脏运动核	舌咽神经→腮腺

名称	位置	性质	与脑神经联系
三叉神经脊束核	延髓背外侧	一般躯体感觉核（痛觉、温觉）	舌咽神经←耳部感觉、迷走神经←硬脑膜、耳郭、外耳道、三叉神经←头面部
孤束核	（网状结构中）	一般和特殊内脏感觉核	面神经←舌前 2/3 味觉、舌咽神经←舌后 1/3 味觉、一般内脏感觉、迷走神经←一般内脏感觉

（2）脑桥：参见表 1-13-2。

表 1-13-2　脑桥各相关神经核团

名称	位置	性质	与脑神经联系
展神经核	面神经丘深面	躯体运动核	展神经→外直肌
面神经核	展神经腹外侧	特殊内脏运动核	面神经→面部表情肌，上半接受双侧皮质核束支配，下半接受对侧皮质核束支配
三叉神经运动核	面神经核腹外上方	特殊内脏运动核	三叉神经→咀嚼肌，（双侧皮质核束支配）
上泌涎核	髓纹上方	一般内脏运动核	面神经→下颌下腺、舌下腺、泪腺
三叉神经脑桥核	三叉神经运动核背侧	一般躯体感觉核	三叉神经←头面部触压觉（三叉神经感觉主核）
前庭神经核	前庭区内	特殊躯体感觉核	前庭神经←平衡觉
蜗神经核	听结节内	特殊躯体感觉核	蜗神经←听觉

（3）中脑：参见表 1-13-3。

表 1-13-3　中脑各相关神经核团

名称	位置	性质	功能
动眼神经核	中央灰质腹侧平上丘	躯体运动核	动眼神经→5 个眼外肌
动眼神经副核（缩瞳核，E-W 核）	动眼神经核背内侧	一般内脏运动核	动眼神经→瞳孔括约肌、睫状肌
滑车神经核	平下丘高度	躯体运动核	滑车神经→上斜肌
三叉神经中脑核	贯穿中脑	一般躯体感觉核	三叉神经←头面部本体感觉

2. 非脑神经核

（1）延髓的非脑神经核

1）薄束核：薄束结节内，躯体感觉核，接受薄束。

2）楔束核：楔束结节内躯体感觉核，接受楔束发出内侧丘系。

（2）脑桥的非脑神经核：脑桥核，基底部散在，锥体外系。

（3）中脑的非脑神经核

1）红核：锥体外系。

2）黑质：锥体外系，含多巴胺；损伤→震颤麻痹。

3）下丘核：听觉的皮质下反射中枢。

4）上丘核：视觉的皮质下反射中枢。

（二）白质（即上行纤维束、下行纤维束）

1. 上行纤维束

（1）内侧丘系：薄束核、楔束核发出的纤维经内侧丘系交叉，在中线两侧转折上行形成内侧丘系，止于背侧丘脑腹后外侧核。内侧丘系传递对侧躯干和上肢、下肢意识性本体感觉和精细触觉。

（2）脊髓丘脑束：由脊髓丘脑侧束和脊髓丘脑前束延伸而来。传递对侧躯干和上肢、下肢的痛觉、温觉、粗略触觉。

（3）外侧丘系：起于双侧蜗神经核和双侧上橄榄核的纤维，在脑桥中、下部，上橄榄核的背外侧转折向上，形成外侧丘系；在中脑，外侧丘系走在内侧丘系的背外侧，部分纤维终于下丘，部分纤维经下丘臂终于间脑的外侧膝状体。一侧外侧丘系传导双侧耳的听觉冲动。

（4）三叉丘系：三叉神经脊束核及大部分三叉神经脑桥核发出的纤维交叉至对侧上行，形成三叉丘系，止于丘脑腹后内侧核。发出不交叉的三叉丘脑纤维至同侧丘脑腹后内侧核。该束传导对侧头面部皮肤、牙和口腔、鼻黏膜的痛觉、温觉，也传递双侧同区域的触觉、压觉。

2. 下行纤维束　下行纤维束主要是锥体束：起自大脑半球皮质中央前回和中央旁小叶前部及其他一些皮质区域锥体细胞，经内囊、大脑脚底、脑桥基底部至延髓锥体。锥体束由皮质脊髓束和皮质核束 (皮质脑干束) 构成，主要与随意运动的控制有关。

二、小　　脑

（一）小脑的位置和外形

小脑位于颅后窝，前下方以 3 对小脑脚连于脑干。小脑中间较狭窄的部位称小脑蚓，两侧膨大的部分称小脑半球。小脑半球下面，靠近延髓背面的膨隆部分，称小脑扁桃体。小脑蚓与半球的浅表为灰质，称小脑皮质，皮质向内部深陷形成沟，将小脑分成许多大致平行的小脑叶片（图 1-13-2）。

（二）小脑分叶和功能分区

1. 小脑的形态学分叶和功能区

（1）绒球小结叶：位于小脑下面最前部，包括绒球和小结。绒球和小结之间以绒球脚相连接。绒球小结叶在种系发生上是小脑最古老的部分，称为原小脑（古小脑），其纤维主要与脑干前庭核和前庭神经相联系，故又称前庭小脑。

（2）前叶：是小脑上面原裂以前的部分。前叶加上蚓垂和蚓锥体，在种系发生上出现较晚，称为旧小脑，又称脊髓小脑。

（3）后叶：是原裂以后的部分，占小脑的大部分。在进化中出现最晚，称新小脑（大脑小脑）。接受大脑皮质通过皮质 - 脑桥 - 小脑纤维转达的信息。

2. 小脑分部　在纵的方向小脑分为蚓部、中间部和外侧部。

（三）小脑的内部结构

1. 小脑皮质　小脑皮质的神经元由内向外依次构成颗粒层、梨状细胞层、分子层三层结构。

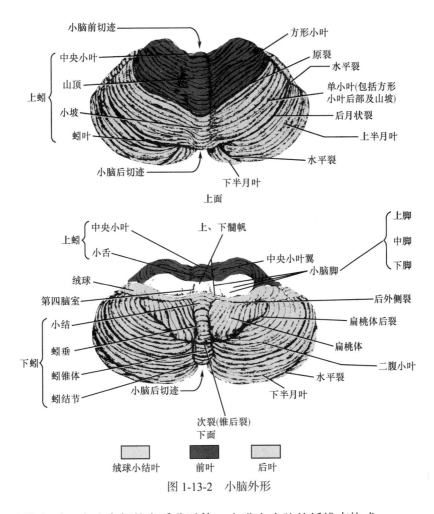

图 1-13-2 小脑外形

2. 小脑的白质 小脑内部的白质称髓体，由进出小脑的纤维束构成。

3. 小脑核团（小脑中央核） 小脑核团包埋于髓体中，从内侧向外侧依次为顶核、球状核、栓状核和齿状核 4 对，球状核和栓状核又称为中间核（图 1-13-3）。

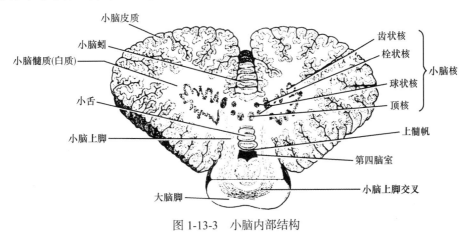

图 1-13-3 小脑内部结构

（四）小脑的纤维联系和功能

1. 前庭小脑 主要接受同侧前庭神经初级平衡觉纤维和前庭神经核发出的纤维，经小脑下脚进入小脑。传出纤维经顶核中继后主要至同侧前庭神经核，主要功能是维持身体平衡，协调眼球运动。

2. 脊髓小脑 主要从脊髓小脑前、后束、楔小脑束等获取上、下肢运动状态的信息，以及有关中枢结构的运行状态的信息。脊髓小脑的传出纤维经顶核和中间核（球状核和栓状核）离开小脑，主要功能是肌肉的张力和协调。

3. 大脑小脑 经小脑中脚接受来自对侧大脑皮质广泛区域的信息，发纤维至齿状核，接替后经小脑上脚至对侧丘脑腹外侧核，部分纤维至对侧红核。中继后分别至对侧大脑皮质运动区和下橄榄核。主要功能是控制上、下肢精确运动的计划和协调。

小脑功能：维持身体的平衡，调节肌张力，协调运动（共济运动）。

【课后自我测验】

一、选择题

1. 面神经核位于

A. 丘脑平面　　　　　　　　B. 中脑平面　　　　　C. 脑桥平面

D. 延髓上部　　　　　　　　E. 延髓下部

2. 与面神经有关的核团是

A. 展神经核　　　　　　　　B. 下泌涎核　　　　　C. 三叉神经运动核

D. 红核　　　　　　　　　　E. 孤束核

3. 疑核发出的纤维加入

A. 舌咽神经　　　　　　　　B. 舌下神经　　　　　C. 前庭蜗神经

D. 展神经　　　　　　　　　E. 舌神经

4. 下泌涎核发出的纤维加入

A. 面神经　　　　　　　　　B. 三叉神经　　　　　C. 迷走神经

D. 舌下神经　　　　　　　　E. 舌咽神经

5. 与上泌涎核相连的脑神经是

A. 面神经　　　　　　　　　B. 展神经核　　　　　C. 三叉神经

D. 动眼神经　　　　　　　　E. 副神经

6. 属于脑干内特殊内脏运动核的是

A. 三叉神经脑桥核　　　　　B. 舌下神经核　　　　C. 齿状核

D. 面神经核　　　　　　　　E. 动眼神经副核

7. 在延髓内的神经核是

A. 疑核　　　　　　　　　　B. 展神经核　　　　　C. 上泌涎核

D. 面神经核　　　　　　　　E. 动眼神经核

8. 与三叉神经脊束核相连的脑神经是

A. 第 V、IX、X 对　　　　　B. 第 III、V、VII 对　　C. 第 V、VIII、IX 对

D. 第 V、IX、XI 对　　　　　E. 第 V、VII、XI 对

9. 薄束结节深方有

A. 疑核　　　　　　　　B. 蜗神经核　　　　　　　　　C. 副神经核

D. 薄束核　　　　　　　E. 下泌涎核

10. 内侧丘系

A. 终止背侧丘脑腹后内侧核　　　　B. 传导对侧躯干、四肢非意识性本体感觉

C. 在延髓位于锥体的前方　　　　　D. 起自同侧薄束核和楔束核

E. 在脑桥穿过斜方体

二、名词解释

1. 内侧丘系

2. 内侧丘系交叉

3. 锥体束

4. 锥体交叉

5 小脑扁桃体

三、简答题

1. 延髓和脑桥各有哪些脑神经核？联系各核的位置和功能。

2. 小脑的位置、外形、分叶和功能？小脑扁桃体位于何处？有何临床意义？

（刘素伟）

实验 14　间脑和端脑

【目的要求】

1. 观察间脑在颅腔中的位置。

2. 观察间脑的外形，辨认背侧丘脑、后丘脑、上丘脑、底丘脑和下丘脑。

3. 观察背侧丘脑的位置、外形及分部，观察外侧核群的位置和分部。

4. 观察下丘脑的形态和主要核团及纤维联系。

5. 观察后丘脑位置及组成。

6. 观察上丘脑位置及组成。

7. 观察底丘脑核位置。

8. 观察第三脑室的位置和连通关系。

9. 观察端脑在颅腔中的位置和外形，辨认端脑脑沟和脑回。

10. 观察并辨认端脑的躯体运动区、躯体感觉区、视区、听区、语言区等位置和定位特点。

11. 观察基底神经核的位置和组成。

12. 观察侧脑室的位置、分部和交通。

13. 观察内囊的位置、分部和各主要纤维束的位置关系。

【实习材料】

1. 标本

（1）脑正中矢状断层标本（下丘脑要清晰）、脑干（带间脑）、脑厚片染色标本（观察背侧丘脑的三个核，内、外髓板和底丘脑核）。

（2）全脑和端脑半球（沟回清晰)。

2. 模型

（1）间脑和脑干模型。

（2）全脑、端脑半球、端脑和间脑断面模型。

3. 端脑外形、端脑内部结构有关幻灯片。

【实习内容】

一、间　　脑

利用脑正中矢状断层和间脑脑干标本示教和观察间脑的位置和分部：背侧丘脑、后丘脑、上丘脑、下丘脑和底丘脑（图 1-12-4，图 1-14-1）。观察时以背侧丘脑为主体，在掌握背侧丘脑的基础上再辨认其他各部。

（一）间脑的外部形态

1. 背侧丘脑

$$\text{四个面}\begin{cases}\text{前侧面（上面）：终纹}\\\text{内侧面：下丘脑沟、丘脑间黏合}\\\text{外侧面：接内囊}\\\text{腹侧面：接下丘脑和底丘脑}\end{cases}$$

$$\text{两端}\begin{cases}\text{前端：丘脑前结节}\\\text{后端：丘脑枕}\end{cases}$$

2. 后丘脑（注意：实际上位于背侧丘脑后下方）

（1）内侧膝状体—下丘臂—下丘。

（2）外侧膝状体—上丘臂—上丘。

3. 上丘脑　丘脑髓纹、缰三角、缰连合、松果体、后连合。

4. 下丘脑　视交叉、视束、灰结节（漏斗、垂体）、乳头体。

5. 底丘脑　是间脑与中脑被盖的移行区，在外形无明显界线。

6. 第三脑室

（1）位置：是两侧背侧丘脑和下丘脑之间的空隙。

（2）连通：前方借左、右室间孔通侧脑室，后方通中脑水管。

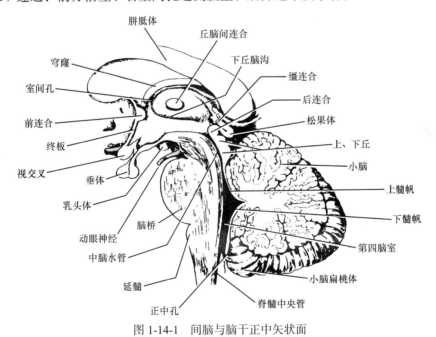

图 1-14-1　间脑与脑干正中矢状面

（二）间脑的内部结构

1. 背侧丘脑以"Y"形内髓板分隔成三部分。在标本上观察前核群、内侧核群和外侧核群（图 1-14-2）。

（1）正中核（上线核）、板内核。

（2）特异性中继核群：腹后内侧核和腹后外侧核是一般躯体感觉的中继核。

（3）联络性核团：内侧核群、前核、外侧核群背侧组（背外侧核、后外侧核和枕）。

2. 上丘脑 隔核—丘脑髓纹—缰核—缰脚间束—脚间核。

3. 底丘脑 底丘脑核。

4. 下丘脑 视上核、室旁核。

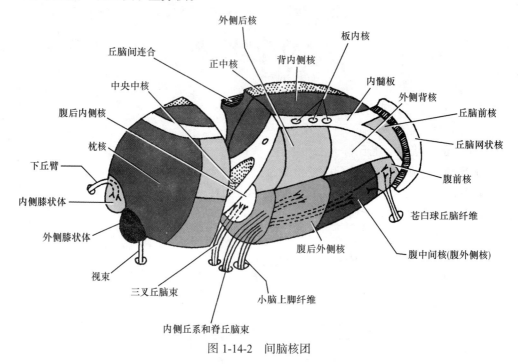

图 1-14-2 间脑核团

二、端　脑

（一）外形

利用端脑半球表面沟、回清晰的典型标本，观察每侧半球有三个面（上外侧面、内侧面、下面）。找出三个沟（中央沟、外侧沟、顶枕沟）和一个假设线将半球分成四个叶（额叶、顶叶、颞叶、枕叶）和一个脑岛（图 1-14-3 ～图 1-14-5）。在实习中重点观察与主要皮质中枢定位有关的沟回。

1. 上外侧面

（1）额叶：中央前沟、额上沟、额下沟、中央前回、额上回、额中回、额下回、Broca 回。

（2）顶叶：中央后沟、顶内沟、中央后回、顶上小叶、顶下小叶（前：缘上回，后：角回）。

（3）颞叶：颞上沟、颞下沟、颞上回、颞中回、颞下回、颞横回。

（4）枕叶：顶枕沟至枕前切迹（在枕叶后端前方约 4cm 处）的连线以后。

2. 内侧面和下面 胼胝体沟、海马沟、扣带沟、边缘叶、顶枕沟、侧副沟、枕颞沟。中央旁小叶、枕颞内侧回、枕颞外侧回、海马旁回、海马旁回钩、海马、齿状回、眶回。

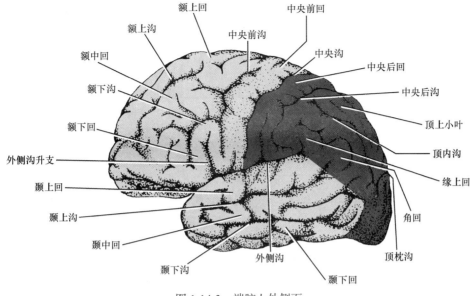

图 1-14-3 端脑上外侧面

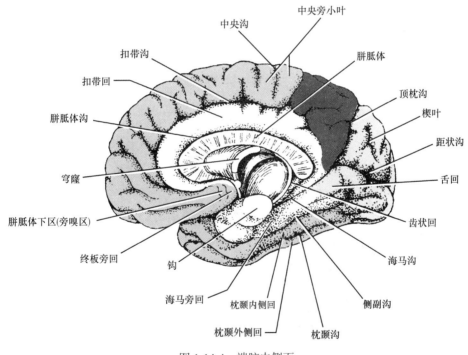

图 1-14-4 端脑内侧面

（二）功能定位

确定各个中枢的位置。

（三）端脑的内部结构

1. 侧脑室 利用侧脑室标本观察侧脑室的位置、分部（中央部和三角：前角、后角、下角），室间孔，侧脑室脉络丛（图 1-14-6）。

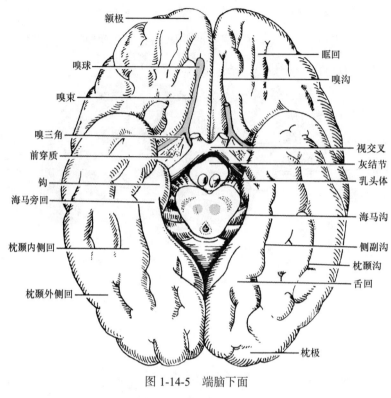

图 1-14-5　端脑下面

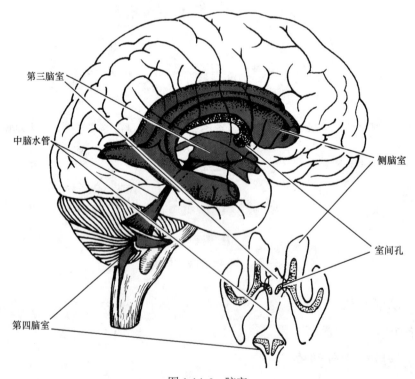

图 1-14-6　脑室

2. 基底核 利用端脑断面厚片染色标本和端脑传导路模型，重点观察纹状体（图 1-14-7）。

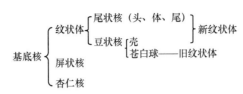

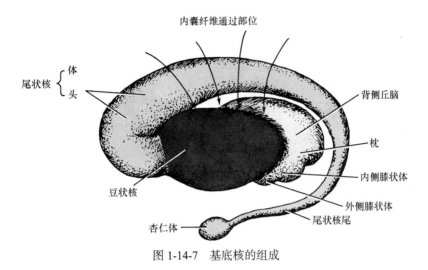

图 1-14-7 基底核的组成

3. 端脑半球的白质 利用脑正中矢状断层标本和端脑纤维剥离标本，重点观察胼胝体和内囊（图 1-14-8），明确内囊是位于背侧丘脑、尾状核与豆状核之间的上、下纵行纤维束，只有在水平断面上才能看到"V"形的内囊，然后掌握内囊的分部与各部主要纤维束的名称和位置。

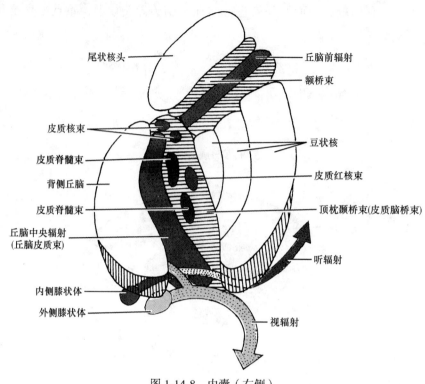

图 1-14-8　内囊（右侧）

【课后自我检测】

一、选择题

1. 下丘脑包括

A. 视交叉、漏斗、灰结节、终板　　　　B. 视交叉、漏斗、垂体、终板

C. 视交叉、漏斗、灰结节、乳头体　　　D. 视交叉、漏斗、终板、灰结节

E. 视交叉、漏斗、视束、乳头体

2. 丘脑腹后内侧核接受的纤维束是

A. 外侧丘系　　　B. 三叉丘系　　　C. 内侧丘系　　　D. 脊髓丘脑束　　E. 视辐射

3. 外侧膝状体是

A. 本体感觉的皮质下中枢　　　　　　B. 痛觉、温觉的皮质下中枢

C. 内脏运动神经的皮质下中枢　　　　D. 听觉的皮质下中枢

E. 视觉的皮质下中枢

4. 中央旁小叶

A. 位于中央前回　　　　B. 位于中央后回　　　　　　　　C. 位于枕叶

D. 位于顶叶　　　　　　E. 位于中央前回和后回上端内侧面

5. 与端脑相连的脑神经是

A. 眼神经　　　B. 动眼神经　　　C. 视神经　　　D. 嗅神经　　　E. 滑车神经

6. 关于纹状体的叙述哪项不正确

A. 豆状核分为壳核和苍白球　　　　　B. 尾状核和壳核合称新纹状体

C.尾状核和豆状核合称纹状体
D.旧纹状体是对屏状体和杏仁体而言

E.苍白球本身被称为旧纹状体

7.关于基底核，正确的描述是

A.又称新纹状体
B.包括尾状核、豆状核和杏仁体

C.是大脑髓质中的灰质块
D.包括纹状体，屏状核

E.参与组成边缘系统

8.视觉区位于

A.额中回后部
B.额下回后部

C.扣带回后部
D.海马回后部

E.距状沟上、下的枕叶皮质

9.视觉性语言中枢位于

A.优势半球的中央前回
B.优势半球的额中回后部

C.优势半球的顶叶角回
D.优势半球的顶叶缘上回

E.优势半球的 Broca 回

10.内囊位于

A.豆状核与丘脑之间
B.豆状核与尾状核之间

C.豆状核与尾状核、背侧丘脑之间
D.豆状核与屏状核之间

E.豆状核、尾状核与屏状核之间

二、名词解释

1.内侧膝状体

2.外侧膝状体

3.基底核

4.纹状体

5.内囊

三、简答题

1.间脑分几部？背侧丘脑内部各核团是怎样划分的？腹后内侧核和腹后外侧核属于哪个核群？它们的纤维联系如何？

2.端脑半球的背外侧面及内侧面各有哪些主要沟、回和中枢？

（张海龙）

实验 15　传 导 通 路

【目的要求】

1. 观察感觉传导通路模型、幻灯片，理解并掌握躯干、四肢本体感觉通路及头面部躯干和四肢的痛、温度、触觉通路，解释损伤出现的症状。

2. 观察感觉传导通路模型、幻灯片，理解并掌握视觉、听觉传导通路和瞳孔对光反射径路，解释损伤出现的症状。

3. 观察感觉传导通路模型及幻灯，了解脊髓本体感觉束向小脑的投射，了解听平衡觉传导通路（组成、纤维行程和交叉情况，皮质投射区）。

4. 观察运动传导路模型及幻灯片，掌握锥体系上、下两级神经元支配的特点。

5. 观察运动传导路模型及幻灯片，理解并掌握皮质核束的发起及通过内囊的部位，掌握其对脑神经运动核控制情况，辨别核上瘫和核下瘫的不同表现，尤其是面神经核和舌下神经核的核上瘫和核下瘫。

6. 观察运动传导路模型及幻灯片，理解并掌握皮质脊髓束的发起及在内囊和脑干各段的位置、锥体交叉、皮质脊髓侧束与皮质脊髓前束的走行终止情况，理解躯干肌双侧支配，四肢肌单侧支配。

7. 观察锥体外系幻灯片，了解锥体外系组成和功能，了解皮质 - 纹状体、皮质 - 脑桥 - 小脑系组成和损伤后表现。

【实习材料】

1. 传导路的立体模型。
2. 感觉传导路幻灯片。
3. 运动传导路幻灯片。
4. 听平衡觉传导通路、锥体系和锥体外运动系的幻灯片。

【实习内容】

通过传导通路的实习，将过去各部分学习的知识串连起来，即将各典型断面中的灰质与白质、低级中枢与高级中枢、中枢与周围等各方面整体联系起来，从而对神经系统树立一个完整统一的认识。

学习每一条传导通路，首先分清感觉传导通路和运动传导通路，抓住各级神经元胞体集中部神经核的名称和位置，追踪由它们发出的突起所组成的纤维束的名称、位置、行程和交叉部位，最后总结掌握它们的共性和个性。

利用传导路模型观察：

一、感觉传导通路

（一）本体感觉的传导通路

1. 传向大脑皮质的通路

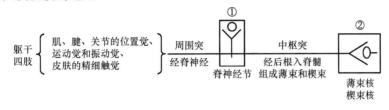

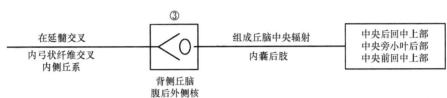

躯干、四肢意识性本体感觉传导通路损伤后的主要表现：薄束（传导躯干下部及下肢来的信息）、楔束（传导躯干上部及上肢来的信息）受损，闭目站立时可出现身体倾斜、摇晃、易跌倒，同时精细触觉和振动觉丧失。

2. 传向小脑的通路

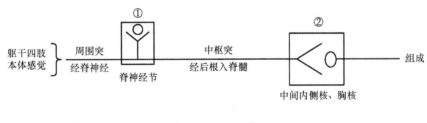

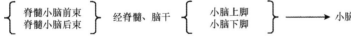

（二）痛觉、温度觉和触（粗略）觉的传导通路

1. 躯干、四肢的痛觉、温（度）觉、触（粗略）觉的传导通路

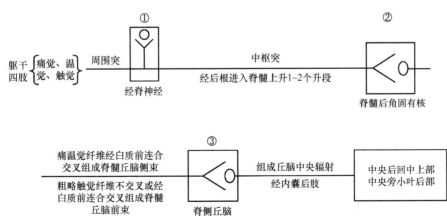

2. 头面部的痛觉、温度觉、触觉的传导通路

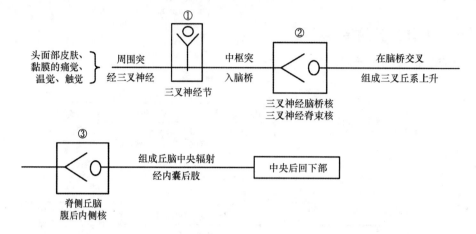

躯干、四肢的痛觉、温觉、触（粗略）觉传导通路中，一侧脊髓丘脑束损伤时，出现对侧肢体的痛、温觉障碍。

头面部的痛觉、温度、触觉的传导通路中，若三叉丘系以上受损，则导致对侧头面部痛、温觉和触觉障碍；若三叉丘系以下受损，则同侧头面部痛觉、温觉和触觉发生障碍。

3. 视觉的传导通路

（1）视觉传导路

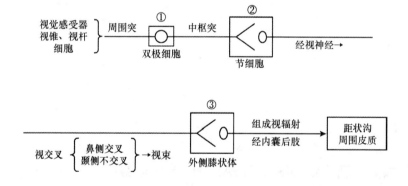

联系视野与视网膜间光线投射的相应关系及视觉传导路不同部位（视神经、视交叉中央部、视交叉外侧部和视束等）损伤后的视野变化。

视觉传导通路不同部位损伤时的视野变化：

1）一侧视神经损伤→患侧眼全盲。

2）视交叉外侧部损伤→双眼视野鼻侧偏盲。

3）视交叉中部损伤→双眼视野颞侧偏盲。

4）一侧视束损伤

5）一侧视辐射损伤　　　双眼视野对侧同向性偏盲

6）一侧视觉中枢损伤

（2）瞳孔对光反射通路：强光作用在视网膜上→视神经→视交叉→视束→上丘臂→

顶盖前区（对光反射中枢）→双侧动眼神经副核→动眼神经→睫状神经节→瞳孔括约肌收缩。

联系直接和间接对光反射径路不同部位（视神经和动眼神经）损伤后的表现（表1-15-1）。

表 1-15-1　联系直接和间接对光反射径路不同部位（视神经和动眼神经）损伤后的表现

	患侧眼		健侧眼	
	直接对光反射	间接对光反射	直接对光反射	间接对光反射
视神经损伤	−	+	+	−
动眼神经损伤	−	−	+	+

4. 听觉传导通路

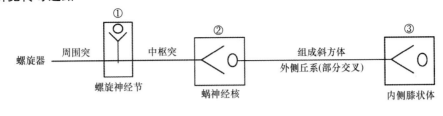

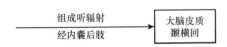

外耳丘系以上听觉通路的传导来自两耳的听觉冲动，故一侧外侧丘系、听辐射或听觉中枢损伤，不致产生明显的听觉障碍。

5. 感觉传导通路小结

（1）感觉（上行）传导通路：一般由 3 级神经元组成（表 1-15-2）。

表 1-15-2　感觉（上行）传导通路的神经元组成

传导通路	第 1 级神经元	第 2 级神经元	第 3 级神经元
躯干四肢深感觉	脊神经节	薄、楔束核	背侧丘脑腹后外侧核
躯干四肢浅感觉	脊神经节	后角固有核	背侧丘脑腹后外侧核
头面部浅感觉	三叉神经节	三叉神经脑桥核、三叉神经脊束核	背侧丘脑腹后内侧核
视觉	视网膜双极细胞	视网膜节细胞	外侧膝状体
听觉	蜗（螺旋）神经节	蜗神经核	内侧膝状体

（2）上行传导通路：在行程中一般要进行一次交叉。一侧大脑半球接受对侧半身的感觉冲动，但交叉的平面不同，内侧丘系交叉在延髓内，痛觉、温觉传导束的交叉在脊髓内。了解交叉的高度，根据临床的体征，可以推断病变的部位。

（3）一侧大脑半球接受两侧视觉、听觉冲动。

二、运动传导通路

（一）锥体系

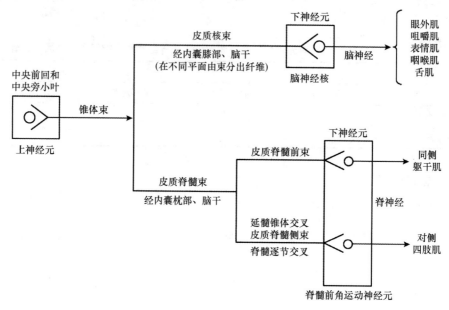

皮质核束和皮质脊髓束的上神经元对下神经元的控制，只有面神经核（下群细胞）、舌下神经核和四肢肌的脊髓前角运动核团三部分是受对侧上神经元支配，其他部分下神经元都受双侧上神经元支配，所以当一侧上神经元发生障碍时，只有对侧的眼裂以下的表情肌、舌肌和上、下肢肌瘫痪，其他部位的肌肉无明显障碍。

联系：锥体系各部（皮质部、内囊部、脑干部、脊髓部）损伤特点。锥体系上、下神经元损伤的不同表现。上神经元交叉前、后和下神经元三者在不同部位损伤时，病灶侧与其所支配的肌肉障碍侧的关系。

运动传导通路小结：

（1）运动（下行）传导通路（锥体系）一般由两级神经元组成（表1-15-3）。

表1-15-3 运动（下行）传导通路神经元组成

上运动神经元		下运动神经元	
中央前回、中央旁小叶前部和其他一些皮质区域的锥体细胞	皮质核束	脑神经运动核细胞的胞体	脑神经运动纤维
	皮质脊髓束	脊髓前角运动细胞的胞体	脊神经运动纤维

（2）运动传导通路在行程中一般要进行一次交叉，锥体交叉在延髓内，一侧大脑半球管理对侧半身的运动。

上、下运动神经元损伤后的临床表现参见表1-15-4。

表1-15-4 上、下运动神经元损伤后的临床表现

临床体征	上运动神经元损伤	下运动神经元损伤
瘫痪范围	广泛	局限
瘫痪特点	硬瘫、中枢性瘫	软瘫、周围性瘫

续表

临床体征	上运动神经元损伤	下运动神经元损伤
肌张力	增高	降低
腱反射	亢进	减弱或消失
病理反射	+	—
肌萎缩	早期无，晚期失用性萎缩	早期即发生萎缩

（二）锥体外系

1. 纹状体黑质和新小脑

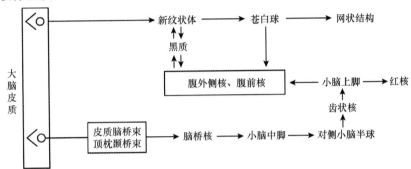

2. 锥体外系至运动神经元的通路

（1）皮质—网状—脊髓束。

（2）皮质—红核—脊髓束。

（3）顶盖脊髓束。

（4）前庭脊髓束。

【课后自我检测】

一、选择题

1. 本体感觉传导路的第三级神经元胞体位于

A. 薄束核和楔束核　　　B. 背侧丘脑腹后外侧核　　　C. 背侧丘脑腹后内侧核

D. 丘脑前核　　　E. 丘脑底核

2. 内侧丘系

A. 发自脊髓胸核　　　B. 发自薄束核和楔束核　　　C. 是非意识性传导纤维

D. 发自脊髓固有核　　　E. 传递痛觉、温觉

3. 左侧内囊损伤表现为

A 左额纹消失　　　B. 左侧能闭眼，左口角下垂

C. 左侧不能闭眼，右口角下垂　　　D. 右侧能闭眼，右口角下垂

E. 右侧不能闭眼，左口角下垂

4. 损伤视交叉中央处，两眼视野表现为

A. 双眼右侧偏盲　　　B. 左眼鼻侧偏盲　　　C. 双眼颞侧偏盲

D. 右眼鼻侧偏盲　　　E. 双眼全盲

5. 损伤一侧大脑皮质躯体运动区可导致

A. 对侧肢体瘫痪和肌张力减退 　　　　B. 对侧肢体瘫痪并有感觉障碍

C. 对侧肢体震颤并伴有肌张力增强 　　D. 同侧共济运动障碍和感觉障碍

E. 对侧肢体瘫痪和肌张力增强

6. 下列关于皮质核束说法哪项是错误的

A. 经内囊膝部下行

B. 舌下神经核仅受对侧皮质核束支配

C. 一侧受损，对侧面部表情肌瘫痪

D. 止于脑干内的脑神经躯体运动核和特殊内脏运动核

E. 又称皮质延髓束或皮质脑干束

7. 右侧外侧膝状体损伤后出现

A. 双眼视野颞侧偏盲 　　　　　　　　B. 双眼视野左侧偏盲

C. 双眼视野鼻侧偏盲 　　　　　　　　D. 双眼视野右侧偏盲

E. 右眼全盲

8. 下列何结构受损害，可致对侧偏身感觉丧失

A. 三叉丘系　　B. 脊髓丘系　　C. 内侧丘系　　D. 外侧丘系　　E. 内囊后肢

9. 下列何项受损伤，可致对侧偏身运动障碍

A. 红核脊髓束 　　　　　B. 皮质核束 　　　　　C. 皮质脊髓束

D. 内囊后肢 　　　　　　E. 内囊后肢和膝

10. 下列哪项受损伤，其症状表现在受损的同侧

A. 内侧丘系 　　　　　　B. 三叉丘系 　　　　　C. 三叉神经脊束

D. 皮质脊髓束 　　　　　E. 皮质核束

二、名词解释

1. 内侧丘系

2. 脊髓丘系

3. 三叉丘系

4. 锥体系

5. 锥体外系

三、简答题

1. 病员王某某，男，5岁。在一次高烧后发现左下肢不能活动。2个月以后检查结果如下：

（1）头、颈两上肢及右腿活动良好。

（2）左下肢肌肉瘫痪，关七不能运动，肌张力低下，肌肉萎缩。

（3）左膝跳反射消失，病理反射阴性。

（4）全身浅感觉、深感觉完全正常。

试分析：病变损坏了什么？在部位哪一侧？症状发生的原因是什么？

2. 某患者，60岁，患高血压多年，因情绪激动突然昏倒，立即送往医院抢救。之后检查发现：

（1）左眼不能完会睁开，左睑裂开变小，左眼外斜视，左眼球不能向上、向下、向内运动。左侧瞳孔散大，对光反射（直接和间接）消失。

（2）右侧鼻唇沟变浅，口角向左歪，鼓腮时右侧漏气，但右侧额纹正常。

（3）伸舌时舌尖偏向右，但舌肌无萎缩。

（4）右侧肢体不能随意动，肌张力增强，腱反射亢进，病理反射阳性。

（5）右半身浅感觉、深感觉正常。左侧肢体运动感觉未见异常。

试分析：

（1）上述眼的体征是损伤了什么神经？哪些肌肉运动障碍？何种性质的瘫痪？

（2）根据面部表情和伸舌出现的体征判断是伤了什么传导束？是核上瘫？还是核下瘫？

（3）右侧肢体运动障碍，腱反射亢进，病理反射阳性，是损伤了什么结构？是什么神经元？是何种性质的瘫痪？

（4）综合分析病变确切部位（包括平面、侧别的范围）。

（张海龙）

实验 16　脑和脊髓的被膜、血管和脑脊液循环，颈丛、臂丛和胸神经前支

【目的要求】

1. 观察脑与脊髓被膜离体标本，辨别并掌握脑与脊髓三层被膜及其特点。

2. 观察脑、脊髓动脉标本和静脉窦标本，辨别脑和脊髓动脉、静脉窦。

3. 观察脑脊液循环途径的模型、挂图和幻灯片，理解脑脊液循环途径。

4. 通过模型观察脊神经的纤维成分及其分支。

5. 观察颈丛的组成、位置，观察颈丛分支分布概况、皮支浅出部位及分布，观察膈神经行径和支配区域。

6. 观察臂丛的组成和位置。

7. 观察正中神经、尺神经、桡神经的发起部位、行径、主要分支的分布。

8. 观察肌皮神经、腋神经、胸背神经的位置和分布。

9. 观察胸神经前支，肋间神经和肋下神经在胸腹壁的行径和分布及其皮支分布的节段性。

【实验材料】

1. 标本

（1）脑和脊髓被膜的离体标本，脊柱背侧剖开的脊髓标本。

（2）脑、脊髓动脉标本，脑浅静脉标本，静脉窦标本。

（3）全脑矢状断层标本。

（4）第四脑室顶标本。

（5）切除椎板暴露脊髓及脊神经的标本和游离的脊髓、脊髓脊神经的标本。

（6）暴露颈丛、臂丛的上肢标本。

（7）暴露胸神经前支、肋间神经和肋下神经的胸腹壁标本。

2. 模型

（1）传导通路的立体模型。

（2）脑血管模型、脑脊液循环途径的模型。

（3）脊神经纤维成分、分支的模型。

【实习内容】

一、脑和脊髓的被膜、血管和脑脊液循环

利用脑和脊髓被膜离体标本、脊柱背侧剖开的脊髓标本及颅底和颅盖标本示教和观察以下形态结构。

（一）脑和脊髓的被膜

1. 脊髓的被膜（图 1-16-1）

（1）硬脊膜

1）位置及界线：位于硬脊膜与椎管内骨膜之间，上端附着于枕骨大孔边缘，下端附着于尾骨。

2）特点：厚而坚韧，是临床上硬膜外麻醉的位置。

3）内容：疏松结缔组织、脂肪、淋巴管和静脉丛，有脊神经根。

（2）脊髓蛛网膜：注意蛛网膜与软膜的区别。

1）位置：蛛网膜衬在硬膜内面。

2）特点：半透明薄膜，与脑蛛网膜相延续。

3）形成结构：硬脊膜和脊髓蛛网膜之间→硬膜下隙。

（3）软脊膜

1）位置：紧贴于脑、脊髓表面。

2）特点：与实质不易分开，并深入脑和脊髓的沟裂中。

3）形成结构：齿状韧带、蛛网膜下隙、终池。

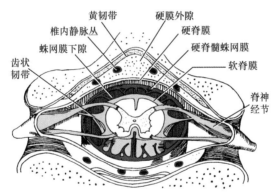

图 1-16-1 脊髓的被膜

2. 脑的被膜（图 1-16-2）

（1）硬脑膜

1）特点

$$硬脑膜\begin{cases}由两层合成，并与骨膜合为一层\\与颅盖骨连结疏松，在颅底部与颅骨结合紧密\end{cases}$$

2）注意脑膜静脉窦相互间的连通关系。

3）硬脑膜形成结构 $\begin{cases}隔幕：大脑镰、小脑幕、小脑幕切迹、鞍膈\\静脉窦：上矢状窦、下矢状窦、岩上窦、岩\\\quad下窦、海绵窦、直窦、窦汇、横窦、乙状窦\end{cases}$

（2）蛛网膜

1）特点：薄而透明，缺乏神经和血管

2）形成结构：蛛网膜下隙，蛛网膜下池（小脑延髓池、桥池、脚间池、交叉池），蛛网膜颗粒。

（3）软脑膜

1）特点：薄而富有血管，覆盖于脑的表面并深入沟裂内。

2）形成结构：脉络组织、脉络丛。

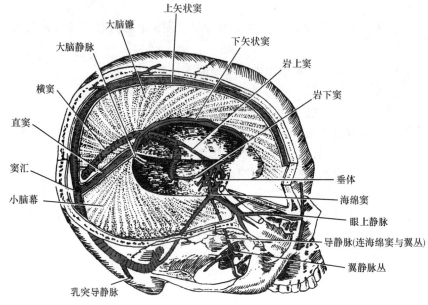

图 1-16-2　脑的被膜

（二）脑的血管

利用脑动脉标本、脑浅静脉标本及脑血管模型示教和观察以下主要形态结构（图 1-16-3）。

1. 脑的动脉

（1）颈内动脉：大脑中动脉和大脑前动脉的走行分布及前后交通动脉和脉络丛前动脉。

（2）椎 - 基底动脉：脊髓动脉，小脑（上、下前、下后）动脉，迷路动脉，脑桥动脉，大脑后动脉。重点观察大脑后动脉和小脑下后动脉的走行分布。

（3）大脑动脉环（Willis 环）

1）组成

大脑动脉环
{
大脑后动脉
后交通动脉
颈内动脉
大脑前动脉
前交通动脉
}

2）位置：脑底下方、蝶鞍上方，环绕视交叉、灰结节及乳头体。

大脑半球的动脉分支入脑大致分为三类：①皮质支；②中央支（在动脉环附近分出）；③参与构成脉络丛。

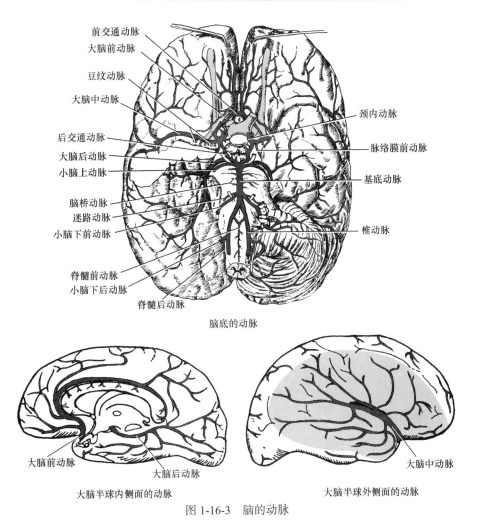

图 1-16-3　脑的动脉

2. 脑的静脉　不与动脉伴行。浅静脉注入邻近的硬脑膜窦；深静脉即大脑大静脉，注入直窦。

（三）脊髓的血管（图 1-16-4）

$$脊髓的动脉 \begin{cases} 椎动脉：脊髓前动脉、脊髓后动脉 \\ 节段性动脉：肋间后动脉和腰动脉的脊髓动脉 \end{cases}$$

脊髓的静脉：与同名动脉伴行。

（四）脑脊液及其循环途径

利用脑正中矢状断层标本和脑脊液循环模型及模式图建立脑脊液循环途径的立体系统概念。

左、右侧脑室脉络丛产生的脑脊液→室间孔→第三脑室（本室脉络丛也产生脑脊液）→中脑水管→第四脑室（本室脉络丛也产生脑脊液）正中孔、外侧孔→蛛网膜下隙→蛛网膜颗粒→上矢状窦→回流入血。

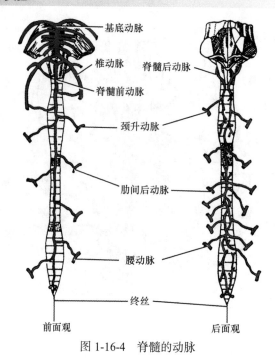

基底动脉

椎动脉

脊髓前动脉

脊髓后动脉

颈升动脉

肋间后动脉

腰动脉

终丝

前面观

后面观

图 1-16-4　脊髓的动脉

二、脊神经总论

（一）脊神经的组成

脊神经共 31 对，包括颈神经 8 对、胸神经 12 对、腰神经 5 对、骶神经 5 对、尾神经 1 对。

（二）脊神经的纤维成分

脊神经中含有 4 种纤维成分，即：

1. 躯体感觉纤维　躯体感觉纤维分布于皮肤、骨骼肌、肌腱和关节。

2. 内脏感觉纤维　内脏感觉纤维分布于内脏、心血管和腺体。

3. 躯体运动纤维　躯体运动纤维分布于骨骼肌。

4. 内脏运动纤维　内脏运动纤维支配心肌、平滑肌和腺体。

（三）脊神经的分支

脊神经的分支包括前支、后支、脊膜支和交通支。

三、颈　　丛

（一）颈丛的组成和位置

颈丛由第 1～4 颈神经前支组成，位于胸锁乳突肌深面。

（二）颈丛的分支

1. 颈丛的皮支　颈丛皮支于胸锁乳突肌后缘中点附近浅出，其主要分支如图 1-16-5 所示。

（1）枕小神经：沿胸锁乳突肌后缘上行，分布于枕部及耳郭背面上 1/3 的皮肤。

（2）耳大神经：沿胸锁乳突肌表面上行，分布于耳郭及附近皮肤。

（3）颈横神经：发出后横过胸锁乳突肌表面向前行，分布至颈前部皮肤。

（4）锁骨上神经：2～3条向下、外侧，分布于颈侧区、胸壁上部和肩部的皮肤。

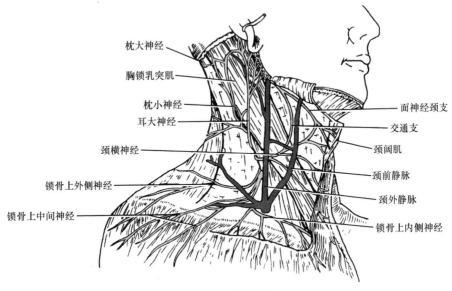

枕大神经

胸锁乳突肌

枕小神经

耳大神经

颈横神经

锁骨上外侧神经

锁骨上中间神经

面神经颈支

交通支

颈阔肌

颈前静脉

颈外静脉

锁骨上内侧神经

图 1-16-5　颈丛的皮支

2. 膈神经　膈神经为混合性神经，是颈丛中最重要的分支。发出后经前斜角肌前内侧，在锁骨下动、静脉之间经胸廓上口进入胸腔。此后，有心包膈血管伴行经肺根前方，在纵隔胸膜与心包之间下行，膈中心腱穿入膈肌。膈神经中的运动纤维支配膈肌，感觉纤维分布于胸膜、心包及膈下面的部分腹膜。右膈神经的感觉纤维分布到肝及肝外胆道的浆膜。

四、臂　　丛

（一）臂丛的组成和位置

臂丛由第 5～8 颈神经前支和第 1 胸神经前支大部分纤维组成，经斜角肌间隙穿出，继而经锁骨后方进入腋窝，包围腋动脉第二段，形成内侧束、后束和外侧束（图 1-16-6）。

（二）臂丛的分支

1. 锁骨上部的分支

（1）胸长神经：沿胸侧壁前锯肌表面伴随胸外侧动脉下行，分布于前锯肌。损伤此神经出现"翼状肩"体征。

（2）肩胛背神经：支配菱形肌和肩胛提肌。

（3）肩胛上神经：支配冈上肌和冈下肌。

2. 锁骨下部分支　锁骨下部分支都来自臂丛三个束。

（1）肌皮神经：自臂丛外侧束发出后，向外侧斜穿喙肱肌，经肱二头肌与肱肌间下行，发出的肌支分布于上述 3 块肌。终支在肘关节稍上方穿出深筋膜，改称为前臂外侧皮神经，分布于前臂外侧皮肤。

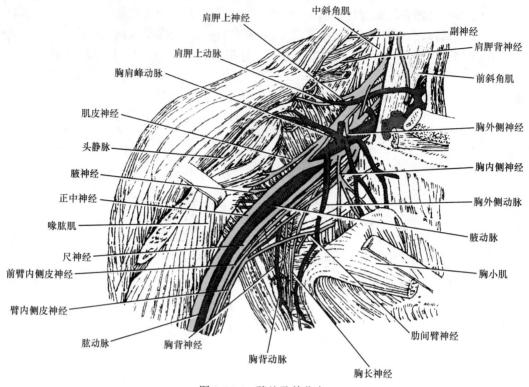

图 1-16-6　臂丛及其分支

（2）正中神经：由内、外侧两根合成，分别来自臂丛内、外侧束，沿肱二头肌内侧沟，伴肱动脉下行至肘窝穿旋前圆肌，在前臂于指浅、深屈肌间达腕部，经腕管达手掌。

正中神经在肘部和前臂发出肌支，支配除肱桡肌、尺侧腕屈肌和指深屈肌尺侧半以外的所有前臂前群肌。在手掌支配拇收肌以外的鱼际肌和第 1、2 蚓状肌。其皮支分布于手掌桡侧 2/3 的皮肤、桡侧 3 个半指的掌面皮肤及其背面中节和远节的皮肤。

正中神经损伤出现"猿掌"体征。

（3）尺神经：发自臂丛内侧束，沿肱二头肌内侧沟伴肱动脉下行，至臂中部穿臂内侧肌间隔后行向下方，经肱骨的尺神经沟，在尺侧腕屈肌和指深屈肌之间、尺动脉内侧下行，至桡腕关节上方发出手背支，主干在豌豆骨桡侧，经屈肌支持带浅面分浅、深两支入手掌。

尺神经在前臂发出肌支，支配尺侧腕屈肌和指深屈肌尺侧半。在手掌肌支支配小鱼际肌、拇收肌、全部骨间肌及第 3、4 蚓状肌。皮支分布于小鱼际的皮肤和尺侧 1 个半指皮肤。手背支转向背侧，分布手背尺侧半和尺侧 2 个半手指背面的皮肤。

尺神经损伤出现"爪形手"体征。

（4）桡神经：是臂丛后束发出的最粗大神经。伴肱深动脉行向下外，进入桡神经沟下行，在肱骨外上髁前方分为浅、深两终支。浅支行于肱桡肌深面，桡动脉的外侧下降，经肱桡肌腱深面转到后面，下行至手背桡侧。深支穿旋后肌后改名为骨间后神经，经前臂后群肌浅、深两层之间下降。

桡神经肌支支配肱三头肌、肱桡肌和前臂后群肌。皮支分布于臂部、前臂后面的皮肤、手背桡侧半和桡侧 2 个半手指近节背面的皮肤。

桡神经损伤出现"垂腕"体征。

（5）腋神经：发自臂丛后束，与旋肱后血管伴行向后外，绕肱骨外科颈至三角肌深面，发出肌支支配三角肌和小圆肌；皮支分布于肩部、臂外侧区上部的皮肤。

（6）胸背神经：发自臂丛后束，支配背阔肌。

（7）肩胛下神经：发自臂丛后束，支配大圆肌和肩胛下肌。

（8）胸内、外侧神经：发自臂丛内、外侧束，支配胸大、小肌。

（9）臂内侧皮神经和前臂内侧皮神经：发自臂丛内侧束，分布于臂内侧和前臂内侧皮肤。

五、胸神经前支

胸神经前支共 12 对，沿肋骨下方走行（图 1-16-7）。除第 1 对大部分参加臂丛，第 12 对小部分参加腰丛外，其余都不形成丛。第 1～11 对各自位于相应肋间隙中，称肋间神经，第 12 对胸神经前支位于第 12 肋下方，故名肋下神经。

胸神经前支在胸、腹壁皮肤的节段性分布最为明显，由上向下按顺序依次排列。如 T_2 分布区相当胸骨角平面，T_4 相当乳头平面，T_6 相当剑胸结合平面，T_8 相当肋弓最低平面，T_{10} 相当脐平面，T_{12} 则分布于脐与耻骨联合连线中点平面。

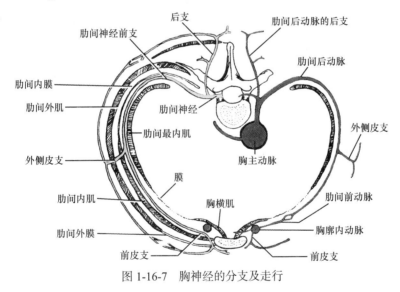

图 1-16-7　胸神经的分支及走行

【课后自我检测】

一、选择题

1.颈丛的神经阻滞点位于

A.胸锁乳突肌前缘上方　　　　　　　B.胸锁乳突肌后缘上方

C.胸锁乳突肌后缘中点　　　　　　　D.胸锁乳突肌后缘下方

E.胸锁乳突肌前缘中点

2.组成臂丛的脊神经前支包括

A. C_5 部分、C_6～C_8 全部和 T_1 部分　　　B. C_5～C_7 全部、T_1 部分

C. $C_5 \sim C_8$ 全部、T_1 部分   D. $C_5 \sim C_8$ 全部和 T_1

E. $C_5 \sim C_8$ 全部和部分 T_1

3. 支配背阔肌的神经是

A. 腋神经   B. 正中神经   C. 胸背神经

D. 桡神经   E. 尺神经

4. 分布于剑突根部平面的肋间神经是

A. T_{10} B. T_4 C. T_6 D. T_8 E. T_2

5. 组成腰丛的脊神经前根包括

A. T_{12} 部分、$L_1 \sim L_3$ 全部   B. $L_1 \sim L_3$ 全部、L_4 部分

C. T_{12} 部分、$L_1 \sim L_3$ 全部和 L_4 部分   D. $L_1 \sim L_5$ 全部

E. T_{12} 部分、$L_1 \sim L_4$ 全部和 L_5 部分

6. 小脑幕切迹疝时，出现瞳孔散大，上睑下垂的原因是

A. 动眼神经受压   B. 眼神经受压

C. 眼神经、动眼神经受压   D. 面神经、动眼神经受压

E. 三叉神经受压

7. 硬脑膜形成物不包括

A. 大脑镰   B. 脚间池   C. 小脑幕   D. 小脑镰   E. 鞍膈

8. 硬膜外隙是指

A. 硬脑膜与颅骨内骨膜之间   B. 硬脊膜与蛛网膜之间

C. 硬脑膜与颅内面之间   D. 硬脑膜与蛛网膜之间

E. 硬脊膜与椎骨骨膜之间

9. 关于各蛛网膜下池位置，正确的描述是

A. 环池位于左脑岛的环状沟内   B. 桥池位于脑桥的背面

C. 脚间池位于大脑脚周围   D. 交叉池位于视交叉前方

E. 终池位于硬脊膜和蛛网膜之间

10. 供应内囊的动脉主要来自

A. 大脑中动脉中央支   B. 大脑后动脉中央支

C. 前交通动脉中央支   D. 大脑前动脉皮质支

E. 后交通动脉中央支

二、名词解释

1. 神经节

2. 纤维束

3. 硬膜外隙

4. 蛛网膜颗粒

5. 马尾

三、简答题

1. 简述胸神经的节段性。

2. 简述硬脑膜内血流途径。

（左中夫）

实验 17　腰丛、骶丛、脑神经（第Ⅰ～Ⅷ对）

【目的要求】

1. 观察腰丛的组成和位置。

2. 观察股神经、闭孔神经的行径和主要分支的分布。

3. 观察髂腹下神经、髂腹股沟神经和股外侧皮神经的位置和分布。

4. 观察骶丛的组成和位置。

5. 观察臀上、下神经，股后皮神经，阴部神经的位置和分布。

6. 观察坐骨神经，胫神经和腓总神经位置、行径和支配的肌肉和分布区；腓浅、腓深神经的皮支分布区及所支配的肌肉。

7. 通过模型观察脑神经的纤维成分；脑神经的名称、顺序、附脑部位、进出颅部位的性质和分布。

8. 观察嗅神经的走行和分布。

9. 观察视神经的行径和脑膜的位置关系。

10. 观察动眼神经的行径、分支、分布。

11. 观察滑车神经行径和分布。

12. 观察三叉神经节的位置、三大支在头面部的分布区及三大支主要分支的行径和分布。

13. 观察展神经的行径、分布。

14. 观察面神经的行径和主要分支（岩大神经、鼓索、表情肌支）的分布。

15. 观察前庭蜗神经的行径。

【实验材料】

1. 标本

（1）暴露腰丛、骶丛的盆部、下肢标本。

（2）保留 12 对脑神经根和硬脑膜的颅底内面标本。

（3）展示眼球外肌和动眼神经、滑车神经、眼神经的标本。

（4）展示面神经颅外分支的面部标本。

（5）展示三叉神经分支的面部深层标本。

2. 模型

（1）脊神经纤维成分、分支的模型。

（2）脑神经纤维成分、分支的模型。

【实习内容】

一、腰　　丛

（一）腰丛的组成和位置

腰丛由第12胸神经前支一部分、第1～3腰神经前支及第4腰神经前支的一部分组成，腰丛位于腰大肌的深面。

（二）腰丛的分支

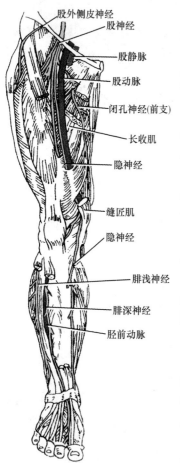

图1-17-1　下肢前面神经分布

除发出肌支支配髂腰肌和腰方肌外，腰丛的其余分支如图1-17-1所示。

1.髂腹下神经　髂腹下神经自腰大肌外侧缘穿出，肌支分布于腹壁诸肌，并发出皮支，分布于腹股沟区及下腹部的皮肤。

2.髂腹股沟神经　髂腹股沟神经自髂腹下神经下方出腰大肌外缘，自腹股沟管浅环穿出，其肌支分布于腹壁肌；皮支分布于腹股沟部、阴囊或大阴唇皮肤。

3.生殖股神经　生殖股神经自腰大肌前面穿出后，经腹股沟管分布于提睾肌和阴囊皮肤（或随子宫圆韧带分布于大阴唇）。

4.股外侧皮神经　股外侧皮神经自腰大肌外侧缘穿出后，经腹股沟韧带深面达股部，分布于大腿外侧部的皮肤。

5.股神经　股神经是腰丛最大分支，自腰大肌外缘穿出，在腰大肌与髂肌之间下行，于腹股沟韧带深面、股动脉外侧进入股三角区，随即分为数支。

（1）肌支：支配耻骨肌、股四头肌和缝匠肌。

（2）皮支：分布于股前皮肤，其中最长的皮支为隐神经伴随股动脉入收肌管下行，于膝关节内侧浅出至皮下，伴随大隐静脉沿小腿内侧面下行至足内侧缘，沿途分布于小腿内侧面及足内侧缘皮肤。

6.闭孔神经　闭孔神经从自腰大肌内侧缘穿出，贴盆腔侧壁前行，与闭孔血管伴行穿闭膜管至股部，分布大腿内收肌群和大腿内侧面皮肤。

二、骶　　丛

（一）骶丛的组成和位置

骶丛由腰骶干及全部骶神经和尾神经前支组成，腰骶干是由第4腰神经前支余部和第5腰神经前支合成。骶丛呈三角形，位于盆腔内、梨状肌的前面，主要分布于会阴和下肢后面（图1-17-2）。

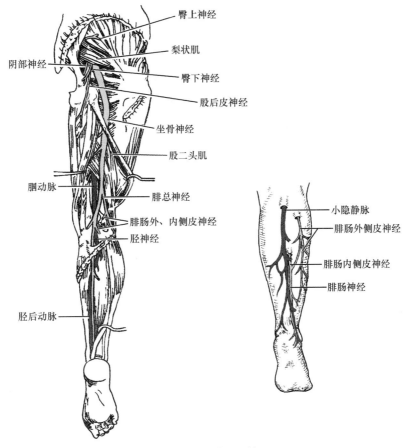

图 1-17-2 下肢后面神经

（二）骶丛的分支

1. 臀上神经 臀上神经伴臀上血管经梨状肌上孔出盆腔，分布于臀中、小肌和阔筋膜张肌。

2. 臀下神经 臀下神经伴臀下血管经梨状肌下孔出盆腔，分布于臀大肌。

3. 股后皮神经 股后皮神经穿梨状肌下孔出盆腔，分布于臀区、股后区和腘窝处的皮肤。

4. 阴部神经 阴部神经伴阴部内血管出梨状肌下孔，绕过坐骨棘经坐骨小孔进入坐骨肛门窝，分布于会阴部、外生殖器、肛门的肌肉和皮肤。

5. 坐骨神经 坐骨神经是全身最粗大、最长的神经，经梨状肌下孔出盆腔后，位于臀大肌深面，在坐骨结节与大转子之间下行至股后区，继而在股二头肌长头深面下行，在腘窝上方分为胫神经和腓总神经两大终支。坐骨神经干在股后区发出肌支分布于股后肌群。

（1）胫神经：续于坐骨神经，沿腘窝中线腘血管浅面下降，在比目鱼肌深面伴胫后血管下行，经内踝后方分为足底内侧神经和足底外侧神经。胫神经肌支支配小腿后群肌和足底肌，皮支分布于小腿后面和足底的皮肤。

（2）腓总神经：绕过腓骨颈向前，穿过腓骨长肌，分为腓浅神经和腓深神经。腓浅神经肌支配小腿外侧群肌、足背肌，皮支分布于小腿外侧、足背、2～5趾背的皮肤。腓深神经分布小腿前群肌和 1～2 趾相对缘的皮肤。

三、脑 神 经

脑神经共12对,其排列顺序一般用罗马数字表示:Ⅰ嗅神经、Ⅱ视神经、Ⅲ动眼神经、Ⅳ滑车神经、Ⅴ三叉神经、Ⅵ展神经、Ⅶ面神经、Ⅷ前庭蜗神经、Ⅸ舌咽神经、Ⅹ迷走神经、Ⅺ副神经、Ⅻ舌下神经。

(一)脑神经按纤维成分性质的分类

1. 躯体运动纤维 躯体运动纤维为脑干内躯体运动核发出,支配眼外肌、舌肌。

2. 一般内脏运动纤维 一般内脏运动纤维为脑干内一般内脏运动核发出,属于节前纤维,换神经元后支配平滑肌、心肌和腺体。

3. 特殊内脏运动纤维 特殊内脏运动纤维为脑干内特殊内脏运动核发出,支配头颈部肌和咽喉肌等。

4. 一般躯体感觉纤维 一般躯体感觉纤维将来自头面部的浅、深感觉冲动传入脑干内的一般躯体感觉核。

5. 特殊躯体感觉纤维 特殊躯体感觉纤维将视觉、听觉等传入脑干内的特殊躯体感觉核。

6. 一般内脏感觉纤维 一般内脏感觉纤维将来自头、颈、胸、腹部的一般内脏感觉冲动传入脑干内的内脏感觉核。

7. 特殊内脏感觉纤维 特殊内脏感觉纤维将味觉、嗅觉等传入脑干内的内脏感觉核。

(二)脑神经按所含神经纤维种类的不同分类

1. 感觉神经 Ⅰ嗅神经、Ⅱ视神经、Ⅷ前庭蜗神经。

2. 运动神经 Ⅲ动眼神经、Ⅳ滑车神经、Ⅵ展神经、Ⅺ副神经、Ⅻ舌下神经。

3. 混合神经 Ⅴ三叉神经、Ⅶ面神经、Ⅸ舌咽神经、Ⅹ迷走神经。

(三)脑神经

1. 嗅神经 嗅神经为感觉神经,传导嗅觉。穿过筛孔入颅前窝,连于嗅球。

2. 视神经 视神经为感觉神经,传导视觉。穿经视神经管入颅中窝,形成视交叉,经视束止于间脑的外侧膝状体。

3. 动眼神经 动眼神经为运动神经。由中脑的动眼神经核发出躯体运动纤维和动眼神经副核(EGW核)发出内脏运动纤维(副交感纤维)组成。经海绵窦外侧壁向前,穿眶上裂入眶。躯体运动纤维支配上睑提肌、上直肌、下直肌、内直肌和下斜肌。内脏运动纤维支配瞳孔括约肌和睫状肌(图 1-17-3、图 1-17-4)。

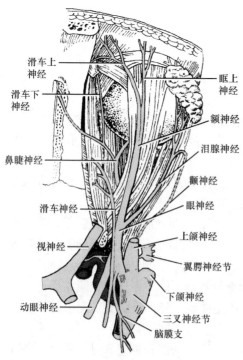

图 1-17-3 眶内神经上面观

滑车上神经
滑车下神经
鼻睫神经
滑车神经
视神经
动眼神经
眶上神经
额神经
泪腺神经
颧神经
眼神经
上颌神经
翼腭神经节
下颌神经
三叉神经节
脑膜支

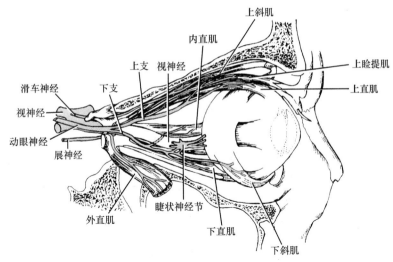

图 1-17-4　眶内神经侧面观

4. 滑车神经　滑车神经为运动神经，由滑车神经核发出的躯体运动纤维组成。穿经海绵窦外侧壁向前，经眶上裂入眶，支配上斜肌（图 1-17-3、图 1-17-4）。

5. 三叉神经　三叉神经为粗大的混合神经。其一般躯体感觉纤维终于三叉神经脊束核、三叉神经脑桥核和三叉神经中脑核；其特殊内脏运动纤维起自三叉神经运动核。由三叉神经节发出三叉神经的三大分支，即眼神经、上颌神经和下颌神经（图 1-17-5）。

（1）眼神经：眼神经仅含躯体感觉纤维，穿行海绵窦外侧壁，经眶上裂入眶，分出下列分支。

1）额神经：分布于额、顶、上睑部的皮肤。

2）泪腺神经：分布于泪腺、结膜和上睑的皮肤。

3）鼻睫神经：分布于泪囊、鼻腔黏膜、鼻背、眼睑的皮肤和眼球壁。

（2）上颌神经：上颌神经仅含躯体感觉纤维，进入海绵窦外侧壁，向前经圆孔出颅发出数支。

1）眶下神经：分布于下睑、鼻翼、上唇的皮肤和黏膜。眶下神经在眶下管内发出上牙槽神经前、中支。

2）上牙槽神经：发支分布于上颌牙、牙龈及上颌窦黏膜。

3）颧神经：分布于颧、颞部的皮肤。

4）翼腭神经：分布于腭、鼻腔的黏膜及腭扁桃体。

（3）下颌神经：下颌神经是三叉神经三大分支中最粗大的一支，为混合性神经，自卵圆孔出颅。

1）耳颞神经：此神经两根夹脑膜中动脉向后合成一支，分布于耳郭、颞区皮肤及腮腺。

2）颊神经：分布于颊部的皮肤及口腔侧壁的黏膜。

3）舌神经：分布于口腔底及舌前 2/3 黏膜，传导一般感觉。

4）下牙槽神经：为混合性神经，分布于颏部及下唇的皮肤和黏膜。下牙槽神经中的运动纤维支配下颌舌骨肌及二腹肌前腹。

5）咀嚼肌神经：属运动性神经，支配 4 块咀嚼肌。

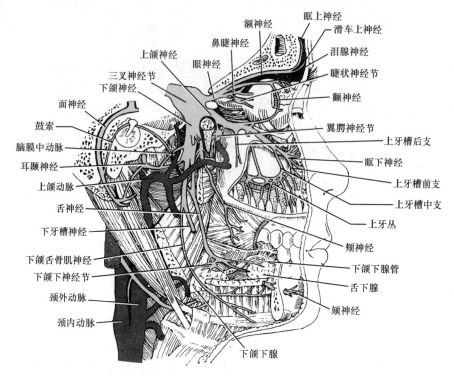

图 1-17-5　三叉神经（侧面观）

6. 展神经　展神经是运动神经，由展神经核发出的躯体运动纤维组成。自延髓脑桥沟两侧出脑，穿入海绵窦，经眶上裂入眶，分布于外直肌（图 1-17-3、图 1-17-4）。

7. 面神经　面神经是混合神经，其特殊内脏运动纤维起于面神经核；一般内脏运动纤维起于上泌涎核；特殊内脏感觉纤维终于孤束核。面神经在展神经外侧出延髓脑桥沟后伴前庭蜗神经进入内耳门，穿内耳道底进入面神经管，经茎乳孔出颅后向前进入腮腺。面神经分为面神经管内的分支和面神经管外的分支。

（1）面神经管内的分支

1）岩大神经：含内脏运动纤维，于膝神经节处离开面神经，至翼腭窝，进入翼腭神经节。在此节内换神经元，节后纤维分布于泪腺、鼻、腭黏膜的腺体，支配其分泌。

2）鼓索：是面神经的重要分支，含一般内脏运动纤维和特殊内脏感觉纤维。穿岩鼓裂出颅至颞下窝，向前下加入舌神经，其特殊内脏感觉纤维分布于舌前 2/3 的味蕾，传导味觉冲动；一般内脏运动纤维进入下颌下神经节换元，节后纤维支配下颌下腺和舌下腺的分泌。

（2）面神经管外的分支：均为特殊内脏运动纤维。面神经出茎乳孔后，发出 5 支：颞支、颧支、颊支、下颌缘支和颈支，支配面部表情肌和颈阔肌。

8. 前庭蜗神经　前庭蜗神经是感觉神经，由前庭神经和蜗神经两部分组成（图 1-17-6）。

（1）前庭神经传导平衡觉。

（2）蜗神经传导听觉：经内耳门入颅，在延髓脑桥沟外侧部入脑干，终于蜗神经核。

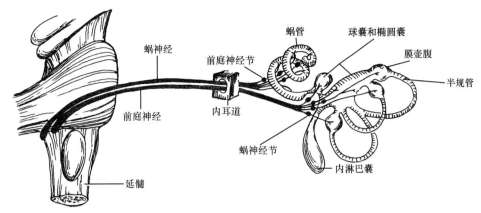

图 1-17-6　前庭蜗神经

【课后自我检测】

一、选择题

1. 下列脑神经中，不属于混合性脑神经的是

A. 动眼神经　　　　B. 面神经　　　　C. 三叉神经　　　　D. 迷走神经　　　　E. 舌咽神经

2. 穿过筛骨筛板的脑神经是

A. 视神经　　　　B. 眼神经　　　　C. 上颌神经　　　　D. 嗅神经　　　　E. 展神经

3. 关于动眼神经的叙述，下列哪项是正确的

A. 由大脑脚底内侧面出脑　　　　B. 由下丘下方与上髓帆之间出脑

C. 由中脑上丘下方出脑　　　　D. 经眶下裂出颅、入眶

E. 经圆孔出颅通过翼腭窝入眶

4. 下面哪些结构通过海绵窦但不经过眶上裂

A. 眼神经　　　　B. 上颌神经　　　　C. 动眼神经　　　　D. 展神经　　　　E. 滑车神经

5. 下列哪一对神经不分布于眼球

A. 动眼神经　　　　B. 展神经　　　　C. 交感神经　　　　D. 滑车神经　　　　E. 上颌神经

6. 三叉神经不分布于

A. 结膜　　　　B. 上睑皮肤　　　　C. 下睑皮肤　　　　D. 咀嚼肌　　　　E. 上睑提肌

7. 关于下颌神经错误的是

A. 含有感觉纤维　　　　B. 为混合神经　　　　C. 分布于上睑皮肤

D. 穿卵圆孔出颅　　　　E. 支配咀嚼肌

8. 下列哪条不是腰丛分支

A. 髂腹下神经　　　　B. 股外侧皮神经　　　　C. 股神经

D. 股后皮神经　　　　E. 闭孔神经

9. 坐骨神经支配

A. 臀小肌　　　　B. 缝匠肌　　　　C. 半腱肌　　　　D. 臀中肌　　　　E. 臀大肌

10. 腓总神经

A. 腓深神经支配腓骨长 . 短肌　　　　B. 腓深神经支配小腿后群肌

C. 起自股神经　　　　D. 损伤后出现"钩状足"

E. 主要分支有腓深、浅神经

二、名词解释

1. 脑神经
2. 鼓索
3. 三叉神经节
4. 面神经管
5. 腰骶干

三、简答题

1. 面神经在面神经管内、外损伤时，都损伤哪些神经，其临床表现有何不同？
2. 简述骶丛的位置、组成及主要分支名称。

（左中夫）

实验 18 脑神经（第Ⅸ～Ⅻ对）和内脏神经

【目的要求】

1. 观察舌咽神经的主要分支（舌支、扁桃体支、颈动脉窦支和鼓室神经）的分布。

2. 观察迷走神经的主干行径，喉上神经和左、右喉返神经的行径与分布。迷走神经前、后干在腹腔的分支和分布。

3. 观察副神经行径和分布。

4. 观察舌下神经的行径和分布。

5. 观察交感神经低级中枢的部位，交感干的位置、组成、主要的椎前节（腹腔节、肠系膜上、下节等）位置。

6. 观察副交感神经低级中枢部位。观察睫状神经节、翼腭神经节、下颌下神经节和耳神经节。

【实验材料】

1. 标本

（1）保留 12 对脑神经根和硬脑膜的颅底内面标本。

（2）展示后 4 对脑神经主干和分支的颈部深层标本。

（3）展示脑神经节的相关标本。

2. 模型

（1）脑神经纤维成分、分支的模型。

（2）内脏神经纤维成分、分支的模型。

【实习内容】

一、脑　神　经

1.舌咽神经　舌咽神经是混合神经。其特殊内脏运动纤维起于疑核，支配茎突咽肌；一般内脏运动纤维起于下泌涎核，支配腮腺；一般躯体感觉纤维终于三叉神经脊束核；内脏感觉纤维终于孤束核。在延髓橄榄后沟上部出脑，经颈静脉孔出颅（图 1-18-1）。

（1）鼓室神经：分布于鼓室、乳突小房和咽鼓管黏膜，其终支岩小神经出鼓室达耳神经节换神经元，其节后纤维支配腮腺的分泌。

（2）颈动脉窦支：分布于颈动脉窦和颈动脉小球。

（3）舌支：传导舌的一般感觉和味觉。

（4）咽支：分布于咽肌及咽黏膜。

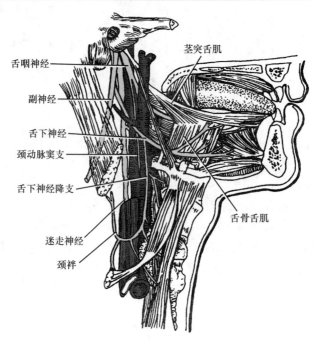

图 1-18-1　舌咽神经和舌下神经

2. 迷走神经　迷走神经是混合神经，是行程最长、分布最广的脑神经。其特殊内脏运动纤维起于疑核，支配咽喉肌；一般内脏运动纤维起自迷走神经背核；一般内脏感觉纤维终于孤束核；一般躯体感觉纤维终于三叉神经脊束核。迷走神经以多条根丝自橄榄后沟的中部出延髓，经颈静脉孔出颅（图 1-18-2）。

（1）颈部的分支

1）喉上神经：外支细小，支配环甲肌；内支分布于咽、会厌、舌根及声门裂以上的喉黏膜。

2）颈心支：一般有上、下两支，为混合神经，含内脏运动和内脏感觉纤维。

（2）胸部的分支

1）喉返神经：左、右喉返神经的起始和行程有所不同。右喉返神经经右锁骨下动脉前方发出，向后勾绕此动脉上行，返回颈部；左喉返神经跨过主动脉弓前方时发出，勾绕主动脉弓下后方上行，返回颈部。其中运动纤维支配除环甲肌以外的所有喉肌，感觉纤维分布于声门裂以下的喉黏膜。

2）支气管支。

3）食管支。

4）胸心支。

喉返神经是支配大多数喉肌的运动神经，一侧损伤可使声音嘶哑或发音困难；若两侧喉返神经同时受损，可引起失音、呼吸困难甚至窒息。

（3）腹部的分支

1）胃前支：为迷走神经前干的终支，分布于胃前壁，是重要的胃酸分泌神经。胃前支的终支在角切迹处以"鸦爪"形分支分布于幽门部前壁，此支与胃的排空有关。

2）肝支：随肝固有动脉的分支分布于肝、胆囊等处。

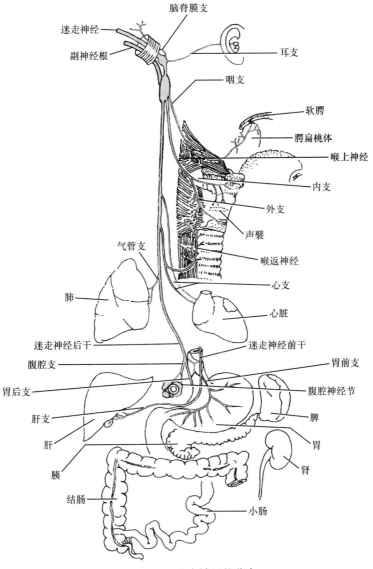

图 1-18-2　迷走神经的分布

3）胃后支：为迷走神经后干的终支，分布于胃后壁，是重要的胃酸分泌神经。胃后支的终支与胃前支相似，也以"鸦爪"形分支分布于幽门窦及幽门管后壁，也与胃的排空有关。

4）腹腔支：与交感神经一起构成腹腔丛，分布于肝、胆、胰、脾、肾及结肠左曲以上的腹部消化管。

3. 副神经　副神经是运动神经，为特殊内脏运动纤维，起于疑核和副神经脊髓核，自橄榄后沟下部出脑，经颈静脉孔出颅。出颅后分为内、外两支：内支加入迷走神经分布于咽喉肌；外支支配胸锁乳突肌、斜方肌（图 1-18-1）。

4. 舌下神经　舌下神经是运动神经，为躯体运动纤维，起自舌下神经核，支配全部舌内肌和舌外肌（图 1-18-1）。

二、内脏神经

内脏神经主要分布于内脏、心血管和腺体，含有内脏感觉和内脏运动两种纤维成分。

（一）内脏运动神经

内脏运动神经又称自主（植物）神经，支配平滑肌、心肌的运动和腺体的分泌。内脏运动神经根据形态结构和生理学的特点，分为交感神经和副交感神经两部分（图1-18-3）。

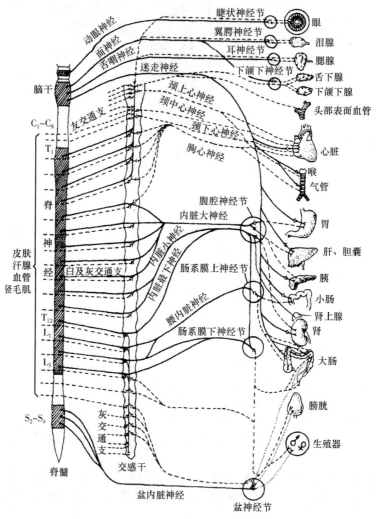

图 1-18-3　内脏运动神经概览

1. 交感神经　交感神经分为中枢部和周围部，低级中枢位于脊髓$T_1 \sim L_3$的侧角；周围部包括交感神经节、交感干、神经和神经丛等。

（1）交感神经节：根据交感神经节所在位置不同，可分为椎旁节和椎前节。椎旁节位于脊柱两旁；椎前节位于椎体前方，包括腹腔神经节、肠系膜上神经节、肠系膜下神经节及主动脉肾节，分别位于同名动脉根部。

（2）交感干：位于脊柱两侧，由交感干神经节和节间支组成，上至颅底，下至尾骨，于尾骨的前面两干合并。

（3）交通支：分为白交通支和灰交通支。

1）白交通支：由节前纤维组成，呈白色。白交通支只存在于 $T_1 \sim L_3$ 各脊神经的前支与相应的交感干神经节之间。

2）灰交通支：由节后纤维组成，多无髓鞘，色灰暗。

2. 副交感神经 副交感神经也分为中枢部和周围部，低级中枢位于脑干内的内脏运动核和脊髓 $S_2 \sim S_4$ 的骶副交感核；周围部包括副交感神经节和进出此节的节前纤维和节后纤维。副交感神经节多位于器官的周围或器官的壁内，称器官旁节和器官内节。器官旁节有睫状神经节、下颌下神经节、翼腭神经节和耳神经节等。

脑干的副交感神经：

（1）由中脑的动眼神经副核发出的节前纤维，随动眼神经入眶腔后，到达睫状神经节内交换神经元，其节后纤维进入眼球壁，支配瞳孔括约肌和睫状肌。

（2）由脑桥的上泌涎核发出的节前纤维，随面神经走行。一部分经岩大神经至翼腭神经节换神经元，节后纤维分布于泪腺、鼻腔、口腔及腭黏膜的腺体；另一部分经鼓索加入舌神经，至下颌下神经节换神经元，节后纤维分布于下颌下腺和舌下腺。

（3）由延髓的下泌涎核发出的节前纤维，随舌咽神经走行，经鼓室神经至鼓室丛，由丛发出岩小神经至耳神经节换神经元，节后纤维经耳颞神经分布于腮腺。

（4）由延髓的迷走神经背核发出的节前纤维，随迷走神经的分支到达心、肺、肝、脾、胰、肾及结肠左曲以上消化管的器官旁节或器官内节换神经元，节后纤维分布于上述器官的平滑肌、心肌和腺体。

（二）内脏感觉神经

人体各内脏器官除有交感和副交感神经支配外，也有感觉神经分布。内感受器接受来自内脏的刺激，经内脏感觉神经传到中枢，中枢则通过内脏运动神经直接调节内脏的活动，也可以通过体液间接调节各内脏器官的活动。

（三）牵涉痛

当某些内脏器官发生病变时，常在体表一定区域产生感觉过敏或痛觉，这种现象称为牵涉痛。牵涉痛有时发生在患病内脏邻近的皮肤区，有时发生在距患病内脏较远的皮肤区。例如，心绞痛时，常在胸前区及左臂内侧皮肤感到疼痛。肝胆疾病时，常在右肩部感到疼痛等。

【课后自我检测】

一、选择题

1.分布到声门裂以上喉黏膜的神经是

A.喉上神经   B.舌神经   C.舌咽神经

D.喉返神经   E.舌下神经

2.以下哪个器官不受迷走神经支配

A.心脏   B.气管   C.甲状腺   D.阑尾   E.乙状结肠

3.右侧舌下神经损伤可导致

A.右侧半舌黏膜感觉丧失   B.右侧半舌味觉障碍

C. 左侧半舌肌萎缩　　　　　　　　　D. 伸舌时舌尖偏向右侧

E. 左侧舌黏膜感觉丧失

4. 喉返神经

A. 发自迷走神经颈段　　　　　　　　B. 发自迷走神经颈段

C. 是喉肌的主要运动神经　　　　　　D. 感觉纤维分布到声门裂以上的喉黏膜

E. 自咽下缩肌下缘以上的一段又称喉上神经

5. 副神经

A. 为感觉神经　　　　　　　　　　　B. 由颅根和脊髓根两部分组成

C. 脊髓根经颈静脉孔入颅　　　　　　D. 出颅后分为上支和下支

E. 支配肩胛提肌

6. 不经眶上裂出颅的神经是

A. 舌下神经　　　B. 动眼神经　　C. 眼神经　　　D. 滑车神经　　E. 展神经

7. 下列关于舌下神经哪一项是错误的

A. 来自于舌下神经核　　　　　　　　B. 支配颏舌肌

C. 损伤后伸舌，舌尖偏向伤侧　　　　D. 经颈静脉孔出颅

E. 纤维性质为躯体运动纤维

8. 自主神经低级中枢包括

A. 脊髓的 T_3（或 L_8）～ L_4（或 L_2）节侧角的中间外侧核

B. 脑干副交感神经核

C. 脊髓 S_1 ～ S_4 内的骶副交感神经核

D. 下丘脑前部

E. 下丘脑后部

9. 属于副交感神经节的是

A. 螺旋神经节　　　　　　B. 膝神经节　　　　　　　C. 上神经节

D. 三叉神经节　　　　　　E. 翼腭神经节

10. 鼓索含有

A. 特殊内脏运动纤维　　　　　　　　B. 一般内脏运动纤维

C. 特殊内脏感觉纤维　　　　　　　　D. 特殊内脏运动纤维和特殊内脏感觉纤维

E. 特殊内脏感觉纤维和一般内脏运动纤维

二、名词解释

1. 交通支

2. 白交通支

3. 灰交通支

4. 交感干

5. 牵涉痛

三、简答题

1. 简述舌的神经支配。

2. 简述舌咽神经的纤维成分，与脑神经核的联系及其主要分布。

（温有锋）

第二部分　局部解剖学

实验1　脊柱区和臀部浅层

【目的要求】

1. 掌握常用解剖学器械的使用方法。

2. 掌握基本解剖技术（剥皮，在浅筋膜内寻找、分离皮神经和浅血管）。

3. 了解背部、臀部皮肤的特点。

4. 了解背部、臀部皮下脂肪组织特点及皮神经的来源、分布。

5. 观察浅筋膜、深筋膜，掌握胸腰筋膜的位置及附着点。

【实验材料】

1. 经防腐处理的无菌尸体。

2. 人体背面浅层挂图。

【实习内容】

一、手术器械的使用

常用解剖器械有手术刀、镊子、手术剪和血管钳（图 2-1-1）。

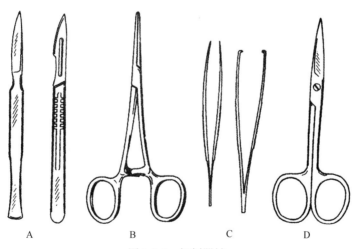

图 2-1-1　解剖器械

A.解剖刀；B.血管钳；C.镊子；D.剪

1. 手术刀　持刀方式可随不同需要而异，有两种使用方法。

（1）抓持法：切皮肤时宜用抓持法，即将刀柄捏于拇指与中指、环指、小指之间，示指指腹压于刀背上，刀刃与皮肤垂直，用均衡的腕力切开皮肤（图 2-1-2）。

（2）执笔法：修洁血管、神经时，多采用执笔法，即用拇指、示指尖与中指末节的桡侧缘夹持刀柄，运用小幅度动作，沿血管、神经的分支修剔。用于切皮肤，使用均衡的腕力。

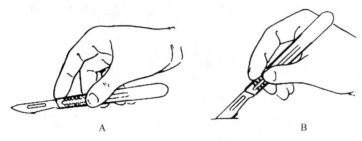

图 2-1-2　持刀姿势

A.抓持法持刀姿势；B.执笔法持刀姿势

2.镊子　将镊柄夹于拇指与示指、中指指腹之间，用手指力量捏紧。

（1）有齿镊：夹持皮肤或较坚硬的结构。

（2）无齿镊：夹持神经、血管或其他软组织。

3.剪　圆头剪用于分离组织或修洁血管、神经；尖头剪用于剪断较坚韧结构。持剪方法应将拇指与环指分别套入剪柄环内，示指末节贴于剪轴。

4.血管钳　血管钳通常用于分离血管、神经及软组织，也可钳夹肌腱、韧带、皮肤等作牵引固定之用。持钳方法与持剪一样。

二、基本解剖技术

（一）剥皮

皮肤切口深度以透过皮肤不伤及筋膜为度，用止血钳夹持皮瓣角向上翻扯，用刀刃切开此片的皮下组织，使刀刃与皮片成 45°，细心划割，勿使过多的脂肪组织附着于皮片，见到毛孔即可；在浅筋膜表面勿留有真皮组织。

（二）寻找皮神经和浅血管

必须先熟悉神经和血管的浅出位置和走行，寻找时，先在主干附近沿它们走行方向，用刀尖划开浅筋膜，寻找主干，再沿主干向远端剥离，找出它们的分支，各分支均找到后，才能将浅筋膜全部剔除。解剖深部的神经、血管，也是先沿主干方向，划开血管神经鞘，显露神经、血管的主干及分支，再将周围的结缔组织剔除。

三、解剖程序

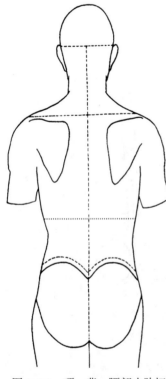

图 2-1-3　项、背、腰部皮肤切口示意图

尸体俯卧，颈下垫一木枕，皮肤切口如图 2-1-3 所示，剥皮。

（一）上肢组

1. 翻皮 沿右图切口剥离皮肤，分别向外侧翻开颈后区及背腰部皮肤。

2. 解剖浅筋膜内的皮神经

（1）在枕外隆凸外侧 2～3cm 处寻找枕大神经，它的外侧有枕动脉伴行，皮下方有第 3 枕神经浅出，见图 2-1-4。

（2）背部皮神经在距正中线 3cm 处穿出深筋膜，上部为上 6 对胸神经的后支，它们从深筋膜穿出后，呈水平方向行向外侧。下部为下 6 对胸神经的后支，斜向外下方，与对侧者呈"∧"形排列，各找出 2～3 支观察。

（3）在腰部竖脊肌外侧缘，臀上皮神经穿出深筋膜至浅筋膜。

（二）下肢组

1. 翻皮 沿臀部皮肤切口将皮肤翻向外侧。

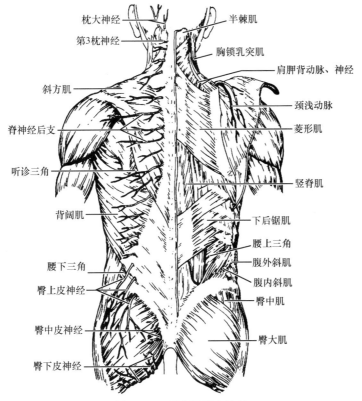

图 2-1-4 项背肌及皮神经

2. 解剖浅筋膜内的皮神经

（1）在竖脊肌外侧缘与髂嵴交界处的浅筋膜深面寻找臀上皮神经，该神经越过髂嵴至臀部上部的皮肤。

（2）在髂后上棘与尾骨尖的连线中间 1/3 处寻找臀中皮神经。

（3）在臀大肌下缘，近股后区中线附近的浅筋膜内寻找臀下皮神经（该神经很短，可以不找）。

四、注意事项

1. 皮肤切口要适度，见到黄色脂肪即可，在皮下脂肪不是黄色的部位更要注意，剥皮不熟练时，速度要慢些。

2. 剥皮时，刀刃要对着皮肤，以皮肤见到毛孔、不带脂肪为度。

3. 对于用色素乳胶灌注较差的标本，要仔细辨认皮神经与浅筋膜，浅筋膜的纤维组织交织成网状，折光性强弱不等（胶原纤维折光性较弱、弹性纤维折光性较强），韧性较差；皮神经多呈树状分枝，常有小血管伴行，神经纤维为白色索状结构，有韧性、牵拉不断。

4. 修洁血管和神经时，勿用镊子或止血钳过度牵拉血管和神经，防止搜断。

【课后自我检测】

一、选择题

1. 做腰椎穿刺时常经哪项进行

A. 蛛网膜下隙   B. 硬膜外隙   C. 椎管

D. 腰上三角   E. 腰下三角

2. 臀上皮神经

A. 第 1 腰神经后支的外侧支   B. 第 1～2 腰神经后支的外侧支

C. 第 1～3 腰神经后支的外侧支   D. 第 1～4 腰神经后支的外侧支

E. 第 1～5 腰神经后支的外侧支

3. 以下哪项不属于颈后区的肌肉

A. 三角肌   B. 斜方肌   C. 肩胛提肌   D. 竖脊肌   E. 大菱形肌

4. 两髂后上棘连线平对

A. 第 5 腰椎中部   B. 第 1 腰椎中部   C. 第 1 骶椎上缘

D. 第 2 骶椎中部   E. 第 2 骶椎下缘

5. 临床上进行骶管麻醉进行的定位标志是

A. 骶角   B. 坐骨棘   C. 髂后下棘

D. 坐骨结节   E. 骶外侧嵴

6. 关于听诊三角的描述，错误的是

A. 浅面有皮肤和浅筋膜   B. 外侧界为肩胛骨的脊柱缘

C. 内上界为斜方肌的外下缘   D. 下界为背阔肌的上缘

E. 该三角位于第 8 肋间隙水平

7. 关于枕下三角的描述，错误的是

A. 三角内主要有椎动脉和枕小神经经过

B. 内上界为头后大直肌

C. 外上界为头上斜肌

D. 外下界为头下斜肌

E. 位于夹肌和半棘肌的深面

8. 腰上三角

A. 外侧界为竖脊肌外侧缘   B. 外下界为腹外斜肌后缘

C. 上界为第 12 肋   D. 三角的底为腹内斜肌

E. 三角的顶为腹外斜肌

9. 脊柱区不包括

A. 骶尾部   B. 盆部   C. 腰部

D. 颈后区（项部）   E. 背部

二、名词解释

1. 胸腰筋膜

2. 听诊三角

3. 腰上三角

4. 腰下三角

5. 枕下三角

三、简答题

1. 简述人体的基本层次结构。

2. 简述臀上皮神经的来源、走行和临床意义。

（解 玲）

实验2 臂和前臂后区浅层，股后区和小腿后区浅层

【目的要求】

1. 了解臂及前臂背面皮神经的来源及分布。
2. 掌握头静脉、贵要静脉在前臂后区的走行。
3. 了解股后区皮神经的来源及分布。
4. 掌握小隐静脉的走行，了解与其伴行的腓肠神经的合成及其走行。

【实验材料】

1. 经防腐处理的无菌尸体。
2. 上肢背面和下肢背面浅层挂图。

【实习内容】

一、上肢组（两个术者：臂后区和前臂后区）

（一）解剖程序

1. 皮肤切口 如图 2-2-1 所示，剥皮。
2. 在浅筋膜中寻找皮神经和浅静脉（图 2-2-2）

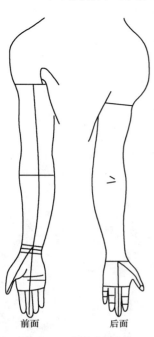

（1）臂外侧上皮神经：三角肌后缘中点处寻找。
（2）臂后皮神经：腋后襞下缘处。
（3）臂外侧下皮神经：三角肌止点处。
（4）臂内侧皮神经：腋后襞下浅出。
（5）前臂后皮神经：肱骨外上髁上方 5cm 或三角肌止点下方 5cm 处。
（6）前臂外侧皮神经：肘关节稍下方外侧。
（7）前臂内侧皮神经：前臂后区内侧与贵要静脉伴行。
（8）桡神经浅支：前臂中下 1/3 与 1/4 交界处外侧。
（9）尺神经手背支：腕关节上方 5cm 处内侧浅出，位置较深。寻找头静脉和贵要静脉起始部。

（二）注意事项

1. 做环形切口必须浅，防止损伤皮神经、浅静脉，特别是尺桡骨下端的切口。
2. 因前臂姿势不同，要分清前、后面，桡、尺侧后再做，勿伤及前臂前区的结构。

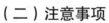

前面　　　后面

图 2-2-1　上肢皮肤切口

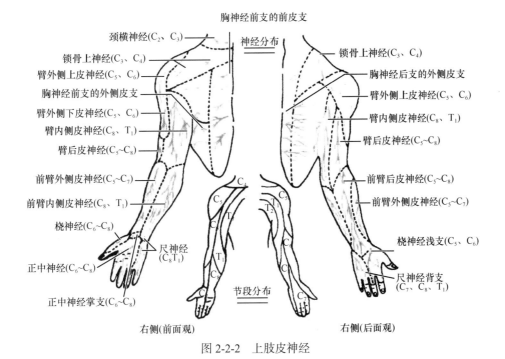

图 2-2-2　上肢皮神经

（三）评分点

1. 臂后区　臂外侧上、下皮神经，臂后皮神经，前臂后皮神经。

2. 前臂后区　头静脉、贵要静脉起始部，尺神经手背支、桡神经浅支。

二、下肢组（两个术者：股后区和小腿后区）

（一）解剖程序

1. 皮肤切口　如图 2-2-3 所示，剥皮。

2. 在浅筋膜中寻找皮神经和浅静脉（图 2-2-4）。

（1）股后皮神经分支：股后皮神经的分支在股后区浅筋膜内，主干位于阔筋膜深方。

（2）臀下皮神经：臀大肌下缘近股后区中线附近的浅筋膜内，是股后皮神经的返支。

（3）股外侧皮神经：股外侧皮神经主干在髂前下棘下方 5～10cm 分为前、后两支，后支即在该处穿出深筋膜，走向后下，分布于大转子区域的皮肤。

（4）小隐静脉：小隐静脉位于小腿后部正中浅筋膜内。

（5）腓肠内侧皮神经：腓肠内侧皮神经与小隐静脉伴行，走在腓肠肌内外侧头之间，多数在小腿后面中部浅出。

（6）腓肠外侧皮神经：腓肠外侧皮神经于腘窝外侧角穿出深筋膜，有一交通支与腓肠内侧皮神经吻合成腓肠神经。

（7）腓肠神经：腓肠神经位于小腿后下部与小隐静脉伴行。

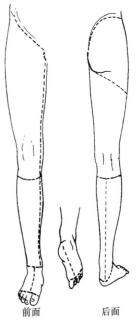

前面　　后面

图 2-2-3　下肢皮肤切口

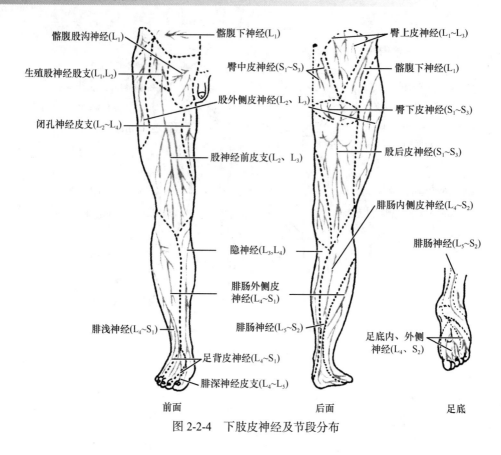

图 2-2-4　下肢皮神经及节段分布

（二）注意事项

1. 股后区皮瓣向内翻时，勿伤及大隐静脉及属支。

2. 在髌骨上缘处，小腿后正中切口要浅，勿伤及小隐静脉，该皮瓣向内翻时不要损伤大隐静脉和隐神经。

（三）评分点

1. 股后区　股后皮神经分支，股外侧皮神经后支。

2. 小腿后区　腓肠内、外侧皮神经，腓肠神经，小隐静脉。

【课后自我检测】

一、选择题

1. 关于上肢神经和血管的描述中，正确的为

A. 前臂外侧皮神经发自腋神经　　　B. 肌皮神经分支支配喙肱肌

C. 尺动脉穿腕管后形成掌浅弓　　　D. 正中神经返支支配除拇对掌肌以外的鱼际肌

E. 桡神经自肱二头肌和肱肌之间穿出，走行在前臂外侧

2. 行经肱二头肌内侧沟的有

A. 肱血管和正中神经　　　　　　　B. 肱血管、正中神经及贵要静脉

C. 肱血管、正中神经及桡神经　　　D. 肱血管、正中神经及头静脉

E. 肱血管、正中神经及肘正中静脉

3. 前臂后面浅、深层肌间的血管神经束是

A. 肱动脉和肌皮神经   B. 肱深动、静脉和桡神经

C. 正中神经和桡动静脉   D. 尺神经和尺动静脉

E. 骨间后神经和骨间后动、静脉

4. 对上肢进行测量检查时的错误做法

A. 利用解剖学标志   B. 利用骨性突起

C. 双侧对比检查   D. 仅对患侧检查记录

E. 仅检查记录一次

5. 在三角肌、胸大肌间沟内走行的静脉是

A. 头静脉   B. 贵要静脉   C. 肱静脉

D. 腋静脉   E. 锁骨下静脉

6. 下列不是臀部浅筋膜中皮神经的是

A. 臀上皮神经   B. 臀下皮神经   C. 臀内侧皮神经

D. 臀上神经   E. 髂腹下神经

7. 为避免损伤坐骨神经，臀部注射的安全部位是

A. 外上象限   B. 外下象限   C. 臀部中央区

D. 内上象限   E. 内下象限

8. 小隐静脉

A. 起自足背静脉弓外侧   B. 经外踝上方   C. 走在小腿外侧

D. 与腓总神经伴行   E. 注入股静脉

9. 下列哪个不是通过踝管的结构

A. 胫骨后肌腱   B. 趾长屈肌腱   C. 胫后动脉

D. 胫骨前肌腱   E. 胫后静脉

10. 臀部的脓肿可经坐骨小孔扩散到

A. 梨状肌上缘   B. 梨状肌下孔   C. 盆腔

D. 坐骨肛门窝   E. 腘窝

二、名词解释

1. 肘后三角

2. 手背皮下间隙

3. 手背腱膜下间隙

4. 踝管

5. 肱骨肌管

三、简答题

1. 简述头静脉来源及走行。

2. 简述小隐静脉来源走行。

（解 玲）

电子资源

实验3 颈部浅层、胸部浅层、腹壁浅层和股前内侧区浅层

【目的要求】

1. 了解颈前外侧区皮肤、浅筋膜的特点及颈阔肌。

2. 掌握颈丛皮支的分布和颈外静脉的走行。

3. 熟悉胸壁浅筋膜中的皮神经和浅血管。

4. 掌握腹壁浅筋膜层次和腹前外侧壁的浅血管及皮神经分布。

5. 掌握大隐静脉的走行、属支、交通关系及临床意义。

6. 掌握腹股沟浅淋巴结的分群、位置及流注关系。

7. 了解股前内侧区浅筋膜内皮神经的分布。

【实验材料】

经防腐处理的无菌尸体。

【实验内容】

一、上 肢 组

颈部浅层、胸壁浅层各一个术者。

（一）尸位和皮肤切口

尸体仰卧，项下垫一木枕，头部尽量后仰，背部垫高，皮肤切口如图 2-3-1 和图 2-3-2 所示。

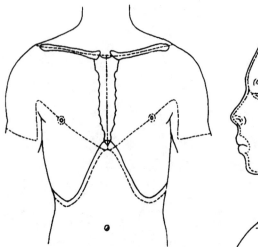

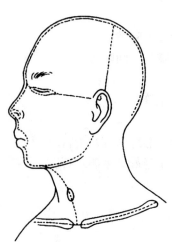

图 2-3-1　胸前外侧壁皮肤切口　　　　　图 2-3-2　头颈部皮肤切口

1. 颈部浅层 沿颏部中央至胸骨颈静脉切迹中点做正中切口，在切口上端沿下颌体下缘做切口至乳突，在切口下端沿锁骨切至肩峰。

2. 胸壁浅层 沿胸部正中线做一纵切口，上至胸骨颈静脉切迹中点，下至剑突，在切口上端沿锁骨切至肩峰，在纵切口下端沿肋弓下缘切至腋后线，在纵切口下端向外上方切至腋前襞（男性环绕乳晕，女性环绕乳房）。

（二）解剖程序

1. 颈部浅层（图 2-3-3）

（1）自中线将皮肤剥离翻向两侧，直到斜方肌前缘，显露颈阔肌，颈阔肌表面无重要的血管和神经。

（2）观察颈阔肌后，沿锁骨上缘切断该肌（切口不可深），并向上翻起直至下颌体下缘处，在该肌深面寻找面神经的颈支和下颌缘支。

（3）在胸锁乳突肌后缘中点附近的浅筋膜内寻找由此浅出的颈丛的皮支。

1）耳大神经：沿该肌表面上行，追踪至耳郭和腮腺区。

2）颈横神经：沿该肌表面前行，追踪至颈前区。

3）枕小神经：穿出点稍高，从该肌后缘向后上方，追踪至枕区。注意勿伤及在该肌后缘处的副神经外支。

4）锁骨上神经：从该肌后缘中点稍下方浅出，因起始段较深，故可先在锁骨外侧2/3段上方的浅筋膜内寻找其分布于胸前部和肩部的分支，再向上追踪其主干。

（4）在颈部正中线两侧的浅筋膜内自上向下寻找颈前静脉，并追踪至穿深筋膜处。

（5）于下颌角后方找到颈外静脉的起始段，从上向下修洁，追踪至穿深筋膜处。

（6）剥除所有浅筋膜，修洁并观察颈深筋膜的浅层（封套筋膜）。

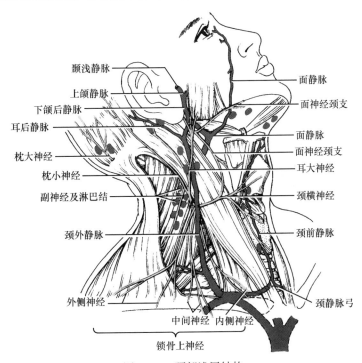

图 2-3-3 颈部浅层结构

2. 胸壁浅层（图 2-3-4）

（1）沿皮肤切口将上内、下外两片皮瓣翻向外侧。

（2）沿胸骨外侧缘 1～2cm 处切开浅筋膜，逐渐向外侧剥离并翻开，寻找肋间神经前皮支及胸廓内动脉的穿支。

（3）在腋中线附近胸大肌下缘稍后方，切开浅筋膜，可见肋间神经外侧皮支穿出肋间隙外侧部。其中第 2 肋间神经的外侧皮支还发出分支走向外侧，经腋窝皮下至臂内侧上份皮肤，此即肋间臂神经，略加追踪。

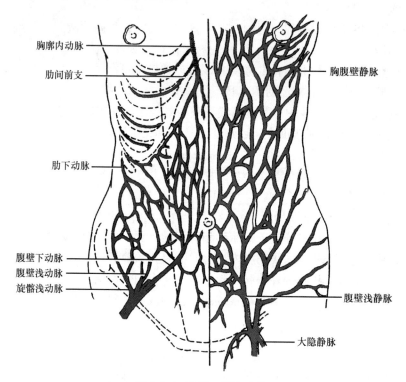

图 2-3-4　胸壁、腹壁血管

二、下　肢　组

腹壁浅层和股前内侧区浅层各一个术者。

（一）尸位和皮肤切口

尸体仰卧，皮肤切口如下。

1. 腹壁浅层　沿正中线从剑突向下至耻骨联合做纵切口（环绕脐），在纵切口下端沿腹股沟至髂前上棘、沿髂嵴上缘到腋后线切开皮肤。

2. 股前内侧区浅层　自髂前上棘沿腹股沟至耻骨结节做一斜切口，自耻骨结节绕阴囊或大阴唇至股内侧区和股后区交界处做一弧形切口，然后向下至胫骨粗隆平面做一纵切口，再向外经小腿前面做一横切口。

（二）解剖程序

1. 腹壁浅层

（1）沿切口将皮瓣向外剥离翻转至背部剥离部分。

（2）解剖浅筋膜

1）于髂前上棘水平做一横切口至正中线，深度至腹外斜肌浅面，用刀柄钝性分离，浅层 Camper 筋膜，深层为 Scarpa 筋膜，探查 Scarpa 筋膜的附着点。

2）在下腹部浅筋膜两层之间寻找腹壁浅动脉和旋髂浅动脉（图 2-3-4）。

A.腹壁浅动脉常在腹股沟韧带中点下方 2.5cm 附近穿出筛筋膜或阔筋膜，越过腹股沟韧带中内 1/3 垂直上行。

B.旋髂浅动脉自腹股沟韧带中点下方起于股动脉的外侧壁，走向髂前上棘。

3）寻找并观察浅静脉：在浅动脉外侧找出同名浅静脉，在脐周为脐周静脉网，向上汇合成胸腹壁静脉，向下汇合成腹壁浅静脉，注入大隐静脉。

4）在中线两侧找出穿腹直肌鞘的一组肋间 / 肋下神经和肋间前 / 肋下血管的前皮支，在腋中线附近的浅筋膜内找出下 5 对肋间神经、肋下神经和第 1 腰神经的外侧皮支及肋间后 / 肋下血管的外侧皮支。

2. 股前内侧区浅层

（1）沿切口将皮瓣翻向两侧。

（2）解剖浅筋膜

1）沿腹股沟切开浅筋膜，分浅、深两层，然后用手指探入深层的深面，探查此层与股前区深筋膜的附着点（腹股沟韧带下方约 2cm）。

2）寻找和修洁股前内侧区大隐静脉及属支和浅动脉（图 2-3-5）：在股前内侧区的中份纵切浅筋膜，找出大隐静脉，向下修洁至膝内侧，向上追踪到耻骨结节外下方穿筛筋膜处。同时寻找和修洁大隐静脉近侧端属支。

A.腹壁浅静脉，来自腹前壁下部的浅层。

B.旋髂浅静脉，来自髂前上棘附近的浅层结构。

C.阴部外静脉，来自外生殖器浅层。

上述 3 条浅静脉均有由股动脉发出的同名浅动脉伴行，一并修洁。

D.股内侧浅静脉，来自股内侧区浅层。

E.股外侧浅静脉，来自股前区外侧部浅层。

3）观察腹股沟浅淋巴结上、下组（图 2-3-5）。

4）检查皮神经。

A.在髂前上棘下方 5 ～ 10cm 处寻找股外侧皮神经的前支。

B.在股前区寻找股神经的前皮支，并修洁。

C.在股内侧区上部寻找闭孔神经前支的皮支。

（三）注意事项

1.皮肤切口及剥皮要浅。特别是腹股沟区切口一定要浅，防止损伤腹壁浅动、静脉。

2.注意观察浅筋膜的分层及附着点。

3.大隐静脉属支的 3 条伴行动脉的起点变异很大。腹壁下动脉和旋髂浅动脉的起点变异很大，有时二者来自同一动脉干。

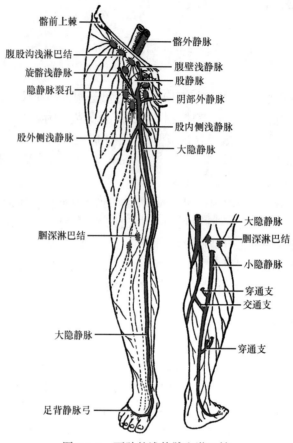

图 2-3-5 下肢的浅静脉和淋巴结

（四）评分点

1.腹壁浅层　旋髂浅动脉、腹壁浅动脉、肋间神经和肋间前血管的前皮支和肋间后血管的外侧皮支。

2.股前内侧区浅层　大隐静脉及 5 个属支、3 条伴行动脉，股神经前皮支，股外侧皮神经前支。

【课后自我检测】

一、选择题

1. 颈丛的神经阻滞点是

A. 胸锁乳突肌后缘中点

B. 胸锁乳突肌前缘中点

C. 胸锁乳突肌上半后缘中点

D. 胸锁乳突肌下半后缘中点

E. 胸锁乳突肌上半前缘中点

2. 支配颈阔肌的神经是

A. 颈横神经

B. 枕小神经

C. 锁骨上神经

D. 面神经颈支

E. 下颌舌骨肌神经

3. 颈外静脉

A. 由下颌后静脉前支与枕静脉汇合而成

B. 由下颌后静脉后支与枕静脉汇合而成

C. 由下颌后静脉后支与枕静脉、耳后静脉汇合而成

D. 位于颈阔肌浅面

E. 注入颈内静脉

4. 胸骨角平面由哪支肋间神经支配

A. 第 1 肋间神经　　　　　B. 第 2 肋间神经　　　　　C. 第 3 肋间神经

D. 第 4 肋间神经　　　　　E. 第 5 肋间神经

5. 肋间臂神经来源于

A. 第 1 肋间神经　　　　　B. 第 2 肋间神经　　　　　C. 第 3 肋间神经

D. 第 4 肋间神经　　　　　E. 第 5 肋间神经

6. 乳头平面由哪支肋间神经支配

A. 第 1 肋间神经　　　　　B. 第 2 肋间神经　　　　　C. 第 3 肋间神经

D. 第 4 肋间神经　　　　　E. 第 5 肋间神经

7. 胸腹壁静脉注入

A. 锁骨下静脉　　　　　　B. 腋静脉　　　　　　　　C. 胸外侧静脉

D. 肩胛下静脉　　　　　　E. 胸背静脉

8. 下面哪条静脉不是大隐静脉的属支

A. 腹壁浅静脉　　　　　　B. 旋髂浅静脉　　　　　　C. 阴部外静脉

D. 股内侧浅静脉　　　　　E. 阴部内静脉

9. 从腹股沟浅环穿出的神经是

A. 肋下神经　　　　　　　B. 生殖股神经股支　　　　C. 髂腹下神经

D. 髂腹股沟神经　　　　　E. 第 12 胸神经前支

10. 大腿外侧区的感觉由哪支神经管理

A. 股外侧皮神经　　　　　B. 股前皮神经　　　　　　C. 股神经前皮支

D. 生殖股神经股支　　　　E. 闭孔神经前支

二、名词解释

1. 颈丛神经阻滞点

2. Camper 筋膜

3. Scarpa 筋膜

4. 隐静脉裂孔

三、简答题

简述乳腺的淋巴回流。

（郑德宇）

实验 4　面浅层，臂、前臂前面，小腿前外侧区和足背浅层

【目的要求】

1. 了解面部表情肌的分布规律。

2. 掌握腮腺的位置、形态、被膜及腮腺管的走行。

3. 掌握面神经、三叉神经在面部的分支和分布范围。

4. 掌握面静脉的走行、意义和面动脉的分支。

5. 掌握头静脉和贵要静脉的起始、走行、交通关系及临床意义。

6. 了解上肢皮神经的分布，浅淋巴结的位置及流注。

7. 掌握大隐静脉走行、交通及临床意义。

8. 掌握隐神经和腓浅神经的分布。

【实验材料】

经防腐处理的无菌尸体。

【实验内容】

一、上　肢　组

面浅层、臂和前臂前面浅层各一个术者。

（一）尸位和皮肤切口

1. 面浅层　尸体仰卧，肩部垫高，使头后仰。皮肤切口如下（图 2-3-2）。

（1）自颅顶中央做一正中矢状切口，向后达枕外隆凸，向前下延伸至面部，经眉间、鼻根、鼻背、人中至上唇上缘，再由下唇下缘至下颌体下缘中点。

（2）自颅顶中央向两侧至耳郭上方，做一冠状切口。

（3）自鼻根绕过眼裂至耳郭根部做一横切口，在耳郭根部处勿与上述切口连通。

（4）自下颌体下缘中点，沿下颌体下缘、下颌角至乳突做一横切口。

（5）沿睑缘、唇红缘、鼻孔周缘，各做一环形切口。

2. 臂、前臂前面浅层　尸体仰卧，上肢平至外展，手掌向上。

（1）在臂、肘和前臂前区正中做一切口。

（2）在臂上部、肘前区和腕近侧横纹处做一横切口。

（二）解剖程序

1. 面浅层

（1）沿切口将皮瓣翻开（图 2-4-1）。

（2）在耳郭前方腮腺上缘处找出颞浅血管及后方的耳颞神经，颞浅动脉在颧弓上方分为额、顶两支。

（3）解剖腮腺及腮腺管：在咬肌后缘浅面、颧弓下方找到腮腺，去除表面的腮腺咬肌筋膜及腮腺淋巴结，在腮腺前缘、平颧弓下方约1cm处找到腮腺管，并修洁追踪至穿颊肌处。

（4）寻找面神经的浅支

1）腮腺上缘穿出的颞支。

2）在颧弓和腮腺管之间，腮腺上缘前份穿出的颧支及伴行的面横动脉。

3）腮腺前缘平行于腮腺管上、下方的颊支。

4）腮腺前下缘穿出，在颈阔肌深面沿下颌体下缘走行，跨越面血管弯行至颏部的下颌缘支。

5）腮腺下缘穿出至颈部的颈支（此支可在颈部浅层解剖时寻找）。寻认下颌后静脉前支，并向下追踪至与面静脉汇合处。

（5）寻找面血管：在咬肌前缘处，寻找面动脉及后方的面静脉，并向上追踪至内眦血管为止。面静脉的交通支可以不做，面动脉的分支有上、下唇动脉和鼻外侧动脉。

（6）修洁额枕肌额腹、眼轮匝肌和口周围肌。

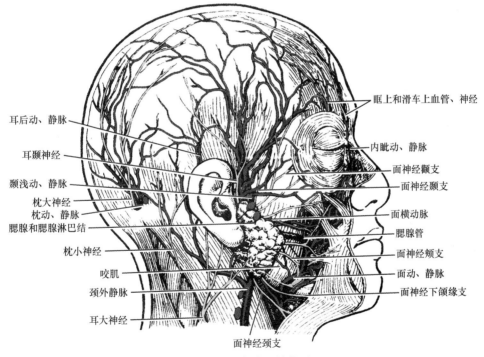

图 2-4-1　面部浅层结构图

（7）三叉神经的分支和伴行血管

1）眶上缘内侧寻找滑车上动脉、静脉、神经。

2）眶上缘中内1/3交界处寻找眶上动脉、静脉、神经。

3）鼻背外侧0.5～1.0cm，口裂与眼裂中上1/3交界处寻找眶下动脉、静脉、神经。

4）在颏部中线外侧1cm处寻找颏神经。

2. 臂、前臂前面浅层

（1）将臂、肘、前臂前区皮肤剥下，翻向两侧。

（2）追寻浅静脉和皮神经。

1）从头静脉起始部向上追踪至三角肌胸大肌间沟处，并修洁。

2）从贵要静脉起始部向上修洁至注入肱静脉处。

3）在肘前部浅筋膜内寻找连于头静脉和贵要静脉的肘正中静脉。

4）在臂内侧中下 1/3 交界处寻找穿出浅筋膜的前臂内侧皮神经，向下与贵要静脉伴行。

5）在肘关节外侧稍下方寻找前臂外侧皮神经，伴行头静脉。

（三）注意事项

1. 面部皮肤甚薄，切口不可过深，尽量将皮肤整张剥下。

2. 表情肌属浅筋膜内结构，要与浅筋膜区分。

3. 腮腺管有时很短。

4. 面动脉常穿表情肌，不要为了显露面动脉把表情肌破坏，将走行于表情肌表面的部分找出，并找到分布到各部的动脉做出即可。

5. 修洁腮腺时，勿损伤自腮腺周围穿出的神经和血管。

6. 上肢前面皮肤较薄，切口应尽量浅些，尤其是横切口。剥皮时，注意保护皮神经和浅静脉。

（四）评分点

1. 面浅层 颞浅血管、耳颞神经、腮腺管、面神经浅支、面动脉和面静脉。

2. 臂前区、前臂前区 头静脉、贵要静脉、肘正中静脉、前臂内侧皮神经、前臂外侧皮神经。

二、下 肢 组

（一）尸位和皮肤切口

尸体仰卧，皮肤切口如下：

1. 自胫骨粗隆向下，沿胫骨前缘做一纵切口直至内、外踝连线中点处。

2. 在纵切口下端做一横切口与后区的斜切口相接。

3. 沿足背趾蹼做一横切口。

4. 在足背正中线做一纵切口连接两横切口。

5. 沿第 2 趾背侧正中线做一纵切口。

（二）解剖程序

1. 沿切口将皮肤翻向两侧。

2. 在跖骨远端的背面寻找足背静脉弓，并修洁，其内侧续于大隐静脉，向上追踪至膝部（也可以从膝部向下追踪）；其外侧续于小隐静脉。

3. 检查皮神经。

（1）寻找与大隐静脉伴行的隐神经。

（2）在小腿中下 1/3 交界处的前外侧面，寻找穿深筋膜浅出的腓浅神经终支，追踪至足背分为足背中间皮神经和足背内侧皮神经。

（3）在足背第1、2趾间的趾蹼间隙处可见穿深筋膜的腓深神经的终支。

（4）足背外侧缘可寻找足背外侧皮神经（腓肠神经的终支）。

（三）注意事项

1. 足背皮肤切口要浅，勿伤及浅静脉和皮神经。

2. 追踪大隐静脉时不要损伤隐神经。

（四）评分点

大隐静脉、隐神经、足背静脉弓、小隐静脉、腓浅神经及终支、足背外侧皮神经。

【课后自我检测】

一、选择题

1. 面静脉起源于

A. 内眦静脉　　　　B. 翼静脉丛　　　C. 面深静脉　　　D. 眼下静脉　　　E. 下颌后静脉

2. 下面哪条神经不是面神经的分支

A. 颞支　　　　　　B. 颧支　　　　　C. 颊支　　　　　D. 颊神经　　　　E. 颈支

3. 头静脉位置最恒定的部位是

A. 注入锁胸筋膜的部位　　　　B. 肱二头肌外侧沟　　　C. 肱二头肌内侧沟

D. 肘窝的外侧　　　　　　　　E. 三角肌胸大肌间沟

4. 肋间臂神经来源于

A. 第1肋间神经　　　　　　　B. 第2肋间神经　　　　C. 第3肋间神经

D. 第4肋间神经　　　　　　　E. 第5肋间神经

5. 臂内侧皮神经来源于

A. 臂丛内侧束　　　　　　　　B. 臂丛外侧束　　　　　C. 臂丛后束

D. 尺神经　　　　　　　　　　E. 第2肋间神经

6. 前臂外侧皮神经来源于

A. 正中神经　　B. 桡神经　　　C. 尺神经　　　D. 肌皮神经　　　E. 腋神经

7. 肩区外侧上部的神经支配是

A. 正中神经　　B. 桡神经　　　C. 尺神经　　　D. 肌皮神经　　　E. 腋神经

8. 小腿前外区皮肤的神经支配是

A. 股外侧皮神经　　B. 胫神经　　　C. 腓浅神经　　　D. 腓深神经　　　E. 隐神经

9. 小腿内侧部皮肤的神经支配是

A. 股外侧皮神经　　B. 胫神经　　　C. 腓浅神经　　　D. 腓深神经　　　E. 隐神经

10. 外踝后面的静脉是

A. 大隐静脉　　B. 小隐静脉　　C. 胫前静脉　　　D. 胫后静脉　　　E. 股内侧浅静脉

二、名词解释

1. 面部危险三角

2. 腮腺鞘

3. 前臂外侧皮神经

4. 足背静脉弓

5. 腓肠神经

三、简答题

1. 简述臂前区皮肤的神经支配。

2. 简述小腿皮肤的神经支配。

（郑德宇）

实验 5　背部深层和臀部深层

【目的要求】

1. 掌握背部肌肉的层次、排列，了解深筋膜的附着点。

2. 掌握斜方肌、背阔肌、肩胛提肌、菱形肌的血管分布、神经支配，了解诸肌的起始。

3. 观察并掌握肩胛动脉网的构成，了解其血管来源。

4. 掌握臀部肌肉的层次排列，了解各肌的起止、作用。

5. 掌握臀部诸肌的神经支配、血管营养。

6. 掌握梨状肌上、下孔通过的结构及排列。

【实验材料】

防腐处理的无菌尸体。

【实验内容】

一、上　肢　组

（一）解剖程序

1. 修洁听诊三角和腰下三角　修洁斜方肌、背阔肌与腹外斜肌后缘，观察肌纤维走向及以下内容。

（1）听诊三角：在斜方肌的外下方，肩胛下角的内侧，其上界为斜方肌的外下缘，外侧界为肩胛骨的脊柱缘，下界为背阔肌上缘。

（2）腰下三角：位于腰部的下方，其内上界为背阔肌下缘，外下界为腹外斜肌后缘，下界为髂嵴。

2. 修洁胸腰筋膜　在竖脊肌浅面做一约 10cm 长的"工"字形切口，观察胸腰筋膜浅层，然后拨开竖脊肌，观察胸腰筋膜的中层。胸腰筋膜的附着范围：覆于竖脊肌表面，向上续于项筋膜，内侧附着于胸椎棘突和棘上韧带，外侧附着于肋角，向下至腰区增厚，并分为前、中、后三层。后层覆于竖脊肌后面，与背阔肌、下后锯肌的起始腱膜融合；中层位于竖脊肌与腰方肌之间，在竖脊肌的外侧缘处与浅层愈合，形成竖脊肌鞘，成为腹横肌、腹内斜肌的起始腱膜；前层位于腰方肌前面，又称腰方肌筋膜，是腹内筋膜的一部分，与中层在腰方肌外侧缘处愈合，并形成腰方肌鞘。

3. 解剖斜方肌　沿斜方肌下缘钝性分离至起始部，沿正中线外侧 10cm 向上纵行切开该肌，沿上项线外侧切断该肌的起始部，将该肌自内侧向外侧翻转至肩胛冈处，于肩胛骨脊柱缘上方找到副神经外支及颈浅动脉。

（1）斜方肌：起于上项线、枕外隆凸、项韧带、全部胸椎棘突，止于锁骨外侧 1/3、肩峰及肩胛冈，全肌收缩，使肩胛骨向脊柱靠拢；由副神经外支支配。

（2）副神经：自胸锁乳突肌后缘中、上 1/3 交点处斜向外下，经枕三角至斜方肌前缘中、下 1/3 交点处深面进入该肌。支配胸锁乳突肌和斜方肌。

（3）颈浅动脉：为颈横动脉的升支，（颈横动脉为甲状颈干的分支）分布于斜方肌、头夹肌和肩胛提肌。

4. 修洁肩胛提肌，观察起止　在肩胛提肌深面至肩胛骨上角之间找到肩胛背动脉和肩胛背神经，追踪至菱形肌上缘。

（1）肩胛提肌：起于上 4 个颈椎横突，第 6、7 颈椎和第 1～4 胸椎棘突，止于肩胛骨上角、肩胛骨内侧缘。受肩胛背神经支配。

（2）肩胛背动脉：为颈横动脉的降支，向外侧穿过或越过臂丛，经中斜角肌前方至肩胛提肌深面，与同名神经伴行转向内下，在菱形肌的深面下行，分布至背肌和肩带肌，并参与形成肩胛动脉网。

（3）肩胛背神经：起自神经根，穿斜角肌向后，再沿肩胛骨内侧缘下行，与肩胛背动脉伴行，支配肩胛提肌和菱形肌。

5. 解剖背阔肌　先在 12 肋附近沿背阔肌外下缘处小心地和下后锯肌钝性分离，沿肌腱和肌腹移行处切断该肌，翻开肌瓣，找到位于其深面下缘的胸背动脉和胸背神经。

（1）背阔肌：起于下 6 个胸椎和全部腰椎棘突、骶正中嵴、髂嵴后部，止于肱骨小结节嵴，作用为伸、内收、内旋肩关节，上肢固定时可引体向上，由胸背神经支配。

（2）胸背动脉：来源于腋动脉的肩胛下动脉的分支，营养背阔肌。

（3）胸背神经：起自臂丛后束沿肩胛骨外侧缘伴肩胛下血管下降，支配背阔肌。乳癌根治术清除淋巴结时，应注意勿伤此神经。

（二）注意事项

1. 切开斜方肌、背阔肌切口勿深，边缘要齐。

2. 解剖斜方肌时，注意不要损伤肌肉深面的枕动脉、枕大神经、副神经外支及菱形肌。

3. 背阔肌切断时，要分清层次，不要把下后锯肌一起切断，否则找不到胸背动脉、静脉和神经；还可见到其深面的腰上三角，底面为腹横肌的起始腱膜；另外，勿损伤穿经此区的肋下神经、髂腹下神经和髂腹股沟神经。

4. 修洁肌肉剔除深筋膜时，手术刀尖要顺着肌纤维的方向滑动，刀尖对着深筋膜，将筋膜整张剥下。

（三）评分点

副神经外支，颈浅动脉，胸背动脉、静脉、神经，肩胛背动脉、静脉、神经。

二、下　肢　组

（一）解剖程序

1. 修洁臀大肌　起于骶骨背面及髂骨翼外面，止于臀肌粗隆及髂胫束。作用为伸、外旋髋关节，由臀下神经支配。

2. 解剖臀大肌　先用刀柄或手指从臀大肌上、下缘伸入深面，使之与深面的臀中肌等结构分离，靠近臀大肌起点外 2.5cm 处将该肌切断。将臀大肌翻向外下，在靠近肌肉处将出入该肌的血管（臀下动脉、静脉）和臀下神经切断。

3. 修洁臀中肌　循臀上血管浅支将臀中肌与其深面的臀小肌做钝性分离，在臀中肌起始处将该肌切断。臀中肌起于髂骨翼外面，止于股骨大转子。

4.修洁臀小肌、臀上血管深支和臀上神经分支

（1）臀上动脉是髂内动脉的分支，经梨状肌上孔至臀部即分为浅、深两支，浅支主要营养臀大肌，深支伴臀上神经行于臀中、小肌之间营养臀中、小肌及髋关节。臀上静脉与动脉相伴，汇入髂内静脉。

（2）臀上神经是骶丛的分支，分上、下两支支配臀中、小肌和阔筋膜张肌后部。

5.修洁出梨状肌下孔结构　由外向内为：坐骨神经、股后皮神经，臀下神经、动脉、静脉，阴部内动脉、静脉，阴部神经，将骶结节韧带先修洁再切断，观察阴部内动脉、静脉和阴部神经在坐骨小孔中的排列关系，并进入坐骨直肠窝的路径。

（1）坐骨神经是全身最粗大的神经，发自骶丛，常以单干出梨状肌下孔至臀部，在臀大肌和股方肌之间，经坐骨结节与股骨大转子之间入股后区。

（2）股后皮神经：发自骶丛，沿正中线在阔筋膜深面垂直下降至腘窝，沿途发出分支分布于股后部皮肤，并发分支至臀下部皮肤。

（3）臀下神经：发自骶丛，与臀下血管伴行，出梨状肌下孔后支配臀大肌。

（4）臀下动脉：发自髂内动脉，主要供应臀大肌，向上与臀上动脉吻合，向下与第1穿动脉及旋股内、外侧动脉的分支吻合并发出分支供应髋关节。臀下静脉与臀下动脉相伴，汇入髂内静脉。

（5）阴部神经：发自骶丛，分布于肛门外括约肌和会阴诸肌，以及肛门周围和外生殖器的皮肤。

（6）阴部内动脉：发自髂内动脉，越过骶棘韧带经坐骨小孔穿入坐骨直肠窝，供应会阴部结构。静脉与动脉伴行，汇入髂内静脉（图 2-5-1）。

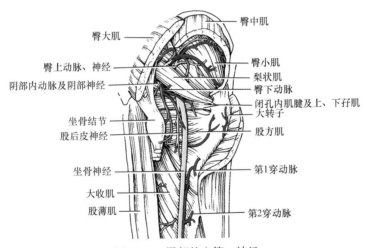

图 2-5-1　臀部的血管、神经

（二）注意事项

1. 修洁臀大肌，保留已找到的臀上、中、下皮神经，勿伤股后皮神经。可在臀大肌下缘的中点处切开深筋膜，找出股后皮神经。

2. 在切断臀大肌时，要防止误伤其深面的血管和神经，尤其防止损伤坐骨神经；臀大肌有部分肌纤维起于骶结节韧带，切断该肌要仔细分离，将肌纤维由韧带上剥离，不要切断骶结节韧带。

3. 臀大肌在翻转时因有臀下动脉、静脉、神经的牵拉，难以翻转，要用刀尖轻轻地将血管神经解离，防止暴力将血管神经拉断，注意要紧贴臀大肌肌肉端将臀下血管、神经切断。

4. 臀下静脉有时曲张，可保留主干，去除属支。

（三）评分点

臀上动脉的浅深支，臀上神经，坐骨神经，股后皮神经，臀下神经、动脉和静脉，阴部内动脉、静脉，阴部神经。

【课后自我检测】

一、选择题

1. 关于听诊三角描述正确的是

A. 内侧界为背阔肌 　　　B. 外侧界为斜方肌 　　　C. 为胸壁最薄弱的部位

D. 下界为肩胛骨脊柱缘 　　E. 下界为斜方肌外下缘

2. 关于腰下三角的描述不正确的是

A. 位于腰部的下方 　　　　B. 内上界为背阔肌下缘

C. 外下界为腹外斜肌后缘 　　D. 下界为髂嵴

E. 深面有肋下神经

3. 腰上三角

A. 内侧界为竖脊肌外侧缘 　　B. 外下界为腹外斜肌后缘

C. 上界为第 12 肋 　　　　D. 三角的底为腹内斜肌

E. 三角的底为腹外斜肌

4. 脊神经后支

A. 第 1～3 颈神经后支参与构成枕大神经

B. 第 1～3 颈神经后支参与构成枕下神经

C. 第 1～3 腰神经后支参与构成臀上皮神经

D. 第 1～3 腰神经后支参与构成臀中皮神经

E. 第 1～3 骶神经后支参与构成臀下皮神经

5. 胸腰筋膜

A. 浅层位于背阔肌的浅面 　　B. 中层位于竖脊肌的浅面

C. 深层位于竖脊肌的深面 　　D. 浅层与中层形成竖脊肌鞘

E. 中层与深层形成竖脊肌鞘

6. 枕下神经

A. 第 1 颈神经的后支 　　　B. 第 2 颈神经的后支

C. 第 3 颈神经的后支 　　　D. 第 4 颈神经的后支

E. 以上都不对

7. 为避开坐骨神经，臀部最佳注射部位是

A. 外上象限 　　　　B. 外下象限 　　　　C. 内上象限

D. 内下象限 　　　　E. 4 个象限会合处

8. 下列结构从盆部进入臀区经常经过梨状肌的下缘，除外

A. 臀下神经和血管　　　　B. 阴部神经及阴部内血管

C. 臀上神经和血管　　　　D. 坐骨神经

E. 股后皮神经

9. 穿过坐骨小孔的结构是

A. 阴部内血管　　B. 臀上血管　　C. 臀下血管　　D. 梨状肌　　E. 股后皮神经

二．名词解释

1. 梨状肌下孔

2. 听诊三角

3. 梨状肌上孔

4. 腰下三角

5. 腰上三角

三、简答题

1. 简述出入梨状肌下孔的结构。

2. 简述出入坐骨小孔的结构。

（郑德宇）

实验 6　肩部和股后区深层

【目的要求】

1. 了解三角肌的起止、作用，掌握其血管营养和神经支配。

2. 掌握三边孔和四边孔的境界和通过结构。

3. 了解冈上肌、冈下肌、大圆肌和小圆肌的起止及作用。

4. 掌握肩胛动脉网的构成和血管来源。

5. 掌握坐骨神经在股后区的走行和分布。

6. 掌握股后区肌群的神经支配和血管营养，了解诸肌的起止。

【实验材料】

经防腐处理的无菌尸体。

【实习内容】

一、上　肢　组

（一）解剖程序

1. 修洁三角肌，将刀柄自三角肌后缘探入，把肌肉与其深部结构分开，沿肩胛冈和肩峰下方 1～2cm 切断该肌，仅切断该肌起点的 2/3，在其深面可见腋神经和旋肱后动脉、静脉，共同穿经四边孔进入该肌。

2. 修洁冈上肌、冈下肌，并将冈上肌中部切断，在其深方观察肩胛上横韧带，肩胛上神经在其下方走行，肩胛上动脉、静脉在其上方走行（有时二者均在下方走行）。

3. 从起点处切断冈下肌，修洁大、小圆肌，观察三边孔和四边孔，修洁通过的结构：旋肩胛动脉、静脉，腋神经、旋肱后动脉和静脉，注意寻找旋肩胛动脉至冈下肌的分支（图2-6-1）。

（二）注意事项

1. 切断三角肌时要由后向前，防止损伤位于其前方走在三角肌胸大肌间沟内的头静脉。

2. 注意观察三边孔和四边孔的境界及通过结构。

3. 注意观察肩胛上横韧带上、下方通过的肩胛上动脉、静脉及神经的位置关系。

（三）评分点

肩胛上动脉、静脉及神经，腋神经及肌支，旋肱后动脉，旋肩胛动脉。

二、下　肢　组

（一）解剖程序

1. 去除浅筋膜，观察深筋膜，在股后区正中偏外侧纵行切开深筋膜至腘窝上角，并在该处和臀沟处各做一横切口，将深筋膜翻开。

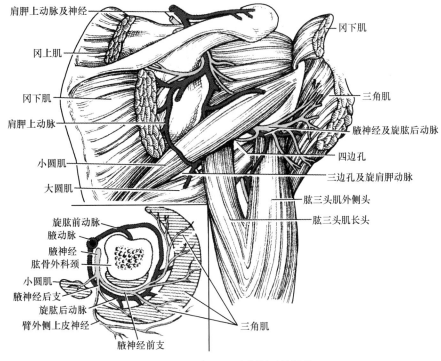

图 2-6-1 三角肌区及肩胛区的结构

2. 在股后区中线处由上向下追踪股后皮神经至腘窝上角。

3. 由臀部向下追踪修洁坐骨神经，至腘窝上角处分为胫神经和腓总神经。

4. 自上而下修洁股后群肌肉，观察其起止，在股后区外侧上部寻找穿至股后区的旋股外侧动脉的降支。

5. 修洁并观察股深动脉发出的第 1、2、3 和 4 穿动脉穿大收肌止于股后区肌肉的情况，修洁大收肌（图 2-6-2）。

（二）注意事项

1. 切股后区深筋膜时不要损伤股后皮神经。

2. 修洁坐骨神经时要保留其分布到股后群肌的分支，除至股二头肌短头的分支由该神经外侧发出外，其余均由内侧发出。

3. 穿动脉共有 4 支，可去掉伴行静脉，仅保留动脉；有的尸体灌注效果不好，要很好地辨认动脉和静脉，防止将动脉去掉，保留了静脉。

（三）评分点

坐骨神经及分支，股后皮神经，穿动脉，旋股外侧动脉降支。

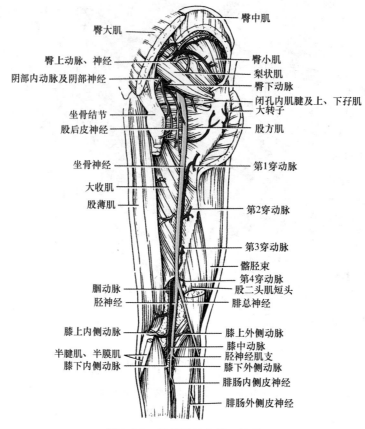

图 2-6-2　股后区的血管、神经

【课后自我检测】

一、选择题

1. 不参与构成四边孔的结构是

A. 肱骨外科颈　　　　　　　B. 小圆肌、肩胛下肌　　　　　　C. 肱三头肌长头

D. 背阔肌　　　　　　　　　E. 大圆肌

2. 穿三边孔的结构是

A. 腋神经及腋血管　　　　　B. 旋肱前动脉　　　　　　　　C. 腋神经及旋肱后动脉

D. 旋肩胛动脉及胸背神经　　E. 旋肩胛血管

3. 绕肱骨外科颈的动脉是

A. 胸肩峰动脉　　　　　　　B. 肩胛上动脉　　　　　　　　C. 肩胛下动脉

D. 旋肱前动脉　　　　　　　E. 旋肩胛动脉

4. 肱骨外科颈骨折时最易损伤的神经是

A. 肌皮神经　　　　B. 正中神经　　C. 尺神经　　　　D. 桡神经　　　　E. 腋神经

5. 关于肩胛动脉网的描述，哪项是错误的

A. 是锁骨下动脉与腋动脉分支间的吻合　　　　　　B. 有旋肱后动脉参与

C. 有肩胛上动脉参与　　　　　　　　　　　　　　D. 有肩胛背动脉参与

E. 有旋肩胛动脉参与

6. 下列哪个结构不参与肌腱袖（肩袖）的构成

A. 大圆肌腱　　　　　　B. 冈上肌腱　　　　　C. 冈下肌腱

D. 小圆肌腱　　　　　　E. 肩胛下肌腱

7. 位于阔筋膜深面的皮神经是

A. 股外侧皮神经　　　　B. 股神经皮支　　　　C. 臀下皮神经

D. 股后皮神经　　　　　E. 闭孔神经前支

8. 关于坐骨神经的描述，哪项是正确的

A. 经梨状肌上孔出盆腔　　B. 分为胫神经及腓深神经

C. 是人体最粗大的神经　　D. 支配臀大肌

E. 支配臀中、小肌

9. 不参与构成"臀部十字吻合"的动脉是

A. 闭孔动脉　　　　　　B. 旋股外侧动脉　　　C. 臀上动脉

D. 臀下动脉　　　　　　E. 第 1 穿动脉

10. 分布于股后群肌的动脉主要是

A. 穿动脉　　　　　　　B. 旋髂深动脉　　　　C. 旋股外侧动脉

D. 臀下动脉　　　　　　E. 臀上动脉

二、名词解释

1. 肩胛动脉网

2. 肩袖

3. 臀部十字吻合

三、简答题

1. 简述坐骨神经的走行。

2. 三边孔和四边孔是如何构成的？有哪些结构通过？

（刘学元）

实验 7　前臂、臂背面深层，腘窝、小腿后区深层

【目的要求】

1. 掌握桡神经及伴行的肱深动脉在臂部的走行、分支和支配范围。

2. 掌握肱骨肌管的位置，了解其临床意义。

3. 了解前臂伸肌群的名称、排列和起止。

4. 掌握骨间后血管和神经的来源、位置、走行及支配范围。

5. 掌握腘窝的境界及内容。

6. 观察并掌握腘动脉发出的分支和膝关节动脉网的构成。

7. 了解小腿屈肌的配布，掌握其血管营养及神经支配。

8. 掌握胫神经和胫后血管的走行及分布。

【实验材料】

经防腐处理的无菌尸体。

【实习内容】

一、上　肢　组

（一）解剖程序

1. 沿臂后面纵行切开深筋膜显露并修洁肱三头肌，将镊子沿桡神经走行方向插入该肌深面，并切断该肌外侧头，显露桡神经管中的桡神经和肱深动脉、静脉，并修洁至肌间隔。

2. 追踪肱深动脉，肱深动脉在肱骨肌管内分为桡侧副动脉（前支，与桡神经伴行）和中副动脉。

3. 解剖肘后区，在肘后区尺神经沟内寻找尺神经，并修洁。

4. 解剖前臂后区，切除前臂后区深筋膜，识别前臂后群肌浅层，并在指伸肌和尺侧腕伸肌中部切断二肌（切口高度不同），显露深层诸肌。

5. 追踪骨间后血管、神经：在旋后肌中部找出穿该肌的骨间后神经，在旋后肌下缘和𧿹长展肌的起始部找出骨间后血管，并修洁追踪（图 2-7-1）。

（二）注意事项

1. 在切除臂和前臂深筋膜时，要保留已解剖出的皮神经和浅静脉。

2. 在切断肱三头肌外侧头时，镊子插入该肌时要注意镊子不要太深，一定要在肱深血管和桡神经的浅面，最好是边插边切，防止误伤血管和神经。

3. 修洁前臂伸肌时，注意指伸肌和尺侧腕伸肌起始处的深筋膜不易与肌肉分开，予以保留。

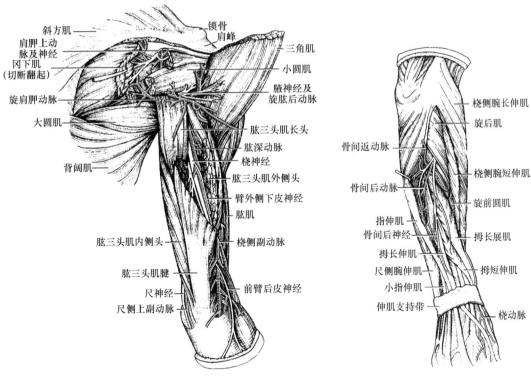

图 2-7-1 上肢的血管、神经（后面观）

4. 辨认前臂后群肌深层时，注意跗长展肌、拇短伸肌绕过桡侧腕长短伸肌向远端走行，而拇长伸肌直接向远端走行。

（三）评分点

桡神经，肱深动脉及分支，尺神经，骨间后动脉、神经。

二、下 肢 组

（一）解剖程序

1. 在清除腘窝浅筋膜之前，要找到在腘窝下角正中线附近的小隐静脉末段，并向上追踪至穿深筋膜处。

2. 在腘窝外下方，腓骨头后方找到腓总神经发出的腓肠外侧皮神经。

3. 保留小隐静脉及皮神经，去除所有浅筋膜，显露并修洁深筋膜。

4. 检查腘窝的境界，上内侧界为半腱肌、半膜肌，上外侧界为股二头肌，下内侧界为腓肠肌内侧头，下外侧界为腓肠肌外侧头，修洁上述各肌。

5. 切开腘筋膜，修洁腘血管鞘，注意观察和保护小隐静脉的注入部位，找到腘动脉、静脉和胫神经。

6. 修洁腘动脉的 5 条关节支，膝上内、外侧动脉，膝中动脉，膝下内、外侧动脉（图 2-7-2）。

7. 保留小腿后区的浅静脉、皮神经，去掉浅筋膜，观察深筋膜，可见小腿部的深筋膜在胫骨内踝的下后方形成屈肌支持带（图 2-7-3）。

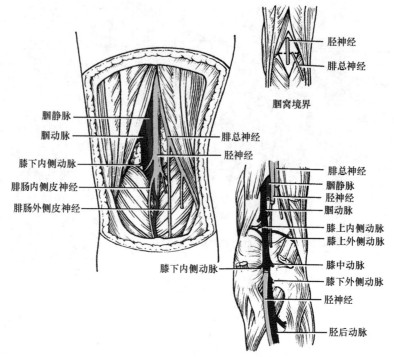

图 2-7-2　腘窝及其内容

胫神经

腓总神经

腘窝境界

腘静脉

腘动脉

腓总神经

胫神经

膝下内侧动脉

腓肠内侧皮神经

腓肠外侧皮神经

膝下内侧动脉

腓总神经

腘静脉

胫神经

腘动脉

膝上内侧动脉

膝上外侧动脉

膝中动脉

膝下外侧动脉

胫神经

胫后动脉

8. 修洁小腿三头肌，在血管、神经进入腓肠肌内、外侧头处的下方将该肌切断，将肌翻向下方，可见跖肌腱位于腓肠肌和比目鱼肌之间下行。

9. 用刀柄从内侧缘插入比目鱼肌的深面，将该肌与其深面的血管和神经束分开，然后循该肌附着于胫骨的起点端切开，将肌翻向后方，尽可能保留支配它的神经。

10. 修洁小腿后群深层肌，即腓侧的拇长屈肌、胫侧的趾长屈肌及两肌之间的胫骨后肌。

11. 修洁胫后动脉、静脉及胫神经，并找出胫后动脉发出的腓动脉，胫前动脉分出后穿小腿骨间膜上方的孔进入小腿前区。

12. 解剖踝管，用镊子尖紧贴内踝后方插入屈肌支持带的深面，切开屈肌支持带，将其翻向内下，即可暴露踝管内的 4 个骨纤维管道及各自容纳的结构：自前向后为胫骨后肌腱及腱鞘，趾长屈肌及腱鞘，胫后血管及胫神经，拇长屈肌腱及腱鞘（图 2-7-3）。

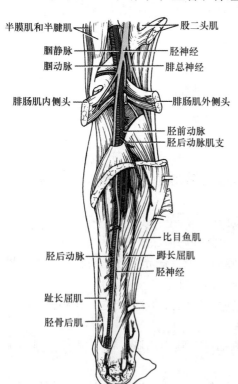

半膜肌和半腱肌

腘静脉

腘动脉

腓肠肌内侧头

胫后动脉

趾长屈肌

胫骨后肌

股二头肌

胫神经

腓总神经

腓肠肌外侧头

胫前动脉

胫后动脉肌支

比目鱼肌

拇长屈肌

胫神经

图 2-7-3　小腿的血管神经（后面观）

（二）注意事项

1. 在清除腘窝内脂肪组织时，腘窝内结构均被脂肪包埋，在没辨别清楚结构之前，不要轻易用刀，而是用镊子将脂肪组织一点点摘除。

2. 腘动脉关节支分出后很快进入膝关节，因此很短，在修洁关节支时不要将腘动脉大幅度牵拉，以防止拉断，其中膝下内侧动脉位置较靠下，寻找时应注意。

3. 在切断比目鱼肌时要注意其深方的胫神经和胫后血管，防止切断。

（三）评分点

腓总神经及分支，胫神经及分支，腘静脉，腘动脉及 5 个关节支，胫后动脉，腓动脉，踝管内诸结构。

【课后自我检测】

一、选择题

1.肱骨中段骨折时最易损伤的神经是

A. 肌皮神经　　　　　　B. 正中神经　　　　　C.尺神经

D. 桡神经　　　　　　　E. 腋神经

2. 通过肱骨肌管的动脉是

A. 肱动脉　　　B. 肱深动脉　　C.尺动脉　　　D. 桡动脉　　　E. 骨间总动脉

3. 桡神经

A. 起自臂丛内侧束　　　　B. 行于肱骨肌管内　　　C. 肌支分布于臂前群肌

D. 肌支分布于前臂前群肌　E. 肌支分布于鱼际肌

4. 前臂后面浅、深层肌间的血管神经束是

A. 肱动脉和肌皮神经　　　　　　　　　B. 肱深动、静脉和桡神经

C. 正中神经和桡动静脉　　　　　　　　D. 尺神经和尺动静脉

E. 骨间后神经和骨间后动、静脉

5. 桡神经深支穿过

A. 喙肱肌　　　B. 旋前圆肌　　C. 旋后肌　　　D. 三边孔　　　E. 四边孔

6. 关于腘窝的描述，哪项是不正确的

A. 外上界为股二头肌腱

B. 内下、外下界分别为腓肠肌内、外侧头

C. 顶（浅面）为筛筋膜

D. 底自上而下为股骨腘面、膝关节囊后部及腘斜韧带、腘肌及其筋膜

E. 内上界为半腱肌和半膜肌

7. 某患者因外伤造成腓骨颈骨折，易损伤

A. 坐骨神经　　　B. 胫神经　　　C.腓总神经　　D.腓肠神经　　E. 小隐静脉

8. 踝管内结构位于最前方的是

A. 胫骨后肌腱　　　　　B. 趾长屈肌腱　　　　　C. 胫后动脉

D. 胫骨前肌腱　　　　　E. 胫后静脉

9. 不参与膝关节动脉网的血管是

A. 腘动脉的关节支　　　B. 旋股内侧动脉　　　C. 旋股外侧动脉降支

D. 膝降动脉　　　　　　E. 胫前返动脉

10. 腓肠神经分布于

A. 大腿后面的皮肤　　　B. 大腿内侧的皮肤　　　C. 小腿后面的皮肤

D. 小腿前面的皮肤　　　E. 足底的皮肤

二、名词解释

1. 鼻烟壶

2. 膝关节动脉网

三、简答题

1. 简述前臂肌后群的分层及名称。

2. 简述腘窝的境界和内容。

（刘学元）

实验 8　胸壁深层、腋窝，股前内侧区深层

【目的要求】

1. 掌握锁胸筋膜的位置、构成及通过结构。

2. 掌握胸壁的层次，胸壁浅层肌的神经支配，血管营养。

3. 掌握腋腔的构成。

4. 掌握腋动脉的分段及分支，臂丛内侧束、外侧束和后束的分支。

5. 掌握腋淋巴结的位置及收集范围。

6. 掌握股三角的境界、通过结构及排列关系。

7. 掌握股动脉、股神经在股部的走行及分支。

8. 掌握收肌管的构成及其通过内容。

【实验材料】

经防腐处理的无菌尸体。

【实习内容】

一、上　肢　组

（一）解剖程序

1. 保留胸壁的皮神经、浅血管，除去浅筋膜，显露深筋膜（图 2-8-1）。

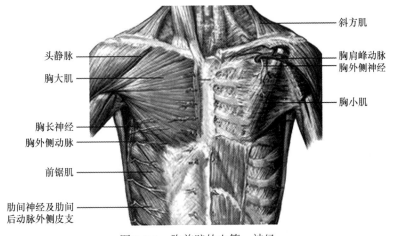

图 2-8-1　胸前壁的血管、神经

2. 观察胸大肌的起止，并修洁其表面的深筋膜。

3. 沿锁骨内侧半下缘切断胸大肌的锁骨部，再沿胸骨外侧缘 1～2cm 处纵行切断该肌的胸骨部，并在腹直肌鞘的上方呈弧形切断胸大肌的胸肋部和腹部，将该肌翻向外侧。

4. 在胸大肌的深面于锁骨下肌以下、胸小肌上缘及喙突之间的深筋膜为锁胸筋膜，观察通过此筋膜的胸肩峰动脉及分支（三角肌支、肩峰支、胸肌支）、胸外侧动脉和头静脉。

5. 修洁胸小肌，将该肌从起点处切断，翻向外上方，观察进入该肌的胸肩峰动脉胸肌支和胸内侧神经。

6. 修洁前锯肌，在其浅面找到胸长神经和胸外侧动脉。

7. 切开腋窝皮肤，除去浅筋膜，观察腋筋膜（有时很薄，不易观察）。

8. 细心剥除腋腔底的腋筋膜和疏松结缔组织，观察疏松结缔组织中的腋淋巴结的中央群和外侧群，保留经过此处的肋间臂神经（图 2-8-2）。

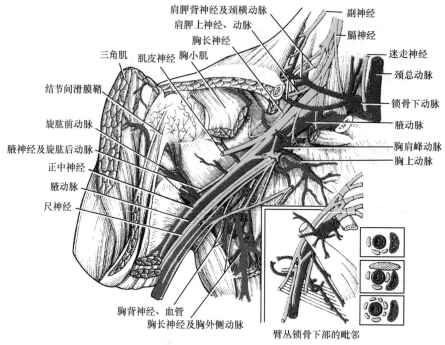

图 2-8-2　腋腔的血管、神经

9. 在腋腔的上部，去除疏松结缔组织，找到腋鞘并切开，显露腋静脉，结扎和切断各属支，保留注入腋静脉上端的头静脉。

10. 在胸小肌上缘修洁腋动脉第一段及其分支——胸上动脉。

11. 在胸小肌深方修洁腋动脉第二段及其分支。

（1）胸肩峰动脉：分为胸肌支、肩峰支和三角肌支。

（2）胸外侧动脉：沿胸小肌下缘走行，后伴胸长神经，周围有胸肌淋巴结。

12. 在胸小肌下缘以下修洁腋动脉第三段及其分支。

（1）肩胛下动脉：肩胛下肌下缘附近，分为两支。

1）旋肩胛动脉：穿三边孔至冈下窝。

2）胸背动脉：至背阔肌前缘的内侧面。

（2）旋肱前动脉：较细，绕肱骨外科颈前面至邻近结构。

（3）旋肱后动脉：较粗，伴腋神经穿四边孔，绕肱骨外科颈后面至三角肌深面。

13. 修洁臂丛及其在腋腔的分支

（1）外侧束 ┬ 胸外侧神经：穿锁胸筋膜至胸大肌
    ├ 肌皮神经：穿喙肱肌
    └ 正中神经外侧根

（2）内侧束 ┬ 胸内侧神经：至胸大肌和胸小肌
    ├ 正中神经内侧根：与正中神经外侧根合成正中神经
    ├ 前臂内侧皮神经：下行于腋动、静脉之间的前方
    ├ 尺神经：行于腋动脉和肱动脉的内侧，臂内侧肌间隔的前方
    └ 臂内侧皮神经：行于腋静脉的内侧

（3）后束 ┬ 腋神经：与旋肱后血管一起穿四边孔
    ├ 肩胛下神经：分布于肩胛下肌和大圆肌
    ├ 胸背神经：分布于背阔肌
    └ 桡神经：行于大圆肌和背阔肌腱的前方，向下入肱骨肌管

（二）注意事项

1. 切断胸大肌锁骨部时，应从内向外，防止损伤三角肌胸大肌间沟内的头静脉。

2. 切断胸大肌，将其翻向外侧时，因有胸内外侧神经和胸肩峰动脉胸肌支的牵拉，难以翻转，要轻轻用刀尖将血管和神经松解，不要用力牵拉。

3. 修洁前锯肌时，避免损伤胸长神经和胸外侧动脉。

4. 清除腋窝筋膜和结缔组织时，在没有分清腋血管和臂丛分支前，不要用手术刀，应该用镊子细心摘除，防止损伤血管和神经。

5. 旋肱前后血管自腋动脉发出后，即旋绕肱骨外科颈，长度很短，在修洁腋动脉时，不要用力牵拉，防止拉断其分支。

6. 去除腋静脉属支时，要事先加以结扎，否则断端出血，影响手术视野。

7. 腋动脉分支起点的变异较多，应按其走行和分布确定名称。

（三）评分点

腋动脉及分支，腋静脉，臂丛分支，头静脉，肋间臂神经。

二、下 肢 组

（一）解剖程序

1. 保留股前内侧区的浅层结构，修洁阔筋膜。

2. 沿中线切开阔筋膜，修洁大腿前群肌肉（图 2-8-3）。

3. 检查股三角的境界和股鞘的内容（股动脉、静脉和股管）。

4. 修洁和观察股动脉的分支股深动脉，股深动脉又分出旋股内侧动脉和旋股外侧动脉（分升、降、横三支），股动脉主干有隐神经伴行。

5. 修洁股静脉，保留大隐静脉和股深静脉主干。

6. 解剖和观察股神经的分支和支配范围。

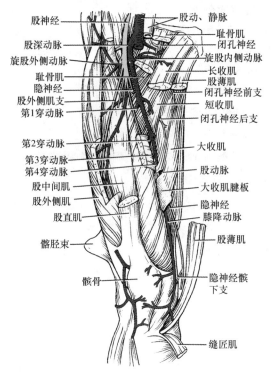

图 2-8-3　股前内侧区的血管、神经

7. 修洁大腿内收肌群，于长收肌中点处将该肌切断，暴露其深方的短收肌及闭孔血管、神经的前支，将短收肌拉起，可见此肌深面的闭孔血管、神经的后支。

（二）注意事项

1. 在切开阔筋膜后，要细心观察位于股鞘内的股管及内容。

2. 在修洁股动脉、神经的分支时要保留其进入大腿前群肌的分支。

3. 观察和修洁闭孔血管和神经时，不要将短收肌切断，只将该肌翻转过来，即可见位于大收肌表面的闭孔血管和神经的后支。

（三）评分点

股动脉及分支，股静脉及属支，股神经及分支，闭孔神经前后支，隐神经。

【课后自我检测】

一、选择题

1. 穿过锁胸筋膜的神经是

A. 胸内侧神经　　　　　B. 胸外侧神经　　　　　C. 胸长神经

D. 胸背神经　　　　　　E. 肋间臂神经

2. 参与腋窝内侧壁构成的肌是

A. 胸大肌　　　　　　　B. 肱二头肌　　　　　　C. 前锯肌

D. 大圆肌　　　　　　　E. 锁骨下肌

3. 腋动脉第 1 段发出的动脉是

A. 胸上动脉   B. 胸肩峰动脉   C. 旋肱前动脉

D. 胸背动脉   E. 旋肱后动脉

4. 腋动脉的下界为

A. 胸小肌下缘   B. 胸大肌下缘   C. 大圆肌下缘

D. 第 2 肋外缘   E. 肩胛下肌下缘

5. 臂丛外侧束发出的神经是

A. 肌皮神经   B. 胸内侧神经   C. 尺神经

D. 桡神经   E. 胸长神经

6. 通过肌腔隙的结构是

A. 股动脉与股静脉   B. 隐神经与大隐静脉

C. 股神经与髂腰肌   D. 股鞘与股管

E. 股深淋巴结

7. 关于血管腔隙的描述，哪项是正确的

A. 有股血管与股神经通过   B. 有股血管通过

C. 位于髂耻弓的外侧   D. 有股神经与髂腰肌通过

E. 有闭孔血管通过

8. 在股三角的尖处，位居最前方的是

A. 大隐静脉   B. 股静脉   C. 股动脉

D. 隐神经   E. 股深血管

9. 关于股管的描述，哪项是正确的

A. 上口为股环，下口为隐静脉裂孔   B. 内有股静脉

C. 内有股神经   D. 内有大隐静脉

E. 是一盲管，内有腹股沟深淋巴结

10. 穿过收肌腱裂孔的是

A. 股血管   B. 股神经   C. 闭孔神经

D. 胫神经   E. 坐骨神经

二、名词解释

1. 锁胸筋膜

2. 肌腔隙

3. 血管腔隙

4. 收肌管

5. 股鞘

三、简答题

1. 简述腋腔的构成。

2. 简述股三角的境界和内容。

（刘学元）

实验9 臂和前臂前面深层，腹前外侧部深层，小腿前外侧区深层

【目的要求】

1. 了解臂前区骨筋膜鞘的构成及内容。

2. 掌握肱动脉的行程及分支。

3. 掌握正中神经的行程和支配范围。

4. 掌握肘窝的构成、内容及毗邻关系。

5. 了解前臂前骨筋膜鞘的构成和肌肉配布。

6. 掌握桡、尺血管神经束的位置和行程。

7. 掌握腹壁层次及腹前外侧壁的血管和神经。

8. 掌握腹股沟区的薄弱区及与疝的关系。

9. 掌握髂腹下神经、髂腹股沟神经和腹壁上、下动脉的行程及意义。

10. 了解小腿前骨筋膜鞘及外侧骨筋膜鞘的构成及内容。

11. 掌握胫前动脉和腓深神经的行程及分布。

【实验材料】

经防腐处理的无菌尸体。

【实习内容】

一、上 肢 组

（一）解剖程序

1. 保留已找到的浅层结构，除去浅筋膜，显露深筋膜。

2. 从臂上部起，沿前面正中线纵行切开深筋膜，直至腕前区，在腕前区和肘前区各做一横切口，将深筋膜翻开。

3. 解剖肱二头肌内侧沟内的结构（图2-9-1）

（1）修洁正中神经：在上部位于肱动脉的前外侧或外侧，在臂中份跨过其前方至内侧。

（2）修洁尺神经：从内侧束追踪至尺神经沟，观察与尺侧上副动脉伴行情况及其穿臂内侧肌间隔由臂前区至臂后区的情况。

（3）修洁肱动脉及分支

1）尺侧上副动脉：在臂中部稍上方发出，与尺神经伴行。

2）尺侧下副动脉：肱骨内上髁上方5cm发出，行于肱肌前面。

3）肱深动脉：由内侧发出，穿肱骨肌管。

（4）修洁肱静脉：观察贵要静脉注入的部位。

4. 修洁臂前群肌肉和前臂肌前群浅层，追踪肌皮神经及终支。

5. 解剖肘窝（图 2-9-2）

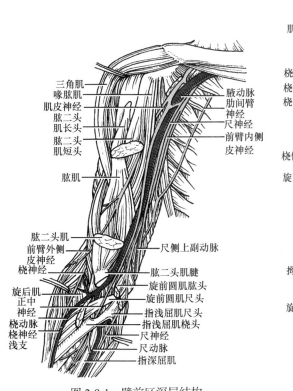

图 2-9-1　臂前区深层结构

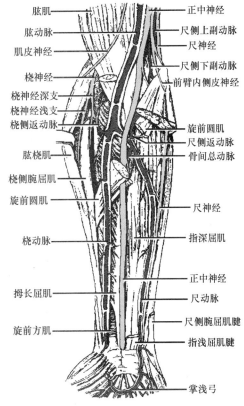

图 2-9-2　前臂前区深层结构

（1）清除肘窝内疏松结缔组织，找到肱二头肌腱膜并修洁，将其从中间切断，翻向两侧，观察肘窝境界。

（2）在肱桡肌和肱肌之间找到桡神经及其分出的浅深两支，分支处在肱骨外上髁前方或稍下方。

（3）在肱二头肌肌腱内侧修洁肱动脉及其分出的尺动脉和桡动脉。

（4）追踪正中神经。

6. 修洁前臂血管神经束

（1）将肱桡肌拉向外侧，追踪修洁桡动脉和桡神经浅支。

（2）将尺侧腕屈肌拉向内侧，追踪修洁尺动脉和尺神经。

7. 解剖前臂前区深层结构（图 2-9-2）

（1）切断掌长肌、桡侧腕屈肌和指浅屈肌（三者切口高度不一致），显露深层肌肉。

（2）在姆长屈肌和指深屈肌之间找到骨间前血管神经束，向上追踪至旋前圆肌下缘，向下追踪至旋前方肌上缘。

（3）观察前臂屈肌后间隙。

（二）注意事项

1. 肘前区内侧部的深筋膜因其深面有肌肉的起始，不易翻开，可适当保留。

2. 肱动脉分出的尺侧上副动脉很细且行程较长，要仔细辨认，根据其与尺神经伴行加以确定。

3. 正中神经行于指浅深屈肌之间，有时行于指浅屈肌肌腹内。

（三）评分点

肱动脉及分支，尺侧上、下副动脉，桡动脉，尺动脉，尺神经，正中神经，桡神经及分支，肌皮神经及终支，骨间前血管、神经。

二、下 肢 组

（一）解剖程序（图 2-9-3，图 2-9-4）

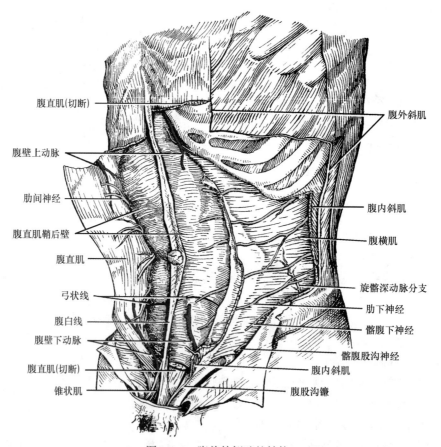

图 2-9-3　腹前外侧壁的结构

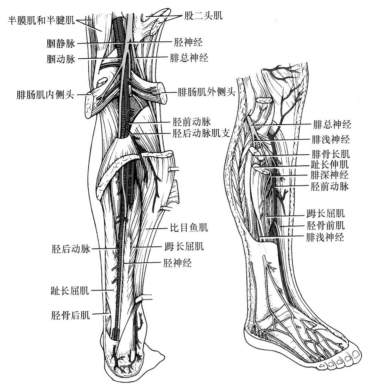

图 2-9-4　小腿的血管、神经

1. 保留已找到的腹前外侧壁浅筋膜浅层结构。

2. 修洁腹外斜肌，观察其形成的腹股沟韧带、腹股沟管浅环和腹直肌鞘前层。

3. 从腋中线做一长 20cm 的纵切口，在该切口的上、下端各向前做一横切口至半月线将该肌切断，翻向内侧，在髂前上棘内侧 2.5cm 处寻找穿腹内斜肌的髂腹下神经和髂腹股沟神经。

4. 修洁腹内斜肌，观察其肌纤维走行方向，距腹外斜肌切口内侧 1～2cm 处将该肌切断，翻向内侧，在翻转过程中注意其深方的下 5 对肋间神经和肋下神经、肋间后血管及腹横肌的纤维。

5. 修洁腹横肌及表面的血管和神经，在外下方找出在髂前上棘附近上行的旋髂深动脉的深支。

6. 沿腹直肌鞘前层做一"工"字形切口，切开此鞘的前层，并向两侧翻转，前层与腹直肌有腱划相连，用刀尖锐性松解。

7. 观察腹直肌的起止，用刀柄或手指游离腹直肌内外侧缘并提起，可见腱划与后层无粘连。

8. 平脐处将腹直肌切断，观察腹直肌鞘后层及弓状线，找到腹壁上、下动脉进入腹直肌处，并观察其吻合（在腹直肌内或外）。

9. 保留小腿前外侧区已找到的浅层结构，除去浅筋膜。

10. 沿胫骨前缘外侧切开小腿深筋膜，保留伸肌支持带。

11. 修洁小腿前群和外侧群的肌肉，拨开胫骨前肌和趾长伸肌，找出胫前动脉、静脉及腓深神经。

（二）注意事项

1. 腹前外侧壁三块扁肌纤维交错排列，且很薄，切开每层时要分清层次。

2. 切开腹外斜肌时，不要损伤其深方的两条神经。

3. 在解剖腹直肌鞘前层时，其与腹直肌结合紧密，需用刀尖在腱划处锐性松解，但不要将鞘切断。

4. 小腿上部深筋膜较厚，在其近膝部的深部有肌纤维附着，此处深筋膜与肌不必强行分离。

（三）评分点

髂腹下神经，髂腹股沟神经，下 5 对肋间神经，肋下神经，旋髂深动脉肌支，腹壁上、下动脉，胫前动脉，腓深神经。

【课后自我检测】

一、选择题

1. 臂丛内侧束发出的神经是

A. 尺神经和胸长神经　　　　B. 尺神经和胸内侧神经

C. 尺神经和胸外侧神经　　　　D. 尺神经和胸背神经

E. 前臂外侧皮神经

2. 臂丛后束发出的神经是

A. 肌皮神经　　　　B. 正中神经　　　　C. 腋神经和胸背神经

D. 尺神经　　　　E. 前臂内侧皮神经和臂内侧皮神经

3. 对肌皮神经的描述，正确的是

A. 发自臂丛后束　　　　B. 穿过肱三头肌长头

C. 肌支支配上臂前群的全部肌肉　D. 皮支支配前臂背侧皮肤

E. 以上均不对

4. 对肌皮神经的描述，错误的是

A. 发自臂丛外侧束　　　　B. 支配旋前圆肌

C. 在肱二头肌和肱肌间下降　　　D. 分布于前臂外侧的皮肤

E. 支配肱二头肌、肱肌和喙肱肌

5. 属于臂前群肌的是

A. 肱桡肌　　　B. 肱肌　　　C. 肱三头肌　　　D. 三角肌　　　E. 旋前圆肌

6. 骨间前神经支配

A. 旋前圆肌　　　　B. 桡侧腕屈肌　　　　C. 指浅屈肌

D. 旋前方肌　　　　E. 指深屈肌尺侧半

7. 脐平对

A. 第 1、2 腰椎间　　　　B. 第 2、3 腰椎间　　　C. 第 12 胸椎和第 1 腰椎间

D. 第 3、4 腰椎间　　　　E. 位置不确定

8. 属于腹部骨性标志的是

A. 髂后上棘 　　　　B. 髂前上棘 　　　　C. 髂后下棘

D. 髂前下棘 　　　　E. 坐骨棘

9. 不属于腹部骨性标志的是

A. 剑突 　　B. 肋弓 　　C. 髂嵴 　　D. 髂前上棘 　　E. 髂前下棘

10. 对腹部浅筋膜的描述，正确的是

A. 在脐以上分为两层 　　　　　　B. 在脐以下分为两层

C. 浅层称为 Scarpa 筋膜 　　　　D. 深层称为 Camper 筋膜

E. Camper 筋膜向下与 Colles 筋膜相延续

二、名词解释

1. 肱骨肌管

2. 前臂屈肌后间隙

3. 弓状线

4. 腹直肌鞘

5. 腹白线

三、简答题

1. 简述前臂前骨筋膜鞘的构成及主要内容。

2. 肱骨骨折可能损伤哪些结构？会出现哪些主要症状？

（曾瑞霞）

实验 10　颈部深层及足部深层

【目的要求】

1. 掌握颈部深层肌群的分布。

2. 掌握颈部的六个三角的境界。

3. 掌握甲状腺的形态及其血液供应和神经支配。

4. 了解颈袢的构成、走行和分布。

5. 掌握足底深部的血管分布和神经支配。

【实验材料】

经防腐处理的无菌尸体。

【实习内容】

一、上肢组（颈部深层）

（一）解剖程序（图 2-10-1）

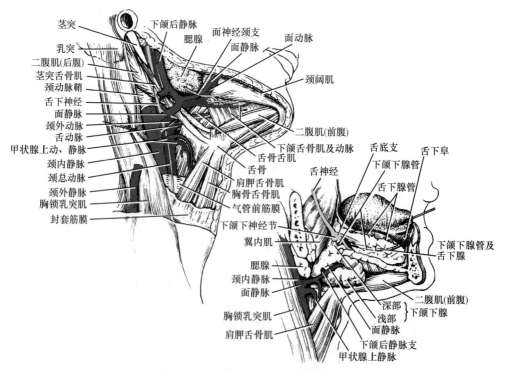

图 2-10-1　颈部的肌肉、神经和血管

1. 保留浅层的结构,去除浅筋膜和颈深筋膜浅层(封套筋膜),沿中部切断胸锁乳突肌,

向上向下翻断端的肌肉，并找到在其内侧面走行的副神经。

2. 修洁颈部肌肉，观察各个肌肉的走行：二腹肌（前腹、后腹）、下颌舌骨肌、茎突舌骨肌、肩胛舌骨肌（上腹、下腹）、胸骨舌骨肌、胸骨甲状肌、甲状舌骨肌。观察颈部的六个三角：下颌下三角、颏下三角、颈动脉三角、枕三角、锁骨上三角、肌三角（图 2-10-2）。

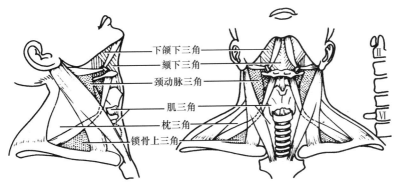

图 2-10-2　颈部的肌肉和三角

（1）修洁二腹肌（前腹、后腹）、下颌舌骨肌、茎突舌骨肌，观察舌骨上区的两个三角：

1）下颌下三角：由二腹肌前腹、二腹肌后腹和下颌骨体下缘围成的三角。

2）颏下三角：由左、右二腹肌的前腹和下方的舌骨体围成的三角。

（2）修洁肩胛舌骨肌（上腹、下腹）、胸骨舌骨肌，观察舌骨下区的四个三角。

1）颈动脉三角：由胸锁乳突肌上份前缘、肩胛舌骨肌上腹和二腹肌后腹围成的三角。

2）枕三角：由胸锁乳突肌后缘、斜方肌前缘和肩胛舌骨肌下腹上缘围成的三角。

3）锁骨上三角：由锁骨、胸锁乳突肌下份后缘和肩胛舌骨肌下腹的下缘围成的三角。

4）肌三角：由颈前正中线、胸锁乳突肌前缘和肩胛舌骨肌上腹围成三角。

（3）沿胸骨舌骨肌中点所在的水平面将胸骨舌骨肌和肩胛舌骨肌上腹切断，暴露并修洁其深方的胸骨甲状肌和甲状舌骨肌。

3. 切断胸骨甲状肌的胸骨端，向上翻，暴露并修洁深方的甲状腺及其周围结构（图 2-10-3）。

（1）切开甲状腺鞘，看到甲状腺纤维囊，其间为囊鞘间隙。

（2）寻找并修洁甲状腺周围结构：甲状腺上动脉、甲状腺上静脉、喉上神经、甲状腺下动脉、甲状腺下静脉、喉返神经、甲状腺最下动脉、甲状腺中静脉、甲状旁腺。

4. 修洁并观察颈动脉三角内的内容　颈内静脉、颈总动脉、颈内动脉、颈外动脉及甲状腺上动脉、舌动脉、面动脉、迷走神经、舌下神经。

5. 修洁并观察颈袢（上支：由第1颈神经发出，伴随舌下神经下行发出；下支：由第2、3颈神经发出）。

（二）注意事项

1. 修洁舌骨上、下肌群的时候，注意不要损伤颈袢的肌支。

2. 切开甲状腺鞘时，动作要轻柔，注意不要损伤周围的细小的神经、血管等结构。

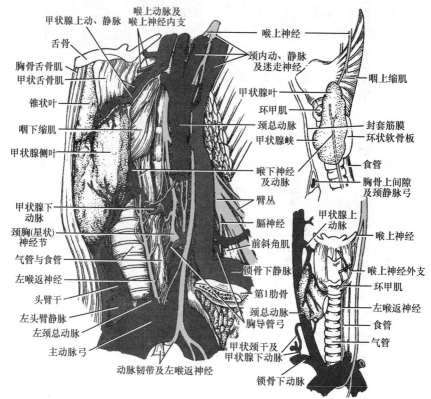

图 2-10-3　甲状腺周围的神经和血管

（三）评分点

胸锁乳突肌，副神经，二腹肌，下颌舌骨肌，茎突舌骨肌，肩胛舌骨肌，胸骨舌骨肌，胸骨甲状肌，甲状舌骨肌，甲状腺，甲状旁腺，甲状腺上、下、最下动脉，甲状腺上、中、下静脉，喉上神经，喉返神经，颈内、外静脉，颈内、外动脉，颈总动脉，舌动脉，面动脉，迷走神经，舌下神经，颈袢。

二、下肢组（足部深层）

（一）解剖程序（图 2-10-4）

1. 足背深层

（1）修洁足背的趾长伸肌腱，寻找其深方的指短伸肌和踇短伸肌。

（2）追踪并修洁胫前动脉在足背的延续——足背动脉。

（3）追踪并观察腓深神经在足背的分布。

2. 足底深层

（1）除去浅筋膜，修洁并观察深筋膜，显露并在近侧端切断足底腱膜，向远端翻起。

（2）翻起足底腱膜后，观察并修洁足底第一层肌肉：踇展肌、趾短屈肌、小趾展肌，其中的趾短屈肌在跟骨处切断。

（3）把切断的趾短屈肌翻向前，可见足底的第二层肌肉：足底方肌、蚓状肌、趾长屈肌腱和踇长屈肌腱，观察这两条肌腱的交叉情况。

（4）观察和修洁足底的神经和血管：足底内、外侧神经和血管。

（5）观察足底第三层肌肉：踇短屈肌、踇收肌、小趾短屈肌；观察足底第四层肌肉：骨间肌、胫骨后肌腱和腓骨长肌腱。

（二）注意事项

尸体足背和足底部的皮肤和浅筋膜比较薄，结构相对比较细小和脆弱，所以操作的时候动作要轻柔，尽量保存好所要找到的结构。

（三）评分点

足底腱膜，踇展肌，趾短屈肌，小趾展肌，足底方肌，蚓状肌，趾长屈肌腱，踇长屈肌腱，足底内、外侧神经，足底内，外侧动脉，踇短屈肌，踇收肌，小趾短屈肌，骨间肌，胫骨后肌腱和腓骨长肌腱。

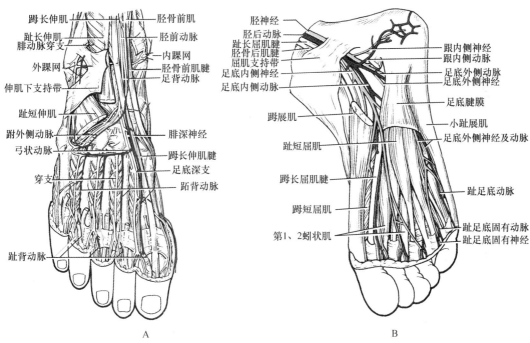

图 2-10-4　足背（A）、足底（B）结构示意图

【课后自我检测】

一、选择题

1. 颈丛皮支阻滞麻醉的穿刺点应在

A. 胸锁乳突肌后缘中点　　　　　B. 胸锁乳突肌前缘中点

C. 胸骨舌骨肌后缘中点　　　　　D. 胸骨舌骨肌前缘中点

E. 胸骨颈静脉切迹

2. 有关颈深筋膜的描述，错误的是

A. 颈深筋膜浅层包裹胸锁乳突肌和斜方肌两对肌肉

B. 颈深筋膜中层包裹甲状腺，形成了甲状腺的纤维囊

C. 颈深筋膜深层包裹锁骨下动、静脉及臂丛，形成腋鞘

D. 该筋膜包裹腮腺及下颌下腺形成腺囊

E. 该筋膜向两侧扩展形成了颈动脉鞘

3. 形成腋鞘的颈筋膜是

A. 颈部浅筋膜　　　　　　B. 内脏筋膜　　　　　　C. 颈深筋膜浅层

D. 颈深筋膜中层　　　　　E. 颈深筋膜深层

4. 对下颌下三角的描述，正确的是

A. 位于左、右二腹肌前腹和舌骨体之间

B. 三角深界是两侧下颌舌骨肌　　　　　C. 前面是颈阔肌

D. 三角内含数个颏下淋巴结　　　　　E. 位于二腹肌前、后腹和下颌骨体之间

5. 对下颌下腺的描述，正确的是

A. 颈深筋膜深层包绕它并形成其腺囊　　B. 浅部伸入舌下间隙

C. 颈深筋膜中层包绕它，并形成其腺囊　D. 下颌下腺管由腺浅部的前端发出

E. 开口舌下阜

6. 甲状腺悬韧带将甲状腺固定于

A. 甲状软骨　　　　　　　B. 环状软骨　　　　　　C. 气管软骨环

D. 杓状软骨　　　　　　　E. 喉及气管壁上

7. 下面有关甲状腺的描述，错误的是

A. 甲状腺呈 "H" 形，分为左、右两侧叶及其相连的甲状腺峡

B. 甲状腺具有真、假两层被膜，真、假被膜之间的间隙称为囊鞘间隙

C. 甲状腺上端达甲状软骨上缘

D. 下端至第 6 气管软骨

E. 甲状腺峡位于第 2～4 气管软骨前方

8. 与甲状腺下动脉关系密切的神经是

A. 喉上神经　　　　　　　B. 副神经　　　　　　　C. 喉返神经

D. 迷走神经　　　　　　　E. 交感神经

9. 甲状腺次全切除术时，结扎甲状腺下动脉应尽量避免损伤喉返神经，正确的做法是

A. 尽量在腺体上方　　　B. 尽量在腺体下方　　　C. 尽量在腺体后方

D. 尽量靠近腺体　　　　E. 尽量远离腺体

10. 踝管内通行

A. 胫后血管　　　　　　　B. 胫神经　　　　　　　C. 胫骨后肌腱

D. 拇长屈肌腱　　　　　　E. 趾长屈肌腱

二、名词解释

1. 封套筋膜

2. 颈动脉鞘

3. 气管前间隙

4. 咽后间隙

5. 踝管

三、简答题

1. 试述颈丛皮支的走行及其分布。

2. 简述甲状腺的动脉与喉的神经之间的关系及其临床意义。

（曾瑞霞）

实验 11　胸腹腔器官观察及上、下肢组交流

【目的要求】

1. 掌握全身主要肌肉的起止、作用和结构层次。

2. 掌握全身血管和神经的走行、主要分支及分布情况。

3. 掌握全身各主要局部区域的构成和内容。

4. 掌握全身主要器官的位置、毗邻、神经和血管分布。

5. 熟悉主要间隙及交通。

【实验材料】

学生自己制作的全身深层结构标本。

【实习内容】

一、上　肢　组

（一）解剖程序（解剖胸腔）

1. 开胸

（1）锯断锁骨：自锁骨中、内 1/3 交界处将其锯断。

（2）剪断肋骨：自腋前线内侧逐渐移至腋中线，用肋骨剪剪断第 1～10 肋。

（3）打开胸前壁：切断胸锁乳突肌和舌骨下肌群的起点，在胸骨柄处提起胸前壁，将胸骨和肋深面的结构向后压，切断胸廓内动、静脉（一侧自胸廓上口处切断，另一侧尽可能从胸壁上分离，让其留在锁骨下动脉上），掀开胸前壁。

（4）切断膈的前部起点：胸前壁拉开后，可见膈前部的起点，沿起点后方 1cm 处切断膈，向两侧切至腋中线，胸前壁即可被翻向下。

2. 观察胸腔　观察胸腔的分部和内容：胸腔分为三部，即由心、心包、出入心的大血管、气管、食管等结构组成的纵隔，位于纵隔两侧容纳肺和胸膜囊的左、右部。

3. 观察肺及肺根　观察肺的位置、分叶和形态，探查肺尖突向颈根部的情况。检查肺的体表投影，比较肺与胸膜前下界的关系。

（1）取肺：将肺拉向外侧，紧靠肺门切断肺根和肺韧带，将肺取出。

（2）观察肺根：在已取下的肺标本上辨认肺根诸结构（上、下肺静脉，肺动脉、支气管、支气管动脉）及其排列关系，辨认肺门淋巴结。

4. 解剖纵隔

（1）观察纵隔：切除肺以后，胸腔中间部的结构就是纵隔。

纵隔的区分：上、下纵隔及前、中、后纵隔的区分，其内结构的区分。

（2）解剖上纵隔：观察胸腺；头臂静脉和上腔静脉；纵隔前淋巴结；主动脉弓及其三大分支；膈神经；迷走神经及其分支；肺动脉、动脉导管三角。

（3）解剖中纵隔：观察心包形态、心包裸区主要毗邻及纤维心包与大血管外膜延续的情况。

1）解剖心包腔：在纵隔前面作一"U"形切口，向上掀起心包前壁，打开心包腔。查看浆膜心包脏、壁层的配布和返折。将一手示、中指从左侧伸入升主动脉和肺动脉后方、上腔静脉和左心房的前方，手指所在间隙即心包横窦。把心尖提起，探查左、右肺静脉与下腔静脉口之间的心包斜窦。心包前壁与下壁移行处的隐窝即心包前下窦。

2）观察原位心的位置和毗邻。

（4）解剖后纵隔和上纵隔后部：后纵隔和上纵隔后部的结构大多连续，故同时解剖。观察：气管和左、右主支气管；食管和迷走神经前、后干；胸主动脉及其分支；奇静脉、半奇静脉和副半奇静脉；胸导管；胸交感干及其分支。

（二）注意事项

无。

（三）评分点

无，本次主要是观察。

二、下 肢 组

（一）解剖程序（解剖腹腔）

1. 腹膜与腹膜腔探查 以脐为中心，做一条纵切口和横切口：纵切口上达剑突，下达耻骨联合；横切口两端到达腋中线附近。将切开的四个肌皮瓣连同腹膜壁层翻开以显露腹腔脏器。观察如下结构。

（1）网膜

1）小网膜：将肝的前缘提向右上方，观察由肝门移行至胃小弯和十二指肠上部的小网膜，其左侧部分称肝胃韧带，右侧部分为肝十二指肠韧带。

2）大网膜：观察大网膜下缘的位置，上缘的附着点。然后将其提起，查看胃大弯与横结肠之间的大网膜是否形成胃结肠韧带。

（2）韧带

1）肝的韧带：镰状韧带、冠状韧带、左三角韧带、右三角韧带、肝胃韧带、肝十二指肠韧带。

2）胃与脾的韧带：肝胃韧带、胃结肠韧带、胃脾韧带、脾肾韧带、脾结肠韧带。

3）十二指肠空肠襞：将横结肠翻向上，在十二指肠空肠曲左缘、横结肠系膜根下方、脊柱左侧的腹膜皱襞，即十二指肠空肠襞。

（3）系膜：将大网膜、横结肠及其系膜翻向上方。把小肠推向一侧，将小肠系膜根舒展平整，观察小肠系膜的形态，扪认小肠系膜根的附着。将回肠末段推向左侧，在盲肠下端寻找阑尾，将阑尾游离端提起，观察阑尾系膜的形态、位置。将横结肠、乙状结肠分别提起，观察其系膜及系膜根的附着。

（4）膈下间隙：膈与横结肠及其系膜之间的区域，统称膈下间隙，包括①右肝上间隙；②左肝上间隙；③右肝下间隙；④左肝下间隙。其中，左肝下后间隙，即网膜囊。沿胃大弯下方一横指处剪开胃结肠韧带，注意勿损伤沿胃大弯走行的胃网膜左、右动脉。

将右手由切口伸入网膜囊内，向上可达胃和小网膜的后方。再将左手示指伸入肝十二指肠韧带后方，使左右手会合，左手示指所在处即为网膜孔。探查网膜孔的周界。

（5）结肠下区：翻动小肠袢和小肠系膜根，观察左、右肠系膜窦，前者可直接通往盆腔，后者下方有横位的回肠末段阻隔。在升、降结肠的外侧，观察左、右结肠旁沟；探查其向上和向下的交通。

（6）陷凹：在男尸探查直肠膀胱陷凹，在女尸探查直肠子宫陷凹和膀胱子宫陷凹。

（7）腹前壁下份的腹膜皱襞和窝：观察腹前壁下部内表面的脐正中襞、脐内侧襞和脐外侧襞、膀胱上窝及腹股沟内、外侧窝。剥去壁腹膜，观察其覆盖的结构。

2. 结肠上区结构的解剖

（1）解剖胃的血管、淋巴结及神经

1）胃左动脉及伴行胃冠状静脉，沿胃左动脉分布淋巴结及贲门旁淋巴结。

2）胃右动、静脉及沿两者排列的胃右淋巴结。

3）迷走神经前干及其发出的肝支与胃前支。

4）迷走神经后干及其发出的腹腔支与胃后支。

5）胃网膜左动脉、胃网膜右动脉及沿两者排列的淋巴结。

6）在脾门处解剖胃脾韧带寻找并辨认由脾动脉分出的 2～4 支胃短动脉行向胃底。

（2）解剖胰、十二指肠上半部和脾的动脉

1）将胃翻起后，在胰的上缘清理出脾动脉，它沿胰上缘左行，沿途分出胰支供给胰。

2）脾静脉与脾动脉伴行，并居其下方。

3）从腹腔干向右，找出肝总动脉，清理它的分支——胃十二指肠动脉。它经十二指肠第一段后方，胆总管的左侧下行，分出胃网膜右动脉及胰十二指肠上动脉。后者走行于胰头和十二指肠降部之间的沟内，观察其沿沟向两侧发分支供应胰头和十二指肠上半部的情况。

（3）解剖肝十二指肠韧带和胆囊

1）纵行剖开肝十二指肠韧带，可见肝门静脉及其左前方的肝固有动脉和右前方的胆总管。

2）清理肝门静脉，观察其属支。

3）解剖肝动脉，注意其起源是否有变异，并向上追踪其分支。

4）向上追踪胆总管，可见它由肝总管和胆囊管合成。观察胆囊及胆囊三角，在此三角内寻找与追查胆囊动脉的发出部位、走行及分支，该动脉多半起自肝右动脉。

3. 结肠下区结构的解剖

（1）各段肠管的区别

1）区别大、小肠：寻找结肠的结肠带、结肠袋和肠脂垂。

2）辨别横结肠和乙状结肠：横结肠两侧有系膜（一侧为大网膜，另一侧为横结肠系膜），而乙状结肠只一侧有系膜。

3）寻找阑尾：以盲肠的前结肠带为标志，向下追踪可找到阑尾根部。

4）区分空肠和回肠：以位置、管径和血管弓的多少等来区别。

5）确认十二指肠空肠曲：将横结肠向上提起，摸到脊柱，小肠袢固定于脊柱处的肠管即为十二指肠空肠曲。将其拉紧，其与脊柱间的腹膜皱襞为十二指肠悬韧带。

（2）观察肠系膜上动、静脉。

（3）观察肠系膜下动、静脉。

（4）观察十二指肠和胰及其周围血管的联属。

4. 肾筋膜、肾、肾上腺及输尿管腹部

（1）找出已切开的肾前筋膜切口，自切口向上延切至肾上腺稍上方，注意勿损伤其深面的结构。伸手入肾前筋膜深面，使之与其后面的结构分离。再插入刀柄向上、下、外侧探查，了解肾前、后筋膜的粘连关系。探查肾筋膜向上及两侧的延续关系。观察肾筋膜深面的肾脂肪囊。

（2）将肾筋膜和脂肪囊清除，即可暴露肾，按顺序观察其形态、位置和毗邻。在观察肾前面的毗邻时，应将胃、十二指肠、胰、脾和肝恢复原位。

（3）平右肾下端切断有输尿管和肾蒂各结构，取出右肾。在肾表面切一小口，剥离一小块肾纤维囊，观察其与肾实质的粘连情况。用手术刀经肾门以连续拉切方式将肾沿额状面切成前大、后小的两半，观察肾窦内结构及肾的内部结构。

（4）继续清除肾上端，翻起肾前筋膜及其深面的脂肪组织，暴露肾上腺。注意观察左、右肾上腺在形态及毗邻方面的不同。清理发自腹主动脉的肾上腺中动脉，于肾上腺前面找出肾上腺静脉，沿之追踪至其注入下腔静脉和左肾静脉处。将右肾上腺取出，切成连续断面，观察其皮质和髓质。

（5）清理左肾蒂，观察肾动脉、肾静脉与肾盂三者的排列关系。肾盂向下延续为输尿管，自上而下剥离输尿管，至小骨盆上口为止，观察其前、后毗邻。

（二）注意事项

1. 在探查腹膜腔之前，应先依腹部的分区，对腹腔脏器的配布仔细观察。

2. 用手探查，扪摸腹膜及腹膜腔，切勿使用刀、镊，以免损伤脏器。动作需轻柔，不得撕破腹膜，观察完毕后将内脏恢复原位。

（三）评分点

无，本次主要是观察。

【课后自我检测】

一、选择题

1. 对纵隔的描述，准确的是

A. 位于胸膜腔内　　　　B. 两侧为纵隔胸膜　　　　C. 容纳心、肺等重要器官

D. 上界为锁骨下缘　　　　E. 后界为胸主动脉

2. 对胸膜的神经分布，错误的是

A. 脏胸膜由心丛的内脏感觉神经分布　　　　B. 壁胸膜由躯体感觉神经分布

C. 肋胸膜、膈胸膜周围部由肋间神经分布　　　　D. 纵隔胸膜由膈神经分支分布

E. 膈胸膜中央部和胸膜顶由膈神经分支分布

3. 主动脉裂孔有胸主动脉通过外，还通行的结构是

A. 交感干　　　　B. 奇静脉　　　　C. 膈神经　　　　D. 迷走神经　　　　E. 胸导管

4. 膈的食管裂孔平对

A. 第 8 胸椎　　　　B. 第 9 胸椎　　　　C. 第 10 胸椎　　　　D. 第 11 胸椎　　　　E. 第 12 胸椎

5. 膈下间隙

A. 介于膈与肝之间　　　　　　　　B. 介于肝与横结肠及其系膜之间

C. 介于膈与横结肠及其系膜之间　　D. 被横结肠及其系膜分为肝上、下间隙

E. 被小肠及其系膜分为肝上、下间隙

6. 属于结肠下区的器官是

A. 肝　　　　B. 胰　　　　　C. 脾　　　　　D. 空、回肠　　　　　E. 十二指肠

7. 不与肝右叶脏面邻接的是

A. 结肠右曲　　　　　　B. 十二指肠上部　　　　　C. 右肾

D. 右肾上腺　　　　　　E. 食管腹部

8. 肝的上界在右锁骨中线平

A. 第 5 肋　　　　　　　B. 第 5 肋间隙　　　　　C. 第 6 肋

D. 第 6 肋间隙　　　　　E. 第 4 肋间隙

9. 胆囊的体表投影大约位于

A. 右肋弓与右腹直肌外侧缘的交角处

B. 右腋前线与右腹直肌外侧缘的交角处

C. 右腹直肌外侧缘与右胸骨旁线的交角处

D. 第 1 腰椎的右侧

E. 第 2 腰椎的右侧

10. 胆囊动脉多起自

A. 肝总动脉　　　　　　B. 肝固有动脉　　　　　C. 肝固有动脉左支

D. 肝固有动脉右支　　　E. 胃十二指肠动脉

二、名词解释

1. 心包三角

2. 肺根

3. 小网膜（位置、形成、分部）

4. 胃床（位置、形成）

5. 肠系膜根

三、简答题

1. 简述纵隔的境界、分区及各区内主要内容。

2. 试述结肠下区的分区和通连。

（曾瑞霞）

第三部分　断层解剖学

实验 1　腹　　部

【目的要求】

1. 观察腹部的重要平面　介绍第二肝门平面、肝门平面、幽门平面的标志性意义。

2. 观察肝及肝内管道　详细讲解肝的外形（第一、二肝门）、毗邻、分叶及分段；肝门静脉的分支、走行及分布；肝动脉和肝管的分支；肝静脉的属支及与肝段划分的关系；肝门静脉与肝静脉在断面上的鉴别。

3. 观察上腹部连续横断层解剖　重点阐述胃、肝、肝外胆道、胰、脾、肾、网膜囊的位置、毗邻及形态特点。

4. 观察肝段　重点阐述肝段在横断面上的划分。

5. 观察下腹部连续横断层解剖　介绍消化管及血管的配布特点。

6. 观察腹部矢、冠状连续断层解剖　详细讲解腹腔器官、结构的位置、形态及毗邻。

7. 观察腹膜腔的连续断层解剖　详细讲解膈下间隙的位置及交通。

**8. 掌握上腹部的连续横断层解剖及其 CT、MRI 图像；肝段在横断面上的划分及其 B 超、CT、MRI 图像；胰、肝外胆道的横断层解剖及其 CT 图像。

**9. 熟悉肝及肝内管道、胰、腹腔及腹膜腔；上腹部的矢、冠状连续断层解剖及其 MRI 图像；膈下间隙的横、矢和冠状断层解剖；腹膜后间隙的主要结构和交通（重点肾、肾上腺、肾筋膜的附着及肾周间隙的横向和纵向通连）。

**10. 了解腹部的重要平面及其标志性意义；下腹部的连续横断层解剖及其 CT、MRI 图像。

【实验材料】

1. 标本

（1）腹部大体标本。

（2）游离肝。

（3）肝内管道铸型。

（4）上腹部的连续横断层面，层厚 10mm。

2. 模型

（1）肝段。

（2）肝内胆管。

3. CT 和 MRI 图像

（1）上腹部横断层 CT 图像，层厚 5～10mm。

（2）上腹部横断层 MRI 图像，层厚 5～10mm。

4. 人体断层解剖学教学系统。

【实习内容】

1. 腹部连续横断层标本观察

（1）经膈右穹窿层面（断层一）关键结构：膈，肝右叶，下腔静脉（图3-1-1）。

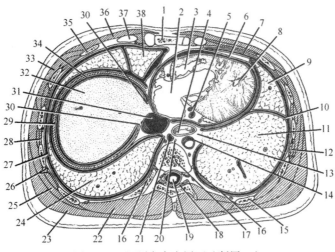

图 3-1-1　经膈右穹窿层面（断层一）

1. 胸骨体；2. 右心房；3. 右心室；4. 食管；5. 后室间支；6. 心包腔；7. 肋纵隔隐窝；8. 左心室；9. 左肺上叶；10. 左肺斜裂；11. 左肺下叶；12. 肋间外肌；13. 左肺韧带；14. 胸主动脉；15. 第9肋；16. 交感干；17. 第9胸椎体；18. 黄韧带；19. 脊髓；20. 胸导管；21. 奇静脉；22. 竖脊肌；23. 背阔肌；24. 右肺下叶；25. 前锯肌；26. 肋间后动静脉；27. 胸膜腔；28. 肋间内肌；29. 膈；30. 冠状韧带；31. 下腔静脉；32. 肝右叶；33. 腹外斜肌；34. 右肝上间隙；35. 第5肋；36. 腹直肌；37. 第5肋软骨；38. 右肺中叶

（2）经第二肝门层面（断层二）关键结构：第二肝门，胃，冠状韧带（图3-1-2）。

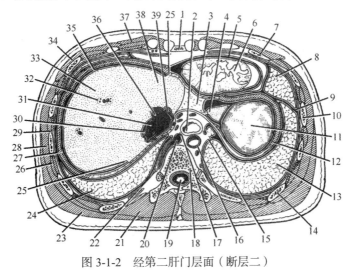

图 3-1-2　经第二肝门层面（断层二）

1. 胸骨体；2. 食管；3. 肝左三角韧带；4. 肝左外叶；5. 心包；6. 右心室；7. 第5肋；8. 左肺上叶；9. 左肺斜裂；10. 第7肋；11. 胃底；12. 膈；13. 左肺下叶；14. 第10肋；15. 左肺韧带；16. 胸主动脉；17. 胸导管；18. 第10胸椎体；19. 脊髓；20. 奇静脉；21. 竖脊肌；22. 交感干；23. 背阔肌；24. 右肺下叶；25. 冠状韧带；26. 肋间外肌；27. 肋膈隐窝；28. 前锯肌；29. 肋间内肌；30. 肝右静脉；31. 下腔静脉；32. 肝门静脉右前支；33. 肝右前叶；34. 腹外斜肌；35. 右肝上间隙；36. 肝中间静脉；37. 腹直肌；38. 肝左内叶；39. 肝左静脉

（3）经食管裂孔层面（断层三）关键结构：食管裂孔，肝左、肝中间、肝右静脉，镰状韧带、冠状韧带（图3-1-3）。

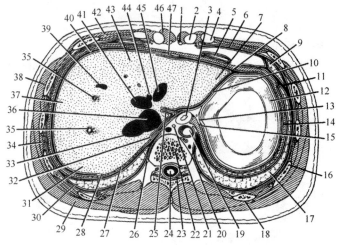

图3-1-3　经食管裂孔层面（断层三）

1. 剑突;2. 第7肋软骨;3. 食管;4. 第6肋软骨;5. 右心室;6. 肋纵隔隐窝;7. 肝左外叶;8. 左肝上前间隙;9. 左肺上叶;10. 左肝下前间隙;11. 左肺斜裂;12. 胃底;13. 肝裸区;14. 膈;15. 胃膈韧带;16. 第9肋;17. 左肺下叶;18. 竖脊肌;19. 胸主动脉;20. 交感干;21. 胸导管;22. 第10胸椎;23. 黄韧带;24. 脊髓;25. 肝尾状叶;26. 右交感干;27. 肝裸区;28. 冠状韧带上层;29. 背阔肌;30. 胸膜腔;31. 肝右后叶;32. 冠状韧带下层;33. 肝右静脉;34. 肋间外肌;35. 肝门静脉右前上支;36. 腔静脉;37. 肝右前叶;38. 前锯肌;39. 肝中间静脉属支;40. 右肝上间隙;41. 肝中间静脉;42. 腹外斜肌;43. 肝左内叶;44. 叶间静脉;45. 肝左静脉;46. 腹直肌;47. 镰状韧带

（4）经胃贲门层面（断层四）关键结构：胃贲门，肝裸区，胃裸区（图3-1-4）。

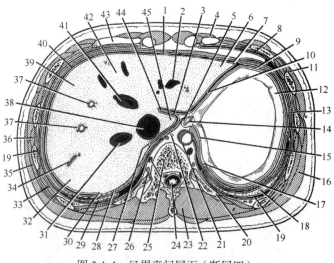

图3-1-4　经胃贲门层面（断层四）

1. 肝镰状韧带;2. 肝左静脉;3. 网膜囊上隐窝;4. 腹直肌;5. 食管腹部;6. 肝左外叶;7. 左肝上前间隙;8. 肋膈隐窝;9. 胸膜腔;10. 左肝下前间隙;11. 腹外斜肌;12. 胃底;13. 膈;14. 胃贲门;15. 胃裸区;16. 背阔肌;17. 胃膈韧带;18. 左肺下叶;19. 胸膜腔;20. 第11肋;21. 胸主动脉;22. 胸导管;23. 竖脊肌;24. 脊髓;25. 第11胸椎体和奇静脉;26. 交感干;27. 冠状韧带下层;28. 肝裸区;29. 右肺下叶;30. 冠状韧带上层;31. 肝右静脉;32. 肝右后叶;33. 肋间内肌;34. 肝门静脉右前上支;35. 下后锯肌;36. 肋间外肌;37. 肝门静脉右前上支;38. 下腔静脉;39. 肝右前叶;40. 右肝上间隙;41. 肝中间;42. 肝左内叶;43. 第6肋软骨;44. 小网膜;45. 肝尾状叶

（5）经肝门静脉左支角部层面（断层五）关键结构：肝门静脉左支角部、肝、胃、脾（图 3-1-5）。

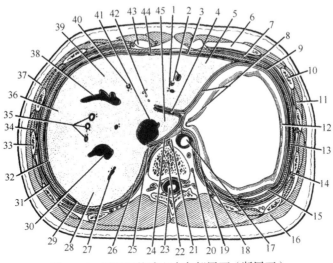

图 3-1-5 经肝门静脉左支角部层面（断层五）

1. 肝门静脉左外上支；2. 肝左静脉；3. 左肝上间隙；4. 静脉韧带裂；5. 肝左外叶；6. 第 6 肋软骨；7. 肋膈隐窝；8. 贲门和左肝下前间隙；9. 腹膜腔；10. 第 7 肋；11. 肋间外肌；12. 胃底；13. 膈；14. 肋间后动脉；15. 脾；16. 背阔肌；17. 胸主动脉；18. 胃膈韧带；19. 胃裸区；20. 交感干；21. 胸导管和奇静脉；22. 第 11 胸椎体；23. 脊髓；24. 网膜囊上隐窝；25. 冠状韧带下层；26. 肝裸区；27. 肝门静脉右后上支；28. 肝右后叶；29. 冠状韧带上层；30. 肝右静脉；31. 肋膈隐窝；32. 右肝上间隙；33. 第 9 肋；34. 肋间内肌；35. 肝门静脉右前上支；36. 肝右前叶；37. 腹外斜肌；38. 肝中间静脉；39. 肝左内叶；40. 肝门静脉左内支；41. 下腔静脉；42. 肝门静脉左支角部；43. 第 5 肋软骨；44. 肝镰状韧带；45. 肝尾状叶

（6）经肝门静脉左支矢状部层面（断层六）关键结构：肝门静脉左支矢状部，肝，胃，脾（图 3-1-6）。

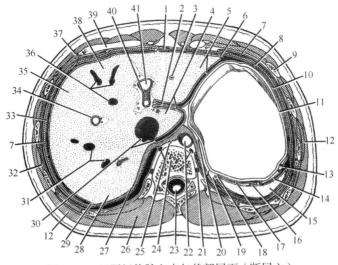

图 3-1-6 经肝门静脉左支矢状部层面（断层六）

1. 肝镰状韧带；2. 静脉韧带裂和肝胃韧带；3. 肝左静脉属支；4. 肝尾状叶和网膜囊上隐窝；5. 肝左外叶和左肝下前间隙；6. 左肝上前间隙；7. 肋膈隐窝；8. 膈；9. 第 7 肋；10. 腹膜腔；11. 胃底；12. 背阔肌；13. 胃短血管；14. 胃脾窝；15. 脾；16. 胃脾韧带；17. 网膜囊脾隐窝；18. 胃膈韧带；19. 膈脾韧带；20. 胃裸区；21. 交感干；22. 胸主动脉；23. 脊髓；24. 第 12 胸椎体；25. 胸导管和奇静脉；26. 竖脊肌；27. 肝裸区；28. 肝右后叶；29. 冠状韧带上层；30. 下腔静脉；31. 肝右静脉属支；32. 肋间外肌；33. 右肝上间隙；34. 肝门静脉右前上支；35. 肝右前叶；36. 肝中间静脉属支；37. 腹外斜肌；38. 肝左内叶；39. 第 7 肋软骨；40. 肝门静脉左支矢状部；41. 肝门静脉左支囊部

（7）经肝门层面（断层七）关键结构：肝门静脉右支，肝胃韧带，右三角韧带（图3-1-7）。

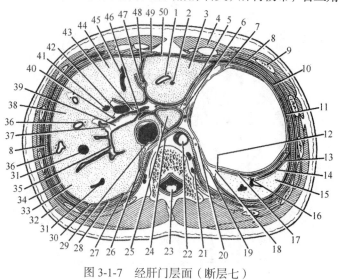

图3-1-7　经肝门层面（断层七）

1. 肝门静脉左外下支；2. 肝左静脉下根；3. 肝左外叶；4. 腹直肌；5. 小网膜；6. 胃左血管；7. 胃体；8. 肋膈隐窝；9. 第7肋；10. 膈；11. 腹膜腔；12. 胃膈韧带；13. 胃脾韧带；14. 胃脾隐窝；15. 脾；16. 脾动、静脉；17. 网膜囊脾隐窝；18. 膈脾韧带；19. 左肾上腺；20. 胃裸区；21. 交感干；22. 胸主动脉；23. 脊髓；24. 胸导管；25. 肝乳头突；26. 右肾上腺；27. 冠状韧带下层；28. 右肝下间隙；29. 下腔静脉；30. 肝右三角韧带；31. 肝右静脉属支；32. 背阔肌；33. 肝右后叶；34. 右肝上间隙；35. 肝门静脉右后支；36. 肝门静脉右前上支；37. 肝门静脉右前支；38. 肝右前叶；39. 肝门静脉右支；40. 肝固有动脉右支；41. 肝中间静脉右根；42. 胆囊；43. 肝左、右管；44. 肝左内叶；45. 肝中间静脉左根；46. 肝门静脉左支横部；47. 肝圆韧带；48. 肝圆韧带裂；49. 肝镰状韧带；50. 左肝上前间隙

（8）经第12胸椎下份层面（断层八）关键结构：第12胸椎下份，肝门下方，胆囊窝上份，肝门右切迹，右肾上腺（图3-1-8）。

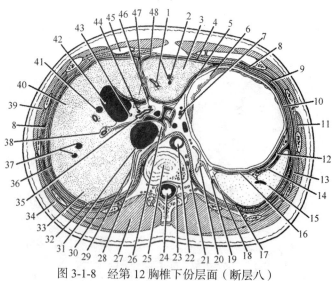

图3-1-8　经第12胸椎下份层面（断层八）

1. 肝门静脉左外下支；2. 肝左静脉属支；3. 肝左外叶；4. 左肝上前间隙；5. 肝乳头突；6. 胃体；7. 胃左血管；8. 肋膈隐窝；9. 膈；10. 腹膜腔；11. 肋间外肌；12. 胃脾韧带；13. 肋间内肌；14. 胃脾隐窝；15. 脾；16. 网膜囊脾隐窝；17. 脾肾隐窝；18. 膈脾韧带；19. 胃脾韧带；20. 左肾上腺；21. 交感干；22. 胸主动脉；23. 黄韧带；24. 脊髓；25. 椎间盘；26. 肝尾状韧带；27. 竖脊肌；28. 右肾上腺；29. 胃裸区；30. 右肝下间隙；31. 下腔静脉；32. 肝右三角韧带；33. 肝右后叶；34. 背阔肌；35. 肝门静脉；36. 右肝上间隙；37. 肝右静脉属支；38. 肝门静脉右后支；39. 腹外斜肌；40. 肝右前叶；41. 肝中间静脉属支；42. 胆囊；43. 胆囊管；44. 胆总管；45. 第8肋软骨；46. 肝方叶；47. 肝圆韧带；48. 肝镰状韧带

（9）经腹腔干层面（断层九）关键结构：腹腔干，小网膜，网膜孔，脾肾韧带，脾周间隙（图 3-1-9）。

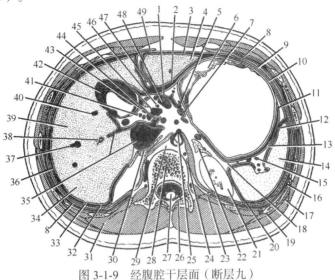

图 3-1-9 经腹腔干层面（断层九）

1. 网膜囊下隐窝；2. 左肝下前间隙；3. 左肝上前间隙；4. 肝左外叶；5. 胃左动、静脉；6. 胃体；7. 腹腔神经节；8. 肋膈隐窝；9. 膈；10. 腹膜腔；11. 网膜囊脾隐窝；12. 胃脾隐窝；13. 胃脾韧带；14. 脾；15. 脾静脉；16 肋间内肌；17 背阔肌；18. 脾肾韧带；19. 下后锯肌；20. 脾肾隐窝；21. 左肾；22 左肾上腺；23. 腰方肌；24. 交感干；25. 腹主动脉；26. 黄韧带；27. 脊髓；28. 第 1 腰椎；29. 胸导管；30. 右肾上腺；31. 竖脊肌；32. 右肝下间隙；33. 右三角韧带；34. 肝右后叶；35. 下腔静脉；36. 右肝上间隙；37. 肝右静脉属支；38. 肝门静脉右下支；39. 肝右前叶；40. 肝中间静脉属支；41. 胆囊管；42. 胆囊；43. 肝总管；44. 网膜孔；45. 肝门静脉；46. 肝固有动脉；47. 肝圆韧带；48. 肝门淋巴结；49. 肝镰状韧带

（10）经幽门层面（断层十）关键结构：幽门，肠系膜上动脉，门腔间隙，胰，网膜囊（图 3-1-10）。

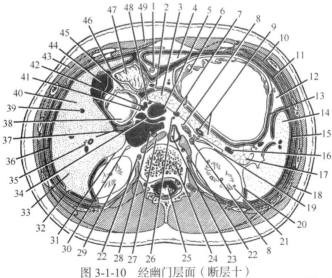

图 3-1-10 经幽门层面（断层十）

1. 肝圆韧带；2. 网膜囊前庭；3. 胰颈；4. 肝左外叶；5. 肝门静脉；6. 胃体；7. 脾静脉；8. 肠系膜上神经节；9. 脾动脉和胰体；10. 肋膈隐窝；11. 膈；12. 大网膜；13. 网膜囊下隐窝；14. 脾；15. 腹膜腔；16. 脾静脉；17. 胰尾；18. 背阔肌；19. 左肾上腺；20. 脾肾韧带；21. 左肾；22. 交感干；23. 腹主动脉；24. 第 1 腰椎；25. 脊髓；26. 脾动脉；27. 右膈脚；28. 下腔静脉；29. 右肾；30. 右肾上腺；31. 肝裸区；32. 肝右三角韧带；33. 肝右后叶；34. 门腔淋巴结；35. 肝门静脉右后下支；36. 右肝上间隙；37. 肝右切迹；38. 十二指肠上部；39. 肝中间静脉属支；40. 肝右前叶；41. 胆囊管；42. 肝总管；43. 腹外斜肌；44. 胆囊；45. 幽门括约肌；46. 右肝下间隙；47. 胃幽门部；48. 胃十二指肠动脉；49. 腹直肌

（11）经肝门静脉起始处层面（断层十一）关键结构：肝门静脉合成处，胰，网膜囊（图 3-1-11）。

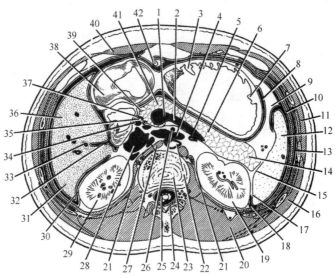

图 3-1-11 经肝门静脉起始处层面（断层十一）

1. 肠系膜上静脉；2. 脾静脉；3. 胃幽门部；4. 左肾静脉；5. 脾动脉；6. 胰体；7. 胃体；8. 网膜囊下隐窝；9. 大网膜；10. 膈；11. 腹外斜肌；12. 脾；13. 肋膈隐窝；14. 胰尾；15. 脾裸区；16. 背阔肌；17. 脾肾韧带；18. 脾肾隐窝；19. 左肾；20. 竖脊肌；21. 交感干；22. 腹主动脉；23. 椎间盘；24. 黄韧带；25. 脊髓；26. 肠系膜上动脉；27. 腔静脉后淋巴；28. 下腔静脉；29. 右肾；30. 肝肾隐窝；31. 肝右后叶；32. 肝门右切迹；33. 肝门静脉右后下支；34. 腔静脉前淋巴结；35. 肝总管；36. 肝右前叶；37. 胆囊管；38. 胃幽门部；39. 胃十二指肠动脉；40. 腹直肌；41. 胰颈；42. 肝圆韧带

（12）经结肠左曲层面（断层十二）关键结构：胰，胆总管，肾，肾动、静脉（图 3-1-12）。

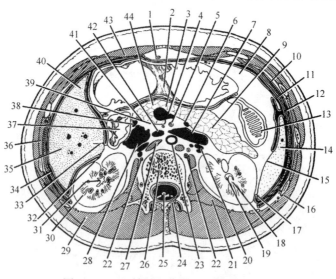

图 3-1-12 经结肠左曲层面（断层十二）

1. 肝圆韧带；2. 胃体；3. 胰颈；4. 肠系膜上静脉；5. 肠系膜上动脉；6. 脾静脉；7. 左肾静脉；8. 大网膜；9. 胰体；10. 肋膈隐窝；11. 腹膜腔；12. 膈；13. 结肠左曲；14. 脾；15. 脾裸区；16 背阔肌；17. 脾肾韧带；18. 左肾；19. 肾大盏；20. 左肾动脉；21. 腰方肌；22 交感干；23. 腹主动脉；24. 黄韧带；25. 马尾；26. 第 2 腰椎体；27. 右膈脚；28. 下腔静脉和右肾动脉；29. 竖脊肌；30. 右肾；31. 肾乳头；32. 冠状韧带下层；33. 肝门右切迹；34. 右肝上间隙；35. 肝右后叶；36. 肋间外肌；37. 十二指肠降部；38. 腔静脉前淋巴结；39. 胰十二指肠上后动脉；40. 肝右前叶；41. 胆总管；42. 中间腰淋巴结；43. 腹直肌；44. 胰头

（13）经十二指肠空肠曲层面（断层十三）关键结构：胰头，钩突，十二指肠空肠曲，肾门（图 3-1-13）。

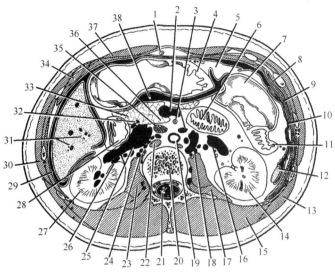

图 3-1-13　经十二指肠空肠曲层面（断层十三）

1. 肝圆韧带；2. 肠系膜上静脉；3. 肠系膜上动脉；4. 胃体；5. 大网膜；6. 十二指肠空肠曲；7. 横结肠；8. 肋膈隐窝；9. 膈；10. 腹膜腔；11. 结肠左曲；12. 脾；13. 背阔肌；14. 左肾；15. 竖脊肌；16. 左肾静脉；17. 腰方肌；18. 左交感干；19. 腹主动脉；20. 第 2 腰椎体；21. 马尾；22. 右膈脚；23. 腰大肌；24. 右交感干；25. 下腔静脉；26. 右肾动脉；27. 右肾；28. 十二指肠降部；29. 肝上间隙；30. 腹外斜肌；31. 肝门静脉右后下支；32. 胆总管；33. 胰头；34. 肋间外肌；35. 主动脉肾神经节；36. 胰钩突；37. 腹直肌；38. 网膜囊下隐窝

（14）经第 2 腰椎中份层面（断层十四）关键结构：胰头，肾门，腰淋巴结（图 3-1-14）。

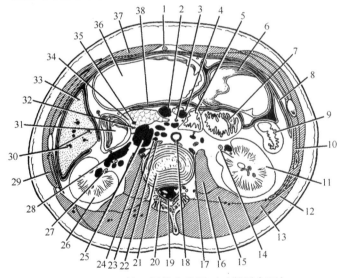

图 3-1-14　经第 2 腰椎中份层面（断层十四）

1. 肝圆韧带；2. 肠系膜上静脉；3. 肠系膜上动脉；4. 空肠静脉；5. 十二指肠升部；6. 横结肠；7. 空肠；8. 腹膜腔；9. 降结肠；10. 膈；11. 左肾；12. 背阔肌；13. 竖脊肌；14. 左肾盂；15. 腰方肌；16. 腰大肌；17. 左交感干；18. 腹主动脉；19. 马尾；20. 黄韧带；21. 椎间盘；22. 右膈脚；23. 腰淋巴结；24. 右交感干；25. 下腔静脉；26. 右肾；27. 右肾盂；28. 右肾静脉；29. 腹外斜肌；30. 肝门静脉右后下支；31. 十二指肠降部；32. 胰十二指肠前动脉弓；33. 肝右叶；34. 胰头；35. 胆总管；36. 胃体；37. 腹直肌；38. 网膜囊下隐窝

（15）经结肠右曲层面（断层十五）关键结构：胰头，胆总管，肠系膜上动、静脉（图 3-1-15）。

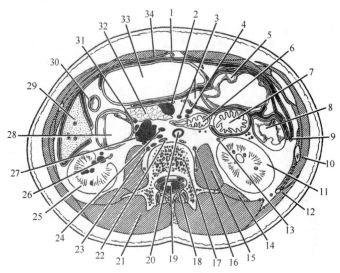

图 3-1-15　经结肠右曲层面（断层十五）

1. 肝圆韧带；2. 肠系膜上静脉；3. 肠系膜上动脉；4. 空肠静脉；5. 横结肠；6. 十二指肠升部；7. 空肠；8. 降结肠；9. 左结肠旁沟；10. 腹外斜肌；11. 左肾；12. 背阔肌；13. 左输尿管；14. 腰方肌；15. 腰大肌；16. 左交感干；17. 第 3 腰椎体；18. 黄韧带；19. 马尾；20. 腹主动脉；21. 竖脊肌；22. 右膈脚；23. 右交感干；24. 中间腰淋巴结；25. 右肾；26. 右肾盂；27. 下腔静脉；28. 十二指肠降部；29. 肝右叶；30. 结肠右曲；31. 胆总管；32. 胰头；33. 胃体；34. 腹直肌

（16）经十二指肠水平部层面（断层十六）关键结构：十二指肠水平部，肝胰壶腹，肠系膜下动脉（图 3-1-16）。

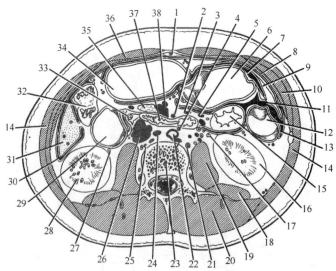

图 3-1-16　经十二指肠水平部层面（断层十六）

1. 肝圆韧带；2. 肠系膜上动脉；3. 空肠静脉；4. 肠系膜下动脉；5. 肠系膜淋巴结；6. 横结肠；7. 网膜囊下隐窝；8. 腹横肌；9. 大网膜；10. 腹内斜肌；11. 腹膜腔；12. 降结肠；13. 左结肠旁沟；14. 腹外斜肌；15. 空肠；16. 左肾；17. 左输尿管；18. 腰方肌；19. 腰大肌；20. 竖脊肌；21. 左交感干；22. 腹主动脉；23. 第 3 腰椎体；24. 中间腰淋巴结；25. 右交感干；26. 下腔静脉；27. 右输尿管；28. 右肾；29. 十二指肠降部；30. 肝肾隐窝；31. 肝右叶；32. 升结肠；33. 十二指肠大乳头；34. 胃体；35. 肠系膜上静脉周围淋巴结；36. 腹直肌；37. 十二指肠水平部；38. 肠系膜上静脉

（17）经第3腰椎中份层面（断层十七）关键结构：十二指肠大乳头，横结肠系膜，肠系膜（图3-1-17）。

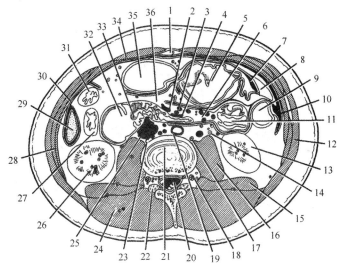

图3-1-17 经第3腰椎中份层面（断层十七）

1. 肝圆韧带；2. 肠系膜上静脉；3. 肠系膜上动脉；4. 空肠静脉；5. 横结肠；6. 肠系膜；7. 网膜囊下隐窝；8. 大网膜；9. 降结肠；10. 左结肠旁沟；11. 空肠；12. 腹外斜肌；13. 左肾；14. 左输尿管；15. 腰方肌；16. 腰大肌；17. 左交感干；18. 第3腰神经；19. 腹主动脉；20. 马尾；21. 第3、4腰椎间盘；22. 黄韧带；23. 右交感干；24. 竖脊肌；25. 下腔静脉；26. 右肾；27. 升结肠；28. 腹内斜肌；29. 肝右叶；30. 腹横肌；31. 横结肠；32. 十二指肠降部；33. 十二指肠大乳头；34. 腹直肌；35. 胃体；36. 横结肠系膜

（18）经第3腰椎体下份层面（断层十八）关键结构：左、右肾，肠系膜，左、右结肠旁沟（图3-1-18）。

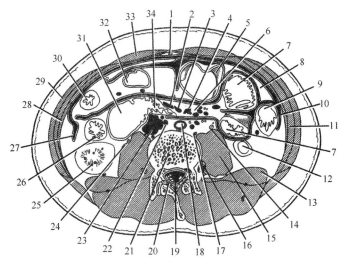

图3-1-18 经第3腰椎体下份层面（断层十八）

1. 肝圆韧带；2. 肠系膜上静脉；3. 肠系膜上动脉；4. 空肠静脉；5. 横结肠；6. 肠系膜；7. 空肠；8. 大网膜；9. 降结肠；10. 左结肠旁沟；11. 腹内斜肌；12. 左肾；13. 腰方肌；14. 左输尿管；15. 腰大肌；16. 腰丛；17. 左交感干；18. 腹主动脉；19. 马尾；20. 黄韧带；21. 第4腰椎体；22. 中间腰淋巴结；23. 下腔静脉；24. 右输尿管；25. 右肾；26. 升结肠；27. 右结肠旁沟；28. 腹横肌；29. 腹外斜肌；30. 横结肠；31. 十二指肠降部；32. 胃体；33. 腹直肌；34. 十二指肠水平部

（19）经第 3、4 腰椎椎间盘层面（断层十九）关键结构：腹前外侧壁，右肾，下腔静脉（图 3-1-19）。

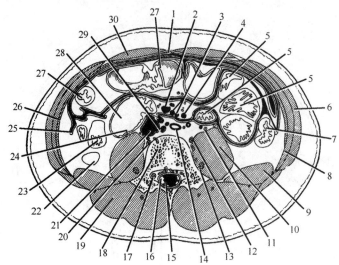

图 3-1-19　经第 3、4 腰椎椎间盘层面（断层十九）

1. 肝圆韧带；2. 肠系膜上静脉；3. 肠系膜上动脉；4. 空肠静脉；5. 空肠；6. 腹外斜肌；7. 降结肠；8. 腹内斜肌；9. 腰方肌；10. 腰大肌；11. 左输尿管；12. 左交感干；13. 第 3 腰神经；14. 腹主动脉；15. 蛛网膜下隙；16. 马尾；17. 第 4 腰神经；18. 第 4 腰椎体；19. 竖脊肌；20. 右交感干；21. 下腔静脉；22. 右肾；23. 升结肠；24. 右输尿管；25. 右结肠旁沟；26. 腹横肌；27. 横结肠；28. 回肠；29. 中间腰淋巴结；30. 腹直肌

（20）经第 4 腰椎体中份层面（断层二十）关键结构：左、右髂总动脉，肠系膜，左、右肠系膜窦（图 3-1-20）。

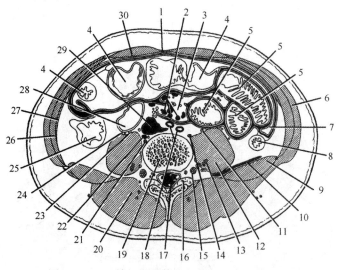

图 3-1-20　经第 4 腰椎体中份层面（断层二十）

1. 肝圆韧带；2. 空肠动、静脉；3. 肠系膜；4. 横结肠；5. 空肠；6. 腹外斜肌；7. 大网膜；8. 降结肠；9. 腰方肌；10. 腰静脉；11. 左输尿管；12. 腰大肌；13. 第 2、3 腰神经；14. 左交感干；15. 第 4 腰神经；16. 黄韧带；17. 马尾；18. 左、右髂总动脉；19. 第 4 腰椎体；20. 竖脊肌；21. 右交感干；22. 右腰升静脉；23. 右输尿管；24. 右睾丸静脉；25. 升结肠；26. 腹内斜肌；27. 腹横肌；28. 空肠；29. 下腔静脉；30. 腹直肌

（21）经第 4 腰椎下份层面（断层二十一）关键结构：下腔静脉，腰交感干，肠系膜（图 3-1-21）。

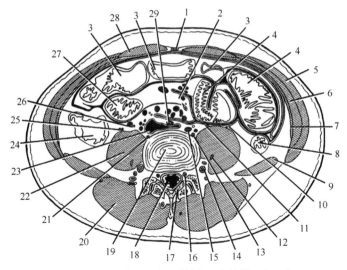

图 3-1-21　经第 4 腰椎下份层面（断层二十一）

1. 肝圆韧带；2. 肠系膜；3. 横结肠；4. 空肠；5. 腹外斜肌；6. 腹内斜肌；7. 腹横肌；8. 降结肠；9. 腰方肌；10. 左睾丸静脉；11. 左输尿管；12. 第 2、3 腰神经；13. 左交感干；14. 第 4 腰神经；15. 左髂总动脉；16. 第 5 腰神经；17. 黄韧带；18. 马尾；19. 第 4、5 腰椎间盘；20. 竖脊肌；21. 右交感干；22. 腰大肌；23. 右髂总静脉；24. 升结肠；25. 右睾丸静脉；26. 右输尿管；27. 回肠；28. 腹直肌；29. 右髂总动脉

（22）经第 5 腰椎体上份层面（断层二十二）关键结构：左、右髂总静脉，脐，空肠，回肠（图 3-1-22）。

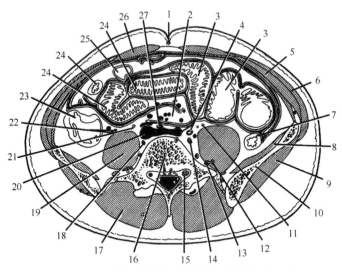

图 3-1-22　经第 5 腰椎体上份层面（断层二十二）

1. 脐；2. 肠系膜；3. 空肠；4. 左髂总动脉；5. 腹内斜肌；6. 腹外斜肌；7. 降结肠；8. 髂肌；9. 臀中肌；10. 髂骨翼；11. 左输尿管；12. 第 2、3 腰神经；13. 第 4 腰神经；14. 左交感干；15. 第 5 腰神经；16. 第 5 腰椎体；17. 竖脊肌；18. 右交感干；19. 腰大肌；20. 右髂总静脉；21. 右输尿管；22. 右睾丸动脉、静脉；23. 升结肠；24. 回肠；25. 横结肠；26. 腹直肌；27. 右髂总动脉

（23）经第 5 腰椎体中份层面（断层二十三）关键结构：回盲部，输尿管，回肠，空肠（图 3-1-23）。

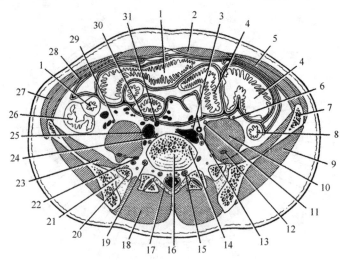

图 3-1-23　经第 5 腰椎体中份层面（断层二十三）

1. 回肠；2. 腹直肌；3. 左髂总动、静脉；4. 空肠；5. 腹内斜肌；6. 左睾丸动、静脉；7. 髂嵴；8. 降结肠；9. 臀中肌；10. 腰大肌；11. 左输尿管；12. 第 2 腰神经；13. 左交感干；14. 第 5 腰椎体；15. 第 5 腰神经；16. 第 5 腰椎间盘；17. 黄韧带；18. 竖脊肌；19. 第 4 腰神经；20. 骶骨翼；21. 骶髂骨间韧带；22. 第 3 腰神经；23. 髂肌；24. 右交感干；25. 右髂总静脉；26. 盲肠；27. 腹外斜肌；28. 腹横肌；29. 右睾丸静脉；30. 右输尿管；31. 右髂总动脉

（24）经第 5 腰椎、第 1 骶椎椎间盘层面（断层二十四）关键结构：阑尾，盲肠，回肠，空肠，乙状结肠（图 3-1-24）。

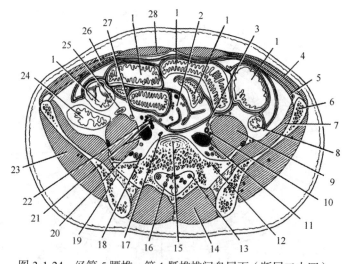

图 3-1-24　经第 5 腰椎、第 1 骶椎椎间盘层面（断层二十四）

1. 回肠；2. 肠系膜；3. 左输尿管；4. 腹外斜肌；5. 腹横肌；6. 髂嵴；7. 髂肌；8. 降结肠；9. 腰大肌；10. 左交感干；11. 左髂总动、静脉；12. 第 1 骶椎；13. 第 1 骶神经；14. 竖脊肌；15. 第 5 腰椎间盘；16. 第 2 骶神经；17. 右交感干；18. 第 5 腰神经；19. 骶髂骨间韧带；20. 第 4 腰神经；21. 右髂总静脉和右髂内、外动脉；22. 右输尿管；23. 臀中肌；24. 盲肠；25. 阑尾；26. 腹内斜肌；27. 右睾丸静脉；28. 腹直肌

2. 影像学实验

（1）上腹部的横断层强化 CT、MRI 图像。

（2）上腹部的矢、冠状断层强化 CT、MRI 图像。

（3）肝段在横断面上的划分，其 B 超、CT、MRI 图像。

（4）胰及肝外胆道的横断层强化 CT 图像。

（5）膈下间隙的横、矢和冠状断层图像。

（6）腹膜后间隙的分区、各区主要结构和交通（肾、肾上腺、肾筋膜的内、外、上、下附着及肾周间隙的横向和纵向通连）。

（7）下腹部的横断层强化 CT、MRI 图像。

【课后自我检测】

一、选择题

1. 不经过肝门的结构是

A. 肝固有动脉   B. 肝静脉   C. 肝门静脉

D. 左、右肝管   E. 肝丛

2. 第三肝门位于

A. 横沟   B. 左纵沟前部   C. 右纵沟前部

D. 下腔静脉沟的下端   E. 下腔静脉沟的上端

3. 第二肝门位于

A. 横沟   B. 左纵沟后部   C. 左纵沟前部

D. 下腔静脉沟的下端   E. 下腔静脉沟的上端

4. 肝蒂内分叉点最低的是

A. 肝固有动脉   B. 肝门静脉   C. 胆小管

D. 肝静脉   E. 肝左、右管

5. 下列关于结肠下区的描述中，正确的是

A. 膈下脓肿可经左、右结肠旁沟与髂窝和盆腔交通

B. 左结肠旁沟上通肝肾隐窝

C. 左肠系膜窦呈三角形

D. 右肠系膜窦呈向下开口的斜方形

E. 右肠系膜窦内感染积脓时不易扩散

6. 结肠下区

A. 介于横结肠及其系膜与两髂前上棘连线之间

B. 介于横结肠及其系膜与小骨盆上口之间

C. 介于横结肠及其系膜与大骨盆上口之间

D. 此区内有空肠、回肠、结肠、胰、肾等脏器

E. 此区内的器官均属腹膜内位器官

7. 下列关于静脉韧带裂的描述中，错误的是

A. 位于肝尾状叶与左内叶之间   B. 为肝胃韧带的起始处

C. 其前部向左通胃肝隐窝   D. 其后部为网膜囊上隐窝的一部分

E. 网膜囊上隐窝呈 "＞" 形间隙围绕肝尾状叶

8. 下列肝的毗邻的描述中，正确的是

A. 右半肝膈面借膈与右肋膈隐窝和右肺底相邻

B. 右半肝脏面与横结肠系膜相邻

C. 左半肝膈面借膈与左肺底相邻

D. 肝左纵沟后缘与腹主动脉相邻

E. 左半肝脏面与胃贲门及胃底相邻

9. 在横断层上，自上而下首先切及肝门静脉左支的分支是

A. 横部起始部 B. 矢状部 C. 角部

D. 囊部 E. 左内支

10. 肝门静脉左支矢状部

A. MRI 显示率为 93% B. 第二肝门已经或即将出现

C. 静脉韧带裂的出现标志 D. 左段间裂出现的标志

E. 肝左管外支经左支矢状部右侧上升

二、名词解释

1. Glisson 系统

2. 肝段

3. 牛眼征

4. 肾周间隙

5. 门腔间隙

三、简答题

1. 简述肝门层面在腹部横断层中的标志意义。

2. 简述肝门静脉和肝静脉在横断层上的区分方法。

（屈惠莹）

实验 2　盆部和会阴

【目的要求】

1. 概述　介绍男、女性盆部及会阴结构的配布规律。

2. 观察前列腺　详细讲解前列腺的位置、形态、分部及断层解剖。

3. 观察卵巢和子宫　详细讲解卵巢和子宫的位置、形态、毗邻、固定装置及断层解剖。

4. 观察男性盆部连续横断层解剖　重点阐述盆壁、膀胱、直肠、前列腺、输精管、精囊、输尿管的位置及形态特点。

5. 观察女性盆部连续横断层解剖　重点阐述盆壁、膀胱、子宫、卵巢、输卵管、直肠、输尿管、阴道穹、直肠子宫陷凹的位置及形态特点。

6. 观察男、女性盆部矢、冠状连续断层解剖　详细讲解盆壁、盆腔及脏器（前列腺、子宫、卵巢）的形态变化特点。

7. 掌握精囊和前列腺的连续横断层解剖及其 B 超、CT、MRI 图像；卵巢和子宫的连续横断层解剖及其 B 超、CT、MRI 图像。

8. 熟悉盆壁、盆腔及脏器（前列腺、子宫、卵巢）的解剖。

9. 了解横断层中男、女性盆部及会阴解剖结构的配布规律；男、女性盆部及会阴矢、冠状连续断层解剖及其 B 超、MRI 图像。

【实验材料】

1. 标本

（1）男、女性盆部及会阴正中矢状切标本。

（2）游离的膀胱和男性生殖器。

（3）游离的女性生殖器。

（4）男性盆部和会阴的连续横断层，层厚 10mm。

（5）女性盆部和会阴的连续横断层，层厚 10mm。

2. 模型

（1）前列腺及其分叶。

（2）女性内生殖器（不同年龄阶段）。

3. CT 和 MRI 图像

（1）男性盆部及会阴的横断层 CT 和 MRI 图像，层厚 5 ～ 10mm。

（2）女性盆部及会阴的横断层 CT 和 MRI 图像，层厚 5 ～ 10mm。

4. 人体断层解剖学教学系统。

【实习内容】

1. 男性盆部连续横断层标本观察

（1）经股骨头上部层面，关键结构：直肠，膀胱，输尿管，输精管（图 3-2-1）。

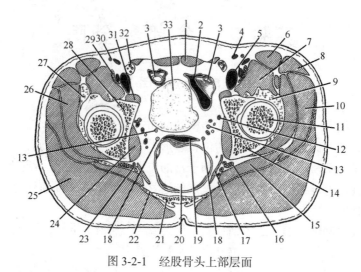

图 3-2-1　经股骨头上部层面

1. 腹直肌；2. 腹膜腔；3. 回肠；4. 腹股沟浅淋巴结；5. 股动、静脉；6. 缝匠肌；7. 髂腰肌；8. 阔筋膜张肌；9. 髂股韧带；10. 臀中肌；11. 股骨头；12. 闭孔神经；13. 输尿管；14. 坐骨；15. 梨状肌；16. 坐骨神经；17. 尾骨肌；18. 输精管；19. 直肠膀胱陷凹；20. 直肠；21. 第 5 骶椎；22. 骶结节韧带；23. 臀下血管；24. 闭孔内肌；25. 臀大肌；26. 臀小肌；27. 股直肌腱；28. 耻骨；29. 股神经；30. 大隐静脉；31. 耻骨肌；32. 精索；33. 膀胱

（2）经股骨头中份及股骨头韧带层面关键结构：股骨头，股骨头韧带，闭孔内肌，腹股沟管，精索，膀胱，输精管，直肠（图 3-2-2）。

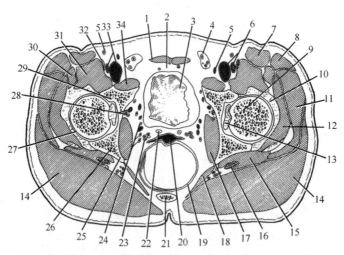

图 3-2-2　经股骨头中份及股骨头韧带层面

1. 腹直肌；2. 膀胱前间隙；3. 膀胱；4. 精索；5. 腹股沟浅淋巴结；6. 股动、静脉；7. 缝匠肌；8. 阔筋膜张肌；9. 股骨头；10. 髂股韧带；11. 臀中肌；12. 臀小肌；13. 股骨头韧带；14. 臀大肌；15. 梨状肌；16. 坐骨神经；17. 闭孔内肌；18. 尾骨肌；19. 直肠；20. 直肠膀胱陷凹；21. 尾骨；22. 输精管壶腹；23. 精囊；24. 膀胱静脉丛；25. 坐骨棘；26. 坐骨体；27. 髋关节；28. 闭孔动脉、神经；29. 耻骨体；30. 股直肌；31. 髂腰肌；32. 股神经；33. 大隐静脉；34. 耻骨肌

（3）经股骨头下部层面关键结构：直肠，膀胱，输尿管，输精管（图 3-2-3）。

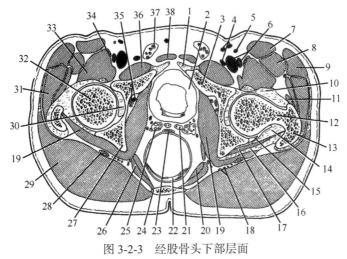

图 3-2-3 经股骨头下部层面

1. 耻骨上韧带；2. 膀胱；3. 耻骨上支；4. 腹股沟淋巴结；5. 大隐静脉；6. 股动、静脉；7. 缝匠肌；8. 股直肌；9. 阔筋膜张肌；10. 髂股韧带；11. 股外侧肌；12. 股骨颈；13. 大转子；14. 坐股韧带；15. 髋臼唇；16. 闭孔内肌腱；17. 上孖肌；18. 臀下血管；19. 闭孔内肌；20. 肛提肌；21. 输精管壶腹；22. 直肠；23. 膀胱直肠陷凹；24. 尾骨；25. 精囊；26. 尾骨肌；27. 坐骨棘；28. 坐骨神经；29. 臀大肌；30. 股骨头韧带；31. 臀中肌；32. 股骨头；33. 髂腰肌；34. 股神经；35. 闭孔血管和神经；36. 耻骨肌；37. 精索；38. 腹直肌

（4）经耻骨联合上份层面关键结构：耻骨联合，闭孔内、外肌，坐骨结节，膀胱，前列腺，直肠，盆膈，坐骨肛门窝（图 3-2-4）。

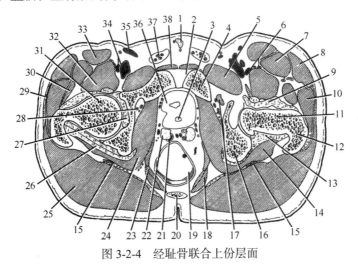

图 3-2-4 经耻骨联合上份层面

1. 阴茎海绵体；2. 耻骨联合；3. 尿道内口；4. 耻骨上支；5. 耻骨肌；6. 股神经；7. 股直肌；8. 阔筋膜张肌；9. 髂股韧带；10. 臀中肌；11. 股骨颈；12. 大转子；13. 坐股韧带；14. 下孖肌；15. 坐骨神经；16. 坐骨结节；17. 闭孔外肌；18. 尾骨肌；19. 直肠；20. 尾骨；21. 精囊；22. 前列腺；23. 肛提肌；24. 闭孔内肌；25. 臀大肌；26. 闭孔内肌腱；27. 股骨头韧带；28. 闭孔神经；29. 髂胫束；30. 臀小肌；31. 股骨头；32. 髂腰肌；33. 缝匠肌；34. 股动、静脉；35. 腹股沟浅淋巴结；36. 膀胱；37. 精索；38. 腹直肌

（5）经耻骨联合下份层面关键结构：闭孔内、外肌，前列腺，肛管，肛提肌，坐骨肛门窝（图 3-2-5）。

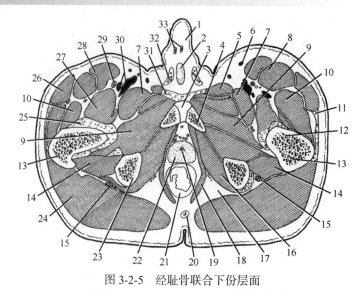

图 3-2-5　经耻骨联合下份层面

1. 阴茎；2. 阴茎海绵体；3. 耻骨联合；4. 耻骨下支；5. 长收肌；6. 腹股沟浅淋巴结；7. 耻骨肌；8. 股直肌；9. 大收肌；10. 股外侧肌；11. 髂胫束；12. 股骨颈；13. 大转子；14. 股方肌；15. 坐骨神经；16. 闭孔内肌；17. 坐骨肛门窝；18. 肛提肌；19. 尿道嵴；20. 尾骨；21. 直肠；22. 前列腺；23. 坐骨结节；24. 臀大肌；25. 髂股韧带；26. 阔筋膜张肌；27. 髂腰肌；28. 缝匠肌；29. 股神经；30. 股动、静脉；31. 耻骨弓状韧带；32. 精索；33. 阴茎背浅静脉

（6）经坐骨结节下方层面关键结构：精索，阴茎海绵体，尿生殖膈，尿道，肛管，肛门外括约肌（图 3-2-6）。

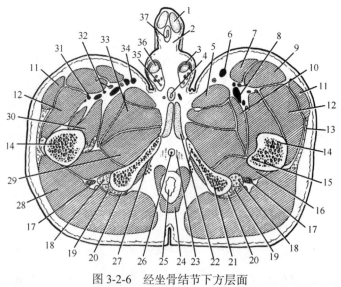

图 3-2-6　经坐骨结节下方层面

1. 阴茎海绵体；2. 阴茎；3. 鞘膜腔；4. 尿道；5. 长收肌；6. 腹股沟浅淋巴结；7. 缝匠肌；8. 股神经；9. 股直肌；10. 耻骨肌；11. 阔筋膜张肌；12. 股外侧肌；13. 髂胫束；14. 股骨；15. 小转子；16. 股方肌；17. 坐骨神经；18. 半膜肌腱；19. 半腱肌腱；20. 股二头肌长头腱；21. 坐骨结节；22. 阴茎脚和坐骨支；23. 尿生殖膈；24. 肛门外括约肌；25. 肛管；26. 尿道膜部；27. 闭孔内肌；28. 臀大肌；29. 大收肌；30. 髂腰肌；31. 股深动脉；32. 股动脉和股神经；33. 短收肌；34. 大隐静脉；35. 输精管；36. 睾丸；37. 尿道海绵体

2. 女性盆部连续横断层标本

（1）经第 1 骶椎上份层面关键结构：髂血管，卵巢血管，输尿管（图 3-2-7）。

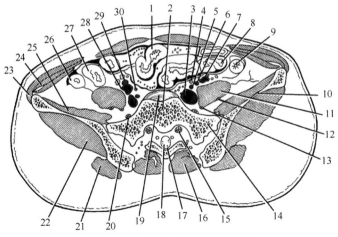

图 3-2-7　经第 1 骶椎上份层面

1. 回肠；2. 第 1 骶椎；3. 左髂总静脉；4. 左输尿管；5. 左髂内动脉；6. 左髂外动脉；7. 左卵巢血管；8. 空肠；9. 乙状结肠；10. 髂骨翼；11. 腰大肌；12. 股神经；13. 闭孔神经；14. 髂骨；15. 第 1 骶神经；16. 竖脊肌；17. 硬脊膜；18. 马尾；19. 第 5 腰椎间盘；20. 腰骶干；21. 臀大肌；22. 臀中肌；23. 腹外斜肌；24. 腹内斜肌；25. 髂肌；26. 盲肠；27. 回肠；28. 右髂外静脉；29. 右髂外动脉；30. 右输尿管

（2）经第 1 骶椎下份层面关键结构：髂血管，输尿管（图 3-2-8）。

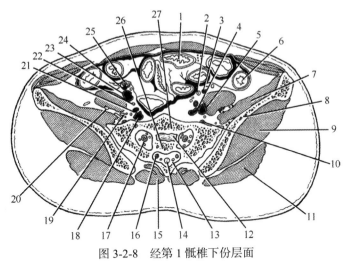

图 3-2-8　经第 1 骶椎下份层面

1. 回肠；2. 左输尿管；3. 左髂外动脉；4. 左髂内静脉；5. 左髂外静脉；6. 乙状结肠；7. 髂肌；8. 髂骨翼；9. 臀中肌；10. 腰骶干；11. 臀大肌；12. 第 1 骶椎间盘；13. 骶管；14. 马尾；15. 竖脊肌；16. 第 2 骶神经；17. 第 1 骶神经；18. 右髂内静脉；19. 闭孔神经；20. 股神经；21. 右髂内动脉；22. 右输尿管；23. 右髂外静脉；24. 右髂外动脉；25. 右卵巢静脉；26. 第 2 骶椎；27. 第 1 骶椎

（3）经第 2 骶椎层面关键结构：髂血管，卵巢血管，输尿管（图 3-2-9）。

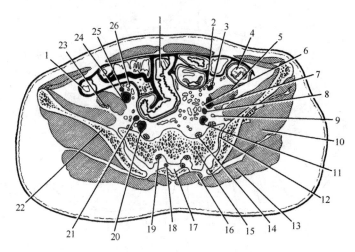

图 3-2-9　经第 2 骶椎层面

1. 回肠；2. 左卵巢动、静脉；3. 左髂外动脉；4. 乙状结肠；5. 腰大肌；6. 左输尿管；7. 左髂外静脉；8. 左髂内动脉；9. 闭孔神经；10. 臀中肌；11. 左髂内静脉；12. 骶髂关节；13. 臀大肌；14. 第 1 骶神经；15. 第 2 骶椎；16. 竖脊肌；17. 骶管；18. 第 3 骶神经；19. 第 2 骶神经；20. 右髂内静脉；21. 右髂内动脉；22. 髂骨翼；23. 股神经；24. 右髂外静脉；25. 右髂外动脉；26. 右卵巢静脉

（4）经第 3 骶椎下份层面（骶髂关节尾端）关键结构：子宫，卵巢，髂血管，输尿管（图 3-2-10）。

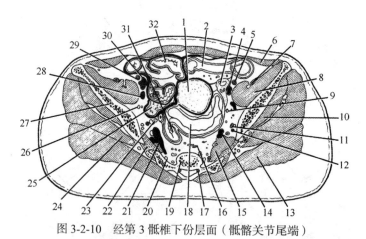

图 3-2-10　经第 3 骶椎下份层面（骶髂关节尾端）

1. 子宫底；2. 乙状结肠；3. 左卵巢；4. 左髂外静脉；5. 左髂外动脉；6. 腹内斜肌；7. 股神经；8. 髂腰肌；9. 左输尿管；10. 臀小肌；11. 腰骶干；12. 左臀上动脉；13. 臀大肌；14. 左髂内静脉；15. 梨状肌；16. 直肠上动脉；17. 第 4 骶神经；18. 乙状结肠；19. 第 4 骶椎；20. 第 3 骶神经；21. 右髂内静脉；22. 骶髂关节囊；23. 右输尿管；24. 臀中肌；25. 右卵巢；26. 闭孔神经；27. 髂骨翼；28. 髂外淋巴结；29. 右髂外动脉；30. 右髂外静脉；31. 直肠；32. 回肠

（5）经第 4 骶椎层面关键结构：肠管，子宫，卵巢，输卵管，输尿管，髂血管（图 3-2-11）。

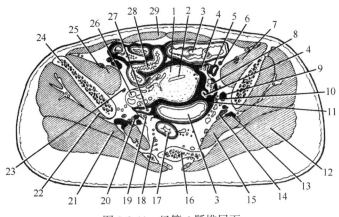

图 3-2-11 经第 4 骶椎层面

1. 子宫体；2. 子宫腔；3. 乙状结肠；4. 左输卵管；5. 左髂外静脉；6. 左髂外动脉；7. 髂腰肌；8. 左卵巢；9. 髂内淋巴结；10. 左输尿管；11. 腹膜腔；12. 臀大肌；13. 髂内静脉属支；14. 坐骨神经；15. 梨状肌；16. 第 4 骶椎；17. 直肠；18. 直肠静脉丛；19. 右输尿管；20. 臀下动、静脉；21. 臀中肌；22. 臀小肌；23. 闭孔神经；24. 髂骨翼；25. 股神经；26. 右卵巢；27. 右输卵管；28. 回肠；29. 腹直肌

（6）经第 5 骶椎层面关键结构：乙状结肠、直肠、子宫、直肠子宫陷凹、卵巢（图 3-2-12）。

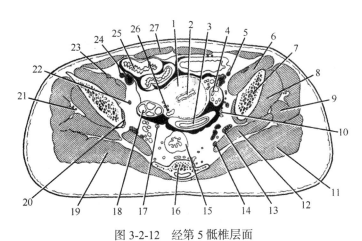

图 3-2-12 经第 5 骶椎层面

1. 子宫体；2. 子宫腔；3. 乙状结肠；4. 左卵巢；5. 左髂外动脉；6. 髂腰肌；7. 髂骨翼；8. 臀小肌；9. 臀中肌；10. 左输尿管；11. 臀大肌；12. 梨状肌；13. 坐骨神经；14. 第 3 骶神经；15. 直肠；16. 第 5 骶椎；17. 右输尿管；18. 右卵巢；19. 臀大肌；20. 闭孔内肌；21. 臀上动、静脉；22. 闭孔神经；23. 股神经；24. 右髂外动、静脉；25. 回肠；26. 子宫动脉；27. 腹直肌

（7）经髋臼上缘层面关键结构：膀胱，子宫，直肠，子宫阴道静脉丛，直肠静脉丛，输尿管（图 3-2-13）。

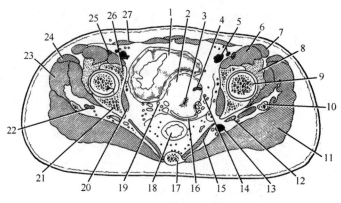

图 3-2-13　经髋臼上缘层面

1. 膀胱；2. 子宫颈；3. 子宫颈管；4. 子宫动脉；5. 左髂外血管；6. 髂腰肌；7. 缝匠肌；8. 髂股韧带；9. 股骨头；10. 股骨大转子；11. 臀大肌；12. 坐骨神经；13. 臀下静脉；14. 左输尿管；15. 尾骨肌；16. 阴道穹后部；17. 尾骨；18. 直肠；19. 右输尿管；20. 闭孔内肌；21. 坐骨体；22. 梨状肌；23. 臀中肌；24. 阔筋膜张肌；25. 股神经；26. 耻骨体；27. 腹内斜肌

（8）经股骨头上份层面关键结构：膀胱，子宫颈，阴道穹后部，直肠，子宫阴道静脉丛（图 3-2-14）。

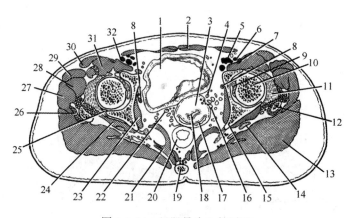

图 3-2-14　经股骨头上份层面

1. 膀胱；2. 腹直肌；3. 子宫颈；4. 左输尿管；5. 左髂外静脉；6. 左髂外动脉；7. 股神经；8. 闭孔神经；9. 股骨头韧带；10. 股骨头；11. 髂股韧带；12. 股骨大转子；13. 臀大肌；14. 坐骨神经；15. 坐骨棘；16. 子宫阴道静脉丛；17. 阴道穹后部；18. 子宫颈管；19. 尾骨；20. 直肠；21. 肛提肌；22. 右输尿管；23. 闭孔内肌；24. 上孖肌；25. 髋臼唇；26. 臀中肌腱；27. 臀中肌；28. 臀小肌；29. 阔筋膜张肌；30. 缝匠肌；31. 髂腰肌；32. 右髂外动脉

（9）经股骨头中份层面关键结构：膀胱，子宫颈，阴道穹，直肠（图 3-2-15）。

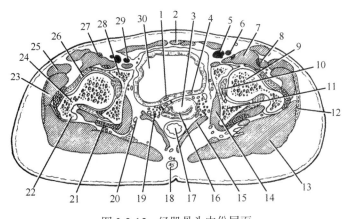

图 3-2-15 经股骨头中份层面

1. 右输尿管(壁内段);2. 腹直肌;3. 子宫颈;4. 左输尿管;5. 左髂外静脉;6. 左髂外动脉;7. 髂腰肌;8. 股直肌;9. 股骨头;10. 股骨头韧带;11. 坐骨体;12. 阔筋膜;13. 臀大肌;14. 闭孔内肌;15. 肛提肌;16. 阴道穹后部;17. 直肠;18. 尾骨;19. 子宫阴道静脉丛;20. 阴部内动、静脉;21. 坐骨神经;22. 股骨大转子;23. 臀中肌;24. 股骨颈;25. 阔筋膜张肌;26. 髂股韧带;27 股神经;28. 耻骨体;29. 髂外淋巴结;30. 膀胱

（10）经股骨大转子层面关键结构：膀胱，阴道，阴道静脉丛，直肠，肛提肌（图 3-2-16）。

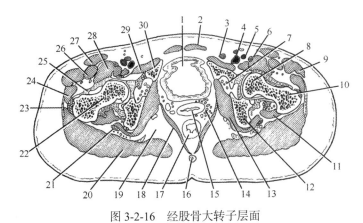

图 3-2-16 经股骨大转子层面

1. 膀胱;2. 锥状肌;3. 腹股沟深淋巴结;4. 股静脉;5. 股动脉;6. 股神经;7. 闭孔动、静脉和神经;8. 股骨头;9. 阔筋膜张肌;10. 股骨大转子;11. 股方肌;12. 坐骨体;13. 闭孔内肌;14. 阴道静脉丛;15. 阴道;16. 尾骨;17. 直肠;18. 肛提肌;19. 坐骨肛门窝;20. 臀大肌;21. 坐骨神经;22. 股骨颈;23. 阔筋膜;24. 臀中肌;25. 髂股韧带;26. 股直肌;27. 缝匠肌;28. 髂腰肌;29. 耻骨肌;30. 耻骨上支肌;25. 髋臼唇;26. 臀中肌腱;27. 臀中肌;28. 臀小肌;29. 阔筋膜张肌;30. 缝匠肌

（11）经耻骨联合上份层面关键结构：膀胱，阴道，阴道静脉丛，肛管，肛提肌（图3-2-17）。

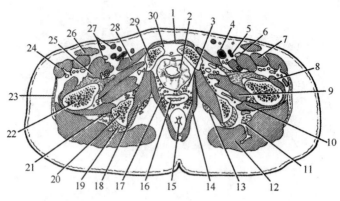

图 3-2-17　经耻骨联合上份层面

1. 锥状肌;2. 膀胱;3. 膀胱静脉丛;4. 股静脉;5. 股动脉;6. 股神经;7. 股直肌;8. 股外侧肌;
9. 闭孔外肌;10. 股方肌;11. 臀下动、静脉;12. 臀大肌;13. 阴部内动、静脉和阴部神经;14. 肛
提肌;15. 肛管;16. 阴道;17. 阴道静脉丛;18. 闭孔内肌;19. 半腱肌、半膜肌;20. 坐骨结节;
21. 坐骨神经;22. 股骨大转子;23. 阔筋膜;24. 阔筋膜张肌;25. 髂腰肌;26. 缝匠肌;27. 股神
经;28. 耻骨肌;29. 耻骨上支;30. 耻骨联合

（12）经耻骨联合下份层面关键结构：尿道，肛门，阴道静脉丛，阴部静脉丛（图 3-2-18）。

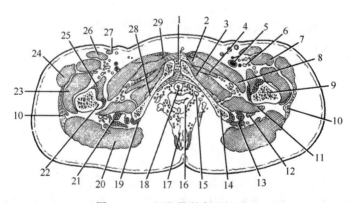

图 3-2-18　经耻骨联合下份层面

1. 耻骨联合;2. 长收肌;3. 闭孔外肌;4. 短收肌;5. 股动、静脉;6. 股深动、静脉;7. 股直肌;8. 耻
骨肌;9. 股骨;10. 阔筋膜;11. 股方肌;12. 坐骨神经;13. 半腱肌与股二头肌长头腱;14. 坐骨支;
15. 阴道静脉丛;16. 阴道;17. 肛门和肛门外括约肌;18. 尿道;19. 大收肌腱;20. 臀大肌;21. 半膜
肌腱;22. 股骨小转子;23. 股外侧肌;24. 阔筋膜张肌;25. 髂腰肌;26. 缝匠肌;27. 腹股沟浅淋巴
结;28. 耻骨下支;29. 长收肌腱

（13）经耻骨弓层面关键结构：尿道，前庭球，阴道，阴道静脉丛（图 3-2-19）。

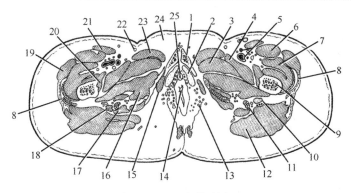

图 3-2-19 经耻骨弓层面

1. 耻骨下支；2. 前庭球；3. 短收肌；4. 耻骨肌；5. 股动、静脉；6. 股直肌；7. 股外侧肌；8. 阔筋膜；9. 股骨体；10. 坐骨神经；11. 半腱半膜肌；12. 臀大肌；13. 阴道静脉丛；14. 阴道；15. 坐骨海绵体肌；16. 大收肌；17. 股二头肌长头；18. 股后皮神经；19. 阔筋膜张肌；20. 髂腰肌；21. 缝匠肌；22. 大隐静脉；23. 长收肌；24. 阴阜；25. 尿道

（14）经阴道前庭层面关键结构：大阴唇，阴蒂，阴蒂海绵体，阴道前庭（图 3-2-20）。

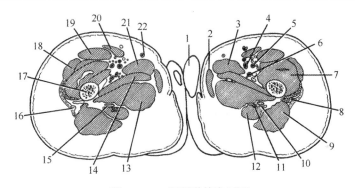

图 3-2-20 经阴道前庭层面

1. 大阴唇；2. 股薄肌；3. 长收肌；4. 股动、静脉；5. 旋股外侧动、静脉；6. 股深动、静脉；7. 股中间肌与股内侧肌；8. 臀大肌腱；9. 臀大肌；10. 股二头肌长头；11. 半膜肌；12. 半腱肌；13. 大收肌；14. 短收肌；15. 坐骨神经；16. 阔筋膜；17. 股骨体；18. 阔筋膜张肌；19. 股直肌；20. 缝匠肌；21. 长收肌；22. 大隐静脉

3. 影像学实验

（1）男性盆部 B 超、MRI 图像。

（2）男性盆部横断层解剖第二段的主要结构及配布规律。

（3）精囊和前列腺的 B 超、MRI 图像。

（4）女性盆部各段的结构配布规律及 B 超、MRI 图像。

（5）卵巢和子宫的 B 超、MRI 图像。

【课后自我检测】

一、选择题

1. 女性盆部平第 1 骶椎体上份水平断面结构中，错误的是

A. 骨与肌的断面集中于后半部　　B. 肠管和血管的断面主要集中于前半部

C. 左侧有乙状结肠　　D. 右侧有盲肠

E. 盲肠和乙状结肠之间大部分为空肠

2. 女性盆部平第 5 骶椎体水平断面上主要脏器的排列顺序是

A. 前为膀胱尖，中为子宫底，后为直肠

B. 前为膀胱底，中为阴道，后为乙状结肠

C. 前为膀胱体，中为子宫底，后为直肠

D. 前为膀胱尖，中为子宫底，后为乙状结肠

E. 前为膀胱尖，中为阴道，后为直肠

3. 女性盆部平股骨大转子水平断面中间部的结构中，错误的是

A. 主要脏器的排列顺序是膀胱、阴道和直肠　　B. 膀胱位于两侧耻骨上支之间

C. 直肠后方及两侧有肛提肌　　　　　　　　　D. 髋骨内侧有闭孔外肌

E. 髋骨内侧有闭孔内肌

4. 女性盆部平股骨小转子水平断面外侧部的结构中，错误的是

A. 可见股骨体及其向内方突起的小转子　　B. 可见股骨体及其向内方突起的大转子

C. 股骨前内方为股内侧群肌　　　　　　　　D. 股骨前方和外侧方则有股前群肌

E. 股骨后面有臀大肌

5. 女性盆部平尾骨下端水平断面中间部的结构中，坐骨肛门窝内有

A. 阴部外血管　　　　　　　B. 阴部血管　　　　　　　C. 阴部外神经

D. 阴部内神经　　　　　　　E. 脂肪组织

6. 男性盆部平第 2 尾椎椎体水平断面结构中，错误的是

A. 髋臼由前部的耻骨体和后部的坐骨体构成，内有股骨头及股骨头韧带

B. 盆腔前部有宽大的膀胱，其左侧有乙状结肠，右侧有回肠

C. 膀胱后方两侧可见输尿管和输精管

D. 直肠位于膀胱与尾骨之间

E. 闭孔内肌的前内侧有坐骨神经

7. 男性盆部平耻骨联合下部水平断面外侧部的结构中，错误的是

A. 位于耻骨下支、闭孔及坐骨结节以外的部分

B. 该部中间可见股骨的大转子

C. 耻骨肌和髂腰肌之间有大隐静脉、股血管和股神经

D. 耻骨肌和髂腰肌之间有小隐静脉、股血管和股神经

E. 臀大肌深面有坐骨神经

8. 男性盆部平耻骨联合下部水平断面上显示的骨断面有

A. 耻骨上支　　　　　　　B. 耻骨下支　　　　　　　C. 股骨颈

D. 股骨小转子　　　　　　E. 坐骨棘

9. 前列腺的毗邻

A. 底对尿生殖膈上面　　　　B. 尖连接膀胱颈

C. 后方邻盆膈　　　　　　　D. 后上方有输精管壶腹和精囊腺

E. 无上述情况

10. 关于髂外动脉的毗邻，下列哪项正确

A. 沿腰大肌外侧缘下行

  B. 左髂外动脉起始部的前方有输尿管通过

  C. 末段的前方有输精管或子宫圆韧带越过

  D. 女性其起始部的后方有卵巢动、静脉越过

  E. 男性其内侧有睾丸动、静脉及生殖股神经与之伴行

二、名词解释

  1. 膀胱精囊角

  2. 坐骨肛门窝

  3. 阴部管

  4. 膀胱前隙

  5. 会阴浅隙

三、简答题

  1. 简述前列腺在横断层上的位置、形态及结构。

  2. 简述子宫在横断层上的位置、形态及分部。

（房　艳）

实验 3 胸　　部

【目的要求】

1. 观察胸部的标志性结构及意义　介绍颈静脉切迹、胸骨角、肋和肋间隙在横断层解剖上的意义。

2. 观察纵隔及其间隙　介绍纵隔的分区及其结构；纵隔间隙（主肺动脉窗、心包窦、心包隐窝等）的位置。

3. 观察肺　详细讲解肺的形态；肺门和肺根结构及其排列；肺韧带的位置；肺内支气管的走行及名称；肺段的名称、位置及范围；左右肺动脉的走行、分支及分布；肺静脉的段间支及意义。

4. 观察纵隔淋巴结　详细讲解纵隔淋巴结的分区；气管支气管淋巴结的组成及位置；纵隔前、后淋巴结的位置及收集范围；纵隔淋巴结在横断面上的分布。

5. 观察胸部连续横断层解剖　重点阐述纵隔内结构及肺段的形态特点、位置；奇食隐窝的位置及范围。

6. 观察肺门的横断层解剖　重点阐述第一、二肺门内管道的名称、排列及变化特点。

7. 观察肺段在横断面上的划分　重点阐述划分肺段的标志性结构；肺段在主要层面上的分布及连续横断面上的划分。

8. 观察胸部矢、冠状连续断层解剖　详细讲解纵隔内大血管、心、间隙和肺段的位置、形态；肺门结构及淋巴结的配布。

**9. 掌握纵隔（大血管、主肺动脉窗、心包窦、心包隐窝、心）的连续横断层解剖及其 CT、MRI 图像；第一、二肺门的连续横断层解剖及其 CT 图像。

**10. 熟悉纵隔分区、间隙及内容；肺外形、肺内支气管、肺段、肺动脉及静脉；纵隔淋巴结；纵隔（大血管、主肺动脉窗、心包窦、心包隐窝、心）的矢、冠状连续断层解剖及其 MRI 图像；心的超声图像；肺局部淋巴结的 ATS 图像及横断层上淋巴结的分布；肺段在连续横断层上的划分及其 CT 图像；胸膜及胸膜隐窝的横断层解剖及其 CT 图像。

**11. 了解胸部的标志性结构及其临床意义。

【实验材料】

1. 标本

（1）游离左、右肺（示肺门结构）。

（2）在体肺（示胸膜、肺韧带和肋膈隐窝）。

（3）支气管树。

（4）肺动脉和肺静脉的管道铸型。

（5）胸部肺的连续横断层，层厚 10mm。

2. 模型

（1）肺段。

（2）纵隔侧面观（示肺根结构、肋膈隐窝）。

3. X 线、CT 和 MRI 图像

（1）支气管碘油造影 X 线片。

（2）胸部肺窗 CT 的横断层图像，层厚 5 ～ 10mm。

（3）胸部 MRI 横断层图像，层厚 5 ～ 10mm。

4. 人体断层解剖学教学系统。

【实习内容】

1. 胸内淋巴结 AJCC-UICC 分组法　结合教材和实验指导认识此分类方法的依据、分组的标志线，结合淋巴结位置图认清各组淋巴结的位置；在断层标本上确认各组淋巴结。

2. 肺段的划分　学习左右肺的分叶和分段的基本情况；认识并在断层标本上寻找肺段区分的标志性结构；明确一些标志性层面上可能出现的肺段；在胸部连续断层标本上寻找标志性结构并划分肺段。肺段划分的顺序：①辨认左右肺；　②初步判断位置，寻找肺裂，划分肺叶；③根据平面位置，判断可能出现的肺段；④根据标志性结构划分肺段。

3. 各断面上肺段的划分

（1）经第 4 胸椎体层面：为主动脉弓上方层面，断面内仅有右肺尖段和左肺尖后段（图3-3-1）。

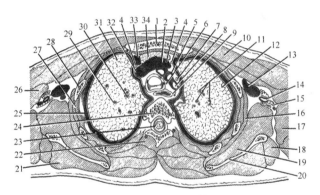

图 3-3-1　经第 4 胸椎体层面

1. 胸骨柄；2. 左头臂静脉；3. 头臂干；4. 膈神经；5. 左颈总动脉；6. 左喉返神经；7. 迷走神经；8. 左锁骨下动脉；9. 食管；10. 胸大肌；11. 左肺尖后段支气管、动脉；12. 左肺上叶；13. 腋静脉；14. 左腋动脉；15. 臂丛；16. 前锯肌；17. 大圆肌；18. 小圆肌；19. 肩胛下肌；20. 肩胛骨；21. 冈下肌；22. 竖脊肌；23. 脊髓；24. 第 4 胸椎体；25. 胸膜腔；26. 肱二头肌；27. 肋间内肌；28. 第 2 肋；29. 后段支气管；30. 尖段支气管；31. 右肺上叶；32. 右头臂静脉；33. 胸廓内静脉；34. 胸腺

（2）经主动脉弓横断层：分段方法为右肺以后段静脉根部与尖段静脉的连线分隔尖段和外侧的前段与后段，前段与后段以通过尖段静脉的延长线分隔；左肺尖后段静脉分隔 S_1+S_2 和 S_2（图 3-3-2）。

（3）经奇静脉弓横断层：分段方法为右肺以后段静脉根部与尖段静脉的连线分隔尖段和外侧的前段与后段，前段与后段以通过尖段静脉的延长线分隔；左肺尖后段静脉分隔 S_1+S_2 和 S_2（图 3-3-3）。

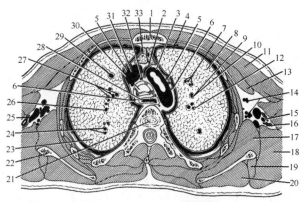

图 3-3-2　经主动脉弓横断层

1. 胸骨；2. 心包上隐窝；3. 主动脉弓；4. 胸廓内动、静脉；5. 膈神经；6. 迷走神经；7. 左肺前段支气管和血管；8. 左肺上叶；9. 第 2 肋；10. 尖后段动脉；11. 胸大肌；12. 尖后段支气管和血管；13. 胸小肌；14. 腋淋巴结；15. 腋动脉；16. 臂丛；17. 肩胛下肌；18. 大圆肌；19. 小圆肌；20. 冈下肌；21. 第 4 胸椎间盘；22. 肩胛骨；23. 右肺上叶；24. 后段支气管和血管；25. 腋静脉；26. 后段静脉；27. 右肺尖段支气管；28. 食管；29. 右肺尖段静脉；30. 气管；31. 上腔静脉；32. 气管前淋巴结；33. 胸腺

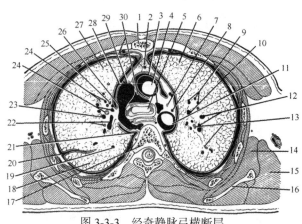

图 3-3-3　经奇静脉弓横断层

1. 胸骨；2. 胸腺；3. 心包上隐窝；4. 升主动脉；5. 气管；6. 左肺上叶；7. 动脉韧带；8. 左迷走神经；9. 前段动、静脉；10. 尖后段静脉段间支；11. 降主动脉；12. 尖后段静脉段内支；13. 尖后段支气管；14. 肩胛下肌；15. 大圆肌；16. 肩胛骨；17. 第 5 胸椎体；18. 右肺下叶；19. 上段静脉上支；20. 斜裂；21. 奇静脉食管隐窝；22. 后段支气管、动脉；23. 后段静脉；24. 尖段支气管、动脉；25. 尖段静脉；26. 奇静脉弓；27. 右肺上叶；28. 膈神经；29. 上腔静脉；30. 奇静脉弓淋巴结

（4）经肺动脉杈层面：断层特点为右肺上叶支气管出现，右肺尖段消失。右肺上叶支气管出现是右肺尖段消失的标志。分段方法：右肺以后段静脉区分 S_2 和 S_3，左肺以尖后段静脉区分 S_3 和 S_1+S_2（图 3-3-4）。

（5）经左、右上肺静脉层面：断层特点为左上肺静脉出现，肺段区分同上一断层。分段方法：右肺以水平裂和斜裂区分 S_3、S_4 和 S_6；左肺以前段静脉下支区分 S_3 和 S_4，斜裂后为 S_6。右上肺静脉、外侧段静脉和上段静脉出现，右肺中叶分为外侧段（S_4）和内侧段（S_5）；左肺 S_3 消失，靠肺门处中部出现舌静脉干区分上舌段（S_4）和下舌段（S_5）。上段静脉（V_6）是右肺下叶上段和各底段划分的标志，此层面以下上段消失，各底段出现。分段方法：右肺以水平裂前为 S_3，水平裂和斜裂之间为中叶，以外侧段静脉区分 S_4 和 S_5，斜裂后为 S_6；左肺以舌静脉干区分上舌段（S_4）和下舌段（S_5），斜裂后为 S_6（图 3-3-5）。

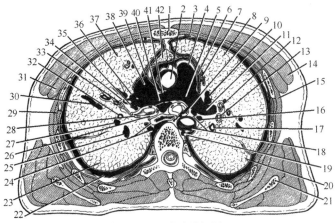

图 3-3-4　经肺动脉杈层面

1. 胸骨；2. 升主动脉；3. 胸廓内动脉；4. 肺动脉干；5. 动脉韧带凹；6. 心包上隐窝；7. 左膈神经；8. 左肺上叶；9. 左主支气管和胸导管；10. 左上肺静脉；11. 左肺动脉；12. 左肺前段支气管；13. 尖后段支气管；14. 胸大肌；15. 前锯肌；16. 左支气管旁淋巴结；17. 尖后段动脉；18. 胸主动脉；19. 交感干；20. 左肺下叶；21. 肩胛骨；22. 胸膜腔；23. 右肺下叶；24. 奇静脉和食管；25. 右上段静脉；26. 右主支气管；27. 后段静脉叶间支；28. 右肺上叶支气管；29. 肋间肌；30. 后段静脉段间；31. 胸小肌；32. 后段动脉升支；33. 右肺前段支气管、动脉、静脉；34. 右肺上叶动脉；35. 右气管支气管淋巴结；36. 尖段静脉；37. 右肺上叶；38. 上腔静脉；39. 右膈神经和心包膈动脉；40. 右肺动脉；41. 隆嵴下淋巴结；42. 胸腺

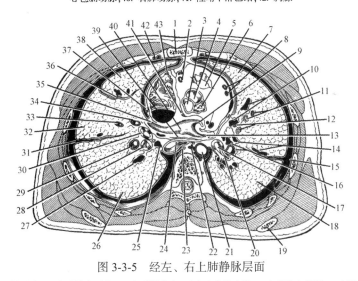

图 3-3-5　经左、右上肺静脉层面

1. 胸骨；2. 右冠状动脉；3. 主动脉右后窦；4. 主动脉前窦；5. 右心室流出道；6. 主动脉左后窦；7. 左肺上叶；8. 前室间支；9. 左心耳；10. 上舌段静脉；11. 上舌段支气管、动脉；12. 下舌段支气管、动脉；13. 左上肺静脉；14. 下舌段静脉；15. 左肺斜裂；16. 左肺下叶动脉和肺门淋巴结；17. 左肺下叶支气管；18. 左肺下叶；19. 肩胛骨；20. 左肺上段支气管、动脉；21. 胸主动脉；22. 奇静脉；23. 奇静脉食管隐窝；24. 食管；25. 肺门淋巴结；26. 右肺下叶；27. 右肺上段静脉；28. 右肺下叶支气管；29. 右肺下叶动脉；30. 中叶支气管；31. 右肺斜裂；32. 右肺中叶；33. 右肺外侧段动脉；34. 右肺内侧段动脉；35. 右上肺静脉；36. 水平裂；37. 膈神经；38. 右肺上叶；39. 心包斜窦；40. 左心房；41. 主动脉下隐窝；42. 右胸廓内动脉；43. 右心耳

（6）经左、右肺下静脉层面：断层特点为右肺斜裂和 S_3 消失，尖段消失，各底段出现。分段方法：斜裂前方为中叶，以外侧段静脉区分 S_4 和 S_5，斜裂后为各底段，以相对乏血管区划分各底段；左肺斜裂前为上，以上舌段静脉区分上舌段（S_4）和下舌段（S_5），斜裂后为各底段，以相对乏血管区划分各底段（图 3-3-6）。

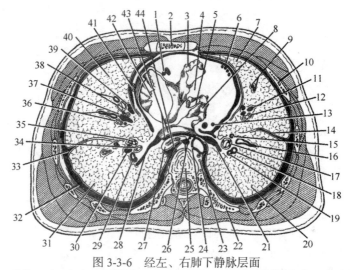

图 3-3-6 经左、右肺下静脉层面

1. 右冠状动脉;2. 胸骨;3. 右心室;4. 室间隔肌部;5. 二尖瓣前瓣;6. 左冠状动脉前室间支;7. 左肺上叶;8. 左心室;
9. 上舌段支气管、动脉;10. 第 3 肋;11. 下舌段静脉;12.下舌段支气管;13. 左冠状动脉旋支;14. 左肺斜裂;15. 左肺内
底段动脉;16. 左肺前底段动脉;17. 右肺下叶支气管动脉;18. 左肺外底段动脉;19. 左肺后底段动脉;20 左肺下叶;
21. 左下肺静脉;22. 第 7 肋;23. 内脏大神经;24. 胸主动脉;25. 胸椎间盘;26. 奇静脉;27. 食管;28. 右下肺静脉;
29. 右肺外后底段动脉;30. 右肺前内底段动脉;31. 右肺下叶;32. 胸膜腔;33. 右肺斜裂;34. 右肺外后底段支气
管;35. 右肺内前底段支气管;36. 外侧段支气管动脉;37. 外侧段静脉;38.内侧段支气管、动脉;39. 内侧段
静脉;40. 右肺中叶;41. 心包膈神经;42. 右心房;43. 左心房;44. 奇静脉食管隐窝

（7）经右房室口中份横断层：断层特点为右肺外侧段（S4）消失。分段方法：斜裂
前方为右肺中叶内侧段（S5），斜裂后为各底段，以额外肺裂形成的弧线分出内侧底段，以
相对乏血管区和底段下静脉的延长线划分其他底段（S8～S10）；左肺斜裂前为上叶下舌段（S5），
斜裂后为各底段，以内侧前底段静脉和外侧底段静脉的延长线划分各底段（图 3-3-7）。

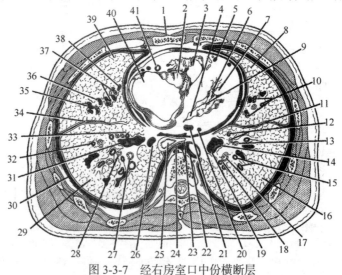

图 3-3-7 经右房室口中份横断层

1. 胸骨;2. 三尖瓣;3. 右心室;4. 室间隔和左心房;5. 前室间支;6. 前乳头肌;7. 后乳头肌;8. 舌段;9. 左心室;
10. 下舌段支气管、动脉;11. 左肺斜裂;12. 左肺内侧底段支气管、动脉;13. 左肺前底段支气管、动脉;14. 左肺底段
上静脉;15. 左肺外侧底动脉;16. 左肺下叶;17. 左肺外;18. 左肺后底段动脉;19. 左肺底段下静脉;20. 左冠状动
脉旋支;21. 心大静脉;22. 胸主动脉;23. 奇静脉和胸导管;24. 奇静脉食管隐窝;25. 食管;26. 右肺底段下静脉;
27. 右肺后底段支气管、动脉;28. 外侧底段支气管、动脉;29. 右肺下叶;30. 胸膜腔;31. 右肺底段上静脉;32. 前底
段动脉;33. 右肺内侧底段支气管、动脉;34. 右肺斜裂管;35. 外侧段支气管、动脉;36. 外侧段静脉;37. 内侧段支气
管、动脉;38. 内侧段静脉;39. 右肺中叶;40. 右心房;41. 右冠状动脉

【课后自我检测】

一、选择题

1. 关于胸骨角平面的说法不正确的是
A. 平对第 4 胸椎椎体下缘 　　　　　B. 是上、下纵隔的分界平面
C. 通过主动脉肺动脉窗平面 　　　　　D. 气管在该平面分为左、右主支气管
E. 奇静脉注入上腔静脉的部位在此平面以下

2. 关于上纵隔后部和后纵隔结构的说法，错误的是
A. 右主支气管粗短，左主支气管细长 　　　　B. 食管位于气管后方，中线偏右
C. 左、右迷走神经分别形成食管前、后丛 D. 胸主动脉行于左肺根后方
E. 胸导管在第 5 胸椎高度转向左侧，上升于食管左缘

3. 在胸腔淋巴结 9 个区中，5 和 6 区相当于
A. 肺淋巴结 　　　　　B. 支气管肺淋巴结 　　　　C. 气管支气管下淋巴结
D. 气管支气管上淋巴结 　　　　E. 气管旁淋巴结

4. 胸部水平断面自上而下最先出现肺组织的是
A. 第 1 胸椎椎体 　　　　　B. 第 1、2 胸椎间的椎间盘 　　　　C. 第 2 胸椎椎体
D. 第 2、3 胸椎间的椎间盘 　　　　E. 第 3、4 胸椎间的椎间盘

5. 在胸部经第 5、6 胸椎椎间盘的水平断面上，见不到
A. 升主动脉 　　　B. 上腔静脉 　　　C. 左肺动脉 　　　D. 气管隆嵴 　　　E. 胸腺

6. 经过胸主动脉后壁的断面
A. 胸壁由 1～10 肋骨和肋间肌组成 　　　　B. 胸壁由 2～10 肋骨和肋间肌组成
C. 胸壁由 3～10 肋骨和肋间肌组成 　　　　D. 胸壁由 4～10 肋骨和肋间肌组成
E. 胸壁由 5～10 肋骨和肋间肌组成

7. 在左旁正中断面胸腔内大血管和心脏面积最大，其中心脏主要为
A. 右心室与左心房 　　　　　B. 左心房与右心房 　　　　C. 右心房与右心室
D. 右心房与左心室 　　　　　E. 左心室与右心室

8. 位于气管、上腔静脉和主动脉及其三大分支之间的是
A. 气管前间隙 　　　　　B. 血管前间隙 　　　　C. 气管后间隙
D. 主动脉肺动脉窗 　　　　　E. 气管叉下间隙

9. 有奇静脉弓经此间隙向前汇入上腔静脉的是
A. 气管前间隙 　　　　　B. 血管前间隙 　　　　C. 气管后间隙
D. 主动脉肺动脉窗 　　　　　E. 气管叉下间隙

10. 有食管、胸导管和左、右最上肋间静脉的间隙是
A. 气管前间隙 　　　　　B. 血管前间隙 　　　　C. 气管后间隙
D. 主动脉肺动脉窗 　　　　　E. 后纵隔间隙

二、名词解释

1. 支气管树 　　　　2. 支气管肺段 　　　　3. 主动脉肺动脉窗
4. 后纵隔间隙 　　　　5. 血管前间隙

三、简答题

1. 简述胸内淋巴结的 AJCC-UICC 分组标准。
2. 简述横断层上肺段划分的标志性结构。

电子资源

实验 4　大脑、头部的断面

【目的要求】

1. 观察大脑的外形及内部结构　介绍脑的重要沟回、基底核、连合纤维和内囊的位置、形态及分部。

2. 观察头部断层的常用基线　介绍眦（眶）耳线、Reid 基线、上眶耳线、连合间线（ACGPC 线）、经外耳门中点与眦耳线的垂线、正中矢状线。

3. 观察颅脑连续横断层解剖　重点阐述中央沟、顶枕沟及距状沟的辨别；半卵圆中心的位置及形成；背侧丘脑、基底核和内囊的位置及分部。

4. 观察头部连续冠状断层解剖　详细讲解脑沟、脑回、基底核、内囊、连合纤维、颌面及颅底结构的定位。

5. 观察头部连续矢状断层解剖　详细讲解正中面上的胼胝体、大脑半球、垂体、其他层面上的脑沟、脑回、基底核、内囊、颌面及颅底结构的定位。

6. 观察蝶鞍区的横、矢、冠状连续断层解剖　重点阐述垂体窝的形态和大小；鞍膈、鞍底和蝶窦的形态；垂体的形状及测量；鞍周神经的位置。

**7. 掌握颅脑(颅骨、脑主要沟回、基底核区、蝶鞍区)的连续横断层解剖及其CT、MRI 图像;颅脑（颅骨、脑主要沟回、基底核区、蝶鞍区）的矢、冠状连续断层解剖及其 MRI 图像。

**8. 熟悉脑表面主要沟回和脑内部基底核区、连合纤维、脑室、位置及形态。

**9. 了解人体头部断层解剖学的常用基线；颌面部（眶、颞骨、鼻、鼻旁窦、咽、颅底、唾液腺、筋膜及筋膜间隙）的连续横断层解剖及其 CT、MRI 图像。

【实验材料】

1. 标本
（1）整脑和端脑的正中矢状切标本。
（2）在体的大脑镰和小脑幕。
（3）颅脑的连续横断层、矢状断层、冠状断层标本，各层厚 10mm。

2. 模型 基底神经核。

3. CT 和 MRI 图像
（1）颅脑的连续横断层 CT 图像，层厚 5～10mm。
（2）颅脑的连续横断层 MRI T_1、T_2 加权像，层厚 5～10mm。
（3）颅脑的矢状、冠状 MRI 图像，各层厚 5～10mm。

4. 人体断层解剖学教学系统。

【实习内容】

1. 颅骨和脑的形态观察　在标本和模型上观察颅骨和脑的主要形态结构，重点观察大脑表面的主要沟回、基底核、内囊和脑室。

2. 颅脑连续横断层标本观察

（1）矢状缝层面关键结构：顶骨，矢状缝。

（2）上矢状窦和大脑上静脉层面关键结构：上矢状窦，大脑上静脉（图 3-4-1）。

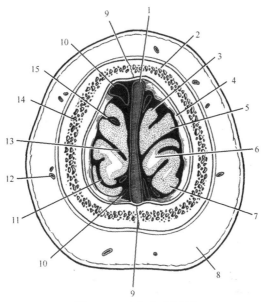

图 3-4-1　上矢状窦层面

1. 上矢状窦；2. 顶骨；3. 额上回；4. 硬脑膜；5. 中央前回；6. 中央后回；7. 顶上小叶；8. 头皮；
9. 矢状缝 ；10. 大脑上静脉；11. 中央后沟；12. 浅静脉；13. 中央沟；14. 板障；15. 中央前沟

（3）中央旁小叶上份层面关键结构：额内侧回，中央旁小叶，楔前叶（图 3-4-2）。

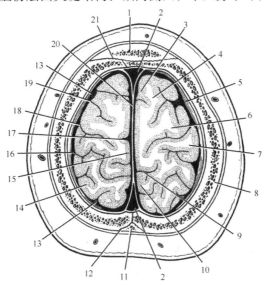

图 3-4-2　中央旁小叶上份层面

1. 额骨；2. 上矢状窦；3. 额内侧回；4. 额上回；5. 硬脑膜；6. 中央前回；7. 中央后回；8. 顶骨；9. 扣带沟
缘支；10. 楔前叶；11. 枕骨；12. "人"字缝；13. 大脑上静脉；14. 顶上小叶；15. 中央旁小叶；16. 中央后沟；
17. 中央旁沟；18. 中央沟；19. 中央前沟；20. 大脑镰；21. 冠状缝

（4）经中央旁小叶中份层面：此断层为 Reid 基线上方第 13 断层，经额骨和顶骨。
关键结构：中央沟，额叶，顶叶（图 3-4-3）。

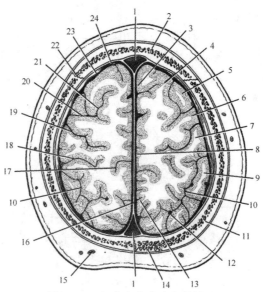

图 3-4-3　经中央旁小叶中份层面

1. 上矢状窦；2. 额骨；3. 额内侧回；4. 额上回；5. 额中回；6. 中央前回；7. 中央后回；8. 中央旁小叶；9. 顶下小叶；10. 顶内沟；11. 顶骨；12. 顶后动脉；13. 楔前叶；14.“人”字缝；15. 枕静脉；16. 大脑镰；17. 扣带沟缘支；18. 中央后沟；19. 中央沟；20. 中央前沟；21. 额上沟；22. 冠状缝；23. 硬脑膜；24. 蛛网膜下隙

（5）经中央旁小叶下份层面：此断层为 Reid 基线上方第 11 断层，经额骨、顶骨和中央旁小叶。关键结构：中央前回，中央后回，中央旁小叶（图 3-4-4）。

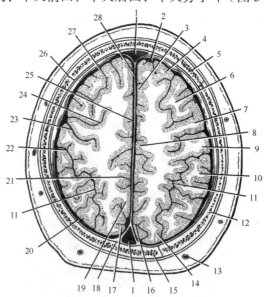

图 3-4-4　经中央旁小叶下份层面

1. 上矢状窦；2. 大脑上静脉；3. 额内侧回；4. 额上回；5. 额骨；6. 额中回；7. 中央前回；8. 中央旁小叶；9. 中央后回；10. 顶下小叶；11. 顶内沟；12. 顶骨；13. 枕静脉；14. 顶上小叶；15. 枕骨；16. 顶枕沟；17. 楔叶；18.“人”字缝；19. 楔前叶；20. 蛛网膜下隙；21. 扣带沟缘支；22. 中央后沟；23. 中央沟；24. 中央前沟；25. 中央旁沟；26. 冠状缝；27. 额上沟；28. 大脑镰

（6）经扣带回上部层面：此断层为 Reid 基线上方第 10 断层，经扣带沟、扣带回和顶枕沟。关键结构：扣带回，额叶，顶叶，枕叶（图 3-4-5）。

（7）经半卵圆中心层面：此断层为 Reid 基线上方第 9 断层，经胼胝体上方及扣带回下部。关键结构：半卵圆中心，大脑镰（图 3-4-6）。

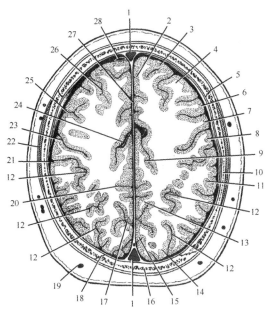

图 3-4-5　经扣带回上部层面

1. 上矢状窦；2. 额内侧回；3. 额上回；4. 额中回；5. 冠状缝；6. 额下回；7. 中央前回；8. 中央后回；9. 扣带回；10. 顶骨；11. 顶下小叶；12. 顶内沟；13. 楔前叶；14. 顶上小叶；15. 楔叶；16. 枕骨；17. 顶枕沟；18."人"字缝；19. 枕静脉；20. 顶下沟；21. 中央后沟；22. 颞肌；23. 中央沟；24. 扣带沟；25. 额下沟；26. 额上沟；27. 大脑镰；28. 大脑上静脉

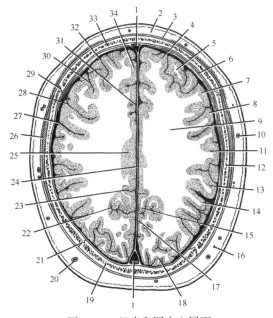

图 3-4-6　经半卵圆中心层面

1. 上矢状窦；2. 头皮；3. 帽状腱膜；4. 额上回；5. 额中回；6. 硬脑膜；7. 额下回；8. 中央前回；9. 半卵圆中心；10. 颞浅静脉；11. 中央后回；12. 顶骨；13. 缘上回；14. 角回；15. 楔前叶；16. 枕动脉；17. 楔叶；18. 枕叶；19. 枕骨；20. 枕静脉；21."人"字缝；22. 顶枕沟；23. 顶下沟；24. 大脑镰；25. 扣带回；26. 颞肌；27. 中央沟；28. 中央前沟；29. 冠状缝；30. 额下沟；31. 扣带沟；32. 额上沟；33. 额骨；34. 额内侧回

（8）经侧脑室上部和胼胝体干层面：此断层为 Reid 基线上方第 8 断层，经侧脑室上部和胼胝体干。关键结构：胼胝体干，侧脑室，尾状核（图 3-4-7）。

（9）经胼胝体压部层面：此断层为 Reid 基线上方第 7 断层，经室间孔。关键结构：基底核，内囊，侧脑室，第三脑室（图 3-4-8）。

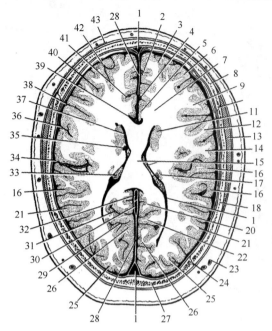

图 3-4-7 经侧脑室上部和胼胝体干层面

1. 上矢状窦；2. 额内侧回；3. 额上回；4. 大脑前动脉；5. 扣带回；6. 额中回；7. 胼胝体额钳；8. 额骨；9. 额下回；10. 冠状缝；11. 尾状核；12. 中央前回；13. 颞肌；14. 中央后回；15. 胼胝体干；16. 缘上回；17. 背侧丘脑；18. 顶骨；19. 侧脑室后角；20. 扣带回峡；21. 角回；22. 楔叶；23. 枕静脉；24. "人"字缝；25. 枕外侧回；26. 舌回；27. 枕骨；28. 大脑镰；29. 距状沟；30. 直窦；31. 顶枕沟；32. 下矢状窦；33. 脉络丛；34. 外侧沟后支；35. 丘纹上静脉；36. 中央沟；37. 侧脑室前角；38. 中央前沟；39. 胼胝体沟；40. 额下沟；41. 扣带沟；42. 额上沟；43. 额枕肌额腹

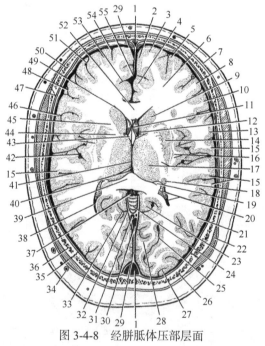

图 3-4-8 经胼胝体压部层面

1. 上矢状窦；2. 额内侧回；3. 额上回；4. 扣带回；5. 额中回；6. 胼胝体额钳；7. 枕额肌额腹；8. 额下回；9. 尾状核；10. 中央前回；11. 透明隔；12. 室间孔；13. 中央后回；14. 岛叶和壳；15. 缘上回；16. 屏状核；17. 背侧丘脑；18. 尾状核；19. 海马伞；20. 侧脑室三角区；21. 角回；22. 枕额肌枕腹；23. 扣带回峡；24. 小脑蚓；25. 侧副沟；26. 枕骨；27. 枕外侧回；28. 舌回；29. 大脑镰；30. 直窦；31. 下矢状窦；32. 小脑幕；33. 距状沟；34. 枕静脉；35. "人"字缝；36. 顶骨；37. 大脑大静脉；38. 禽距；39. 胼胝体压部；40. 帆间池；41. 第三脑室；42. 外侧沟；43. 穹窿；44. 内囊膝；45. 内囊前肢；46. 中央沟；47. 冠状缝；48. 中央前沟；49. 侧脑室前角；50. 额骨；51. 额下沟；52. 胼胝体膝；53. 扣带沟；54. 额上沟；55. 大脑前动脉

（10）经松果体和后连合层面：此断层为 Reid 基线上方第 6 断层，经内囊、丘脑间黏合和上丘。关键结构：基底核，内囊，松果体（图 3-4-9）。

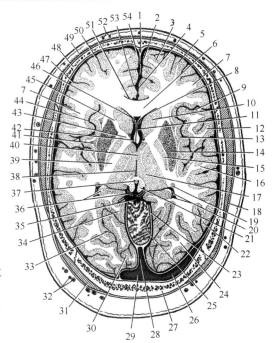

图 3-4-9　经松果体和后连合层面

1. 上矢状窦；2. 额内侧回；3. 额上回；4. 大脑前动脉；5. 额中回；6. 胼胝体膝；7. 额下回；8. 侧脑室前角；9. 中央前回；10. 尾状核头；11. 透明隔；12. 中央后回；13. 岛叶；14. 壳；15. 苍白球；16. 颞上回；17. 背侧丘脑；18. 颞肌；19. 尾状核；20. 侧脑室后角；21. 上丘；22. 颞中回；23. 小脑幕；24. 枕叶；25. 小脑蚓；26. 横窦；27. 枕骨；28. 直窦；29. 窦汇；30. 枕颞内侧回；31. 枕颞肌枕腹；32. 枕动静脉；33. 侧副沟；34. 海马旁回；35. 大脑大静脉池；36. 基底静脉和海马；37. 松果体；38. 第三脑室；39. 内囊后肢；40. 丘脑间黏合；41. 屏状核；42. 穹窿；43. 内囊膝；44. 外侧沟；45. 内囊前肢；46. 透明隔腔；47. 额上沟；48. 额骨；49. 枕额肌额腹；50. 额上沟；51. 胼胝体沟；52. 眶上动静脉；53. 扣带沟；54. 大脑镰

（11）经前连合层面：此断层为 reid 基线上方第 5 断层，经前连合和上丘。关键结构：前连合，中脑，小脑（图 3-4-10）。

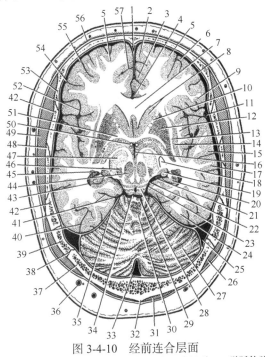

图 3-4-10　经前连合层面

1. 上矢状窦；2. 额内侧回；3. 扣带回；4. 大脑前动脉；5. 额上回；6. 额上沟；7. 胼胝体膝；8. 侧脑室前角；9. 额下回；10. 内囊前肢；11. 大脑中浅静脉；12. 壳与最外囊；13. 外囊；14. 屏状核；15. 颞上回；16. 脚间池；17. 颞中回；18. 视束；19. 外侧膝状体；20. 海马；21. 大脑后动脉；22. 大脑后动脉；23. 海马旁回；24. 枕颞内侧回；25. 横窦；26. 枕额肌枕腹；27. 小脑半球；28. 上丘；29. 小脑上动脉；30. 小脑蚓；31. 头半棘肌；32. 枕外隆凸；33. 窦汇；34. 四叠体池；35. 小脑幕；36. 枕静脉；37. 枕骨；38. "人"字缝；39. 颞骨乳突部；40. 枕颞沟；41. 侧副三角；42. 顶骨；43. 侧脑室下角；44. 红核；45. 尾状核尾；46. 黑质；47. 大脑脚；48. 颞骨鳞部；49. 颞肌；50. 穹窿柱；51. 前连合；52. 外侧沟；53. 额骨；54. 额下沟；55. 额上沟；56. 枕额肌额腹；57. 扣带沟

（12）经乳头体层面：此断层为 Reid 基线上方第 4 断层，经乳头体。关键结构：乳头体，中脑，小脑（图 3-4-11）。

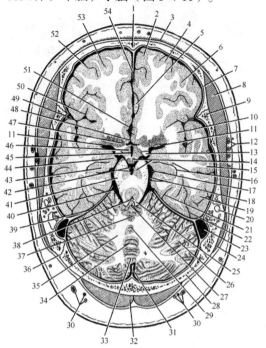

图 3-4-11　经乳头体层面

1.额嵴；2.额上回；3.枕额肌额腹；4.额中回；5.额内侧回；6.额下回；7.额骨；8.颞肌；9.蝶骨大翼；10.岛叶；11.大脑中动脉；12.颞浅动静脉；13.视束；14.乳头体和黑质；15.颞中回；16.侧脑室下角；17.大脑后动脉；18.环池；19.颞下回；20.乳突小房；21.侧副沟；22.枕颞沟；23.横窦；24.枕额肌额腹；25.下丘；26.小脑半球；27.小舌（中央小叶上部）；28.枕骨；29.山顶；30.枕动静脉；31.小脑镰；32.头半棘肌；33.蚓叶；34.山坡；35.小脑髓质；36.人字缝；37.中央小叶；38.中脑水管；39.小脑幕；40.小脑镰上动脉；41.大脑脚；42.脚间池；43.海马；44.钩；45.第三脑室；46.下丘脑；47.伏隔核；48.大脑纵裂池；49.大脑中浅静脉；50.外侧沟；51.大脑前动脉；52.额下沟；53.额上沟；54.大脑镰

（13）经视交叉层面：此断层为 Reid 基线上方第 3 断层，经视交叉和漏斗。关键结构：视交叉，漏斗，第四脑室（图 3-4-12）。

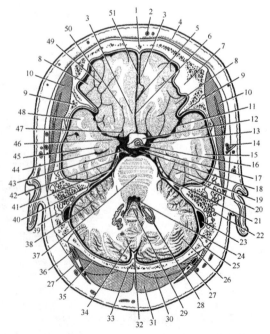

图 3-4-12　经视交叉层面

1.额骨；2.眶上动静脉；3.直回；4.枕额肌额腹；5.大脑前动脉；6.大脑纵裂池；7.额骨；8.眶回；9.蝶骨大翼；10.颞肌；11.大脑外侧窝池；12.视交叉；13.大脑中动脉；14.颞浅动静脉；15.颞叶；16.漏斗；17.后交通动脉；18.桥池；19.侧副沟；20.枕颞沟；21.三叉神经；22.颞骨乳突部；23.横窦；24.第四脑室；25."人"字缝；26.下半月小叶；27.头夹肌；28.齿状核；29.蚓垂；30.头后小直肌；31.头半棘肌；32.小脑镰；33.枕骨；34.蚓锥体；35.头后大直肌；36.颈深静脉；37.小脑中脚；38.上半月小叶；39.乳突小房；40.颞骨岩部；41.小脑幕；42.基底动脉；43.动眼神经；44.侧脑室下角；45.杏仁体；46.钩；47.嗅束；48.颞上回；49.眶沟；50.嗅束沟；51.大脑镰

（14）经垂体层面：此断层为 Reid 基线上方第 2 断层，经垂体和蝶窦。关键结构：垂体，海绵窦，脑桥，小脑（图 3-4-13）。

（15）经颈动脉管层面：此断层为 Reid 基线上方第 1 断层，此断面经蝶窦。关键结构：颈动脉管，蝶窦，额窦，筛窦（图 3-4-14）。

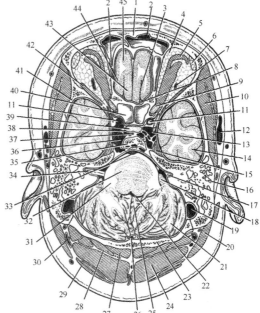

图 3-4-13　经垂体层面

1.额骨；2.额窦；3.嗅束沟；4.眶脂体；5.上直肌；6.泪腺；7.眼上静脉；8.嗅束；9.视神经；10.颞肌；11.颈内动脉；12.颞浅静脉；13.眼神经；14.颞叶；15.三叉神经节；16.乳突小房；17.内耳道；18.绒球；19.乙状窦；20.头夹肌；21.小脑半球；22.第四脑室；23.枕骨；24.头半棘肌；25.小脑扁桃体；26.枕窦；27.头后小直肌；28.头后大直肌；29.斜方肌；30.颈深静脉；31.小脑中脚；32.脑桥；33.基底动脉；34.面神经；35.鞍背；36.海绵窦；37.垂体柄；38.鞍膈；39.垂体；40.蝶窦；41.蝶骨大翼；42.外直肌；43.直回；44.眶回；45.额上回

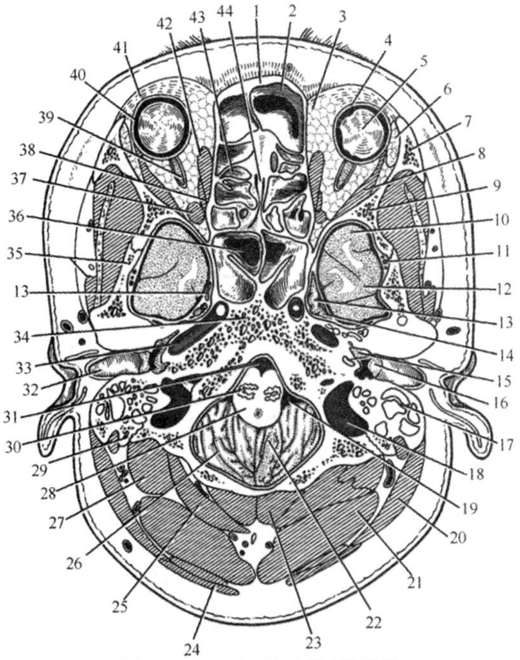

图 3-4-14　经颈动脉管层面

1. 额骨；2.额窦；3.眶脂体；4.眼球；5.视网膜；6.泪腺；7.额骨眶突；8.外直肌；9.蝶骨大翼；10.颞极；11.脑膜中动脉；12.颞叶；13.上颌神经；14.下颌神经；15.鼓室和耳蜗；16.鼓膜；17.乳突小房；18.颈静脉窝；19.小脑下前动脉；20.头夹肌；21.头半棘肌；22.小脑扁桃体；23.头后小直肌；24.斜方肌；25.头后大直肌；26.小脑半球；27. 头上斜肌；28. 延髓；29.颞骨鼓部；30.下橄榄核；31. 基底动脉；32. 外耳道；33. 颈内动脉；34. 枕骨基底部；35. 颞骨鳞部；36. 蝶窦；37. 上直肌；38. 上斜肌；39. 视神经；40. 脉络膜；41. 上睑；42. 内直肌；43. 筛骨迷路；44. 筛骨垂直板

　　（16）经枕骨大孔层面：此断层为 Reid 基线下方第 1 断层，经枕骨大孔。关键结构：下颌头，延髓，筛窦（图 3-4-15）。

　　3. 头部矢状断层标本观察　头部正中矢状面：此断面为正中矢状面的右面观。关键结构：胼胝体，大脑半球，第三、四脑室，垂体（图 3-4-16）。

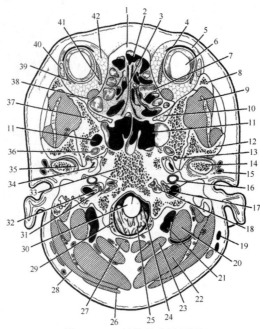

图 3-4-15　经枕骨大孔层面

1. 额骨；2. 额窦；3. 筛骨垂直板；4. 结膜囊；5. 上睑；6. 眼球；7. 筛骨迷路；8. 颧骨；9. 颞肌；10. 眶下裂；11. 蝶窦；12. 颞骨颧突；13. 棘孔；14. 下颌头；15. 颞浅静脉；16. 颈内动静脉；17. 舌咽、迷走、副神经；18. 舌下神经；19. 枕淋巴结；20. 头上斜肌；21. 颈深静脉；22. 头半棘肌；23. 头后大直肌；24. 椎动脉；25. 小脑扁桃体；26. 斜方肌；27. 头后小直肌；28. 头夹肌；29. 基底静脉丛；30. 延髓；31. 舌咽神经；32. 迷走、副神经；33. 舌下神经管；34. 咽鼓管；35. 关节盘；36. 下颌神经；37. 蝶骨大翼；38. 上直肌；39. 外直肌；40. 泪腺；41. 内直肌；42. 眶脂体

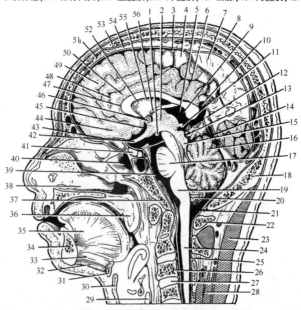

图 3-4-16　头部正中矢状面

1. 乳头体；2. 背侧丘脑；3. 中央旁沟；4. 中央旁小叶；5. 大脑内静脉；6. 顶下沟；7. 大脑镰；8. 矢状缝；9. 帆间池；10. 大脑大静脉；11. 松果体；12. 小脑幕；13. 四叠体池；14. 直窦；15. 四叠体；16. 小脑前叶；17. 脑桥；18. 枕骨；19. 延髓；20. 小脑扁桃体；21. 小脑延髓池；22. 寰椎后弓；23. 头半棘肌；24. 脊髓；25. 蛛网膜下隙；26. 第 3 颈椎体；27. 第 2 颈椎间盘；28. 颈半棘肌；29. 环状软骨板；30. 甲状软骨；31. 舌骨；32. 下颌舌肌；33. 颏舌骨肌；34. 下颌骨体；35. 颏舌肌；36. 软腭；37. 斜坡；38. 下鼻甲；39. 基底动脉；40. 蝶窦；41. 腺垂体；42. 视交叉；43. 嗅球；44. 直回；45. 终板池；46. 前连合；47. 胼胝体膝；48. 扣带沟；49. 额中回；50. 扣带回；51. 蛛网膜粒；52. 尾状核；53. 额骨；54. 上矢状窦；55. 侧脑室；56. 穹窿体

4.头部连续冠状断层标本 筛骨鸡冠层面关键结构：额叶，眶，鼻腔，上颌窦，口腔（图 3-4-17）。

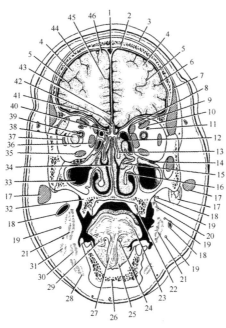

图 3-4-17 筛骨鸡冠层面

1. 上矢状窦;2. 硬脑膜;3. 帽状腱膜;4. 额中回;5. 额上沟;6. 额下回;7. 颞肌;8. 上斜肌;9. 上睑提肌;10. 上直肌;11. 眼上静脉;12. 筛小房;13. 中鼻甲;14. 眼下动静脉;15. 中鼻道;16. 下鼻甲;17. 咬肌;18. 面静脉;19. 面动脉;20. 提口角肌;21. 颊肌;22. 腭大动脉;23. 舌横肌;24. 舌深动脉;25. 舌下腺;26. 下颌骨;27. 颏舌肌;28. 降下唇肌;29. 舌垂直肌;30. 降口角肌;31. 笑肌;32. 上颌骨;33. 上颌窦;34. 鼻中隔;35. 下直肌;36. 内直肌;37. 外直肌;38. 视网膜;39. 视神经;40. 嗅球;41. 眶回;42. 鸡冠;43. 大脑镰;44. 额骨;45. 额内侧回;46. 额上回

5.影像学实验

（1）颅骨、脑主要沟回、基底核区、脑室、蝶鞍区。

（2）颌面部（眶、颞骨、鼻、鼻旁窦、咽、口底、唾液腺、筋膜及其间隙）。

【课后自我检测】

一、选择题

1.经胼胝体压部水平断面（头部第 6 水平断面）上，下列叙述中错误的是

A.尾状核头与豆状核壳之间的为内囊前肢 B.可明显区分内囊前肢、膝和后肢

C.屏状核与壳之间为最外囊　　　　　　　　D.可见侧脑室三角区

E.透明隔、穿窿柱分隔两侧侧脑室

2.角回的功能是

A.听觉性语言中枢　　　　B.视觉性语言中枢　　　　C.躯体运动中枢

D.躯体感觉中枢　　　　E.视觉中枢

3.在经胼胝体压部的水平断面（头部第 6 水平断面）上，位于侧脑室前角外侧壁的是

A.胼胝体膝　　　　　　B.尾状核头　　　　　　C.背侧丘脑

D.内囊　　　　　　　E.豆状核

4.对经视交叉的水平断面（头部第 9 水平断面）的前部描述中错误的是

A. 视交叉为横行的条状结构　　　　B. 正中线前端有鸡冠、后端有交叉池

C. 可见额窦　　　　　　　　　　　D. 眼球已被剖开

E. 正中线两侧为额内侧回

5. 在经寰枕关节的水平断面（头部第 13 水平断面）上，位于寰枕关节前外侧的结构是

A. 椎动脉　　　　　　　B. 颈内动静脉　　　　　C. 脑膜中动脉

D. 上颌动静脉　　　　　E. 颞浅动静脉

6. 在经第 3 颈椎体的水平断面（头部第 17 水平断面）上，叙述错误的是

A. 下颌舌骨肌与下颌下腺之间有舌神经

B. 咽肌外侧有颈外动脉、颈内动静脉和下颌后静脉

C. 颈长肌和头长肌的外侧有椎动脉

D. 颈内动静脉之间的内后方有迷走神经

E. 在胸锁乳突肌的前外侧有颈外静脉

7. 经半卵圆中心的水平断面（头部第 4 水平断面）上，大脑半球内侧面没有的结构是

A. 枕颞内侧回　　　　　B. 枕颞外侧回　　　　　C. 距状沟

D. 舌回　　　　　　　　E. 楔叶

8. 在经中央旁小叶的水平断面（头部第 1、2 水平断面）上，能见到的脑沟是

A. 枕颞内侧沟　　　　　B. 中央前沟　　　　　　C. 外侧沟

D. 胼胝体沟　　　　　　E. 额下沟

9. 在经上颌窦中部的冠状断面（第 2 冠状断面）上，下列叙述错误的是

A. 视神经呈圆形白色

B. 视神经内侧自上而下依次为上斜肌、内直肌和下直肌

C. 上睑提肌的上方有眼神经

D. 上直肌下方及内侧有眼动脉和眼上静脉

E. 视神经的外侧有外直肌和泪腺

10. 在经视交叉的冠状断面（第 6 冠状断面）上，位于腭帆张肌外侧、翼内肌内侧的是

A. 上颌神经　　　　　　B. 下颌神经　　　　　　C. 上颌动脉

D. 上颌静脉　　　　　　E. 咽鼓管

二、名词解释

1. 连合间线

2. Reid 基线

3. 辐射冠

4. 上眶耳线

5. 半卵圆中心

三、简答题

1. 在横断面上如何识别中央沟？

2. 简述中央沟在矢状断层上的识别方法。

（单　伟）

实验 5 脑室、脑池和脑的血管

【目的要求】

1. 观察脑室和脑池 详细讲解侧脑室、第三和第四脑室、第五和第六脑室的位置、构成、分部及交通；小脑延髓池、鞍上池、帆间池、大脑大静脉池、交叉池的位置及形态。

2. 观察脑的血管 介绍颈内动脉、椎动脉和基底动脉的行程、分支及分布；大脑内静脉和大脑大静脉的位置、组成及回流。

3. 观察颅脑连续横断层解剖 阐述脑室位置、围成及形态；脑池位置、连通、形态意义。

4. 观察头部连续矢状断层解剖 详细讲解第三和第四脑室、垂体、脑池的形态。

5. 观察海绵窦的位置及通过结构；大脑动脉环的构成。

6. 掌握脑室、脑池的连续横断层解剖及其 CT、MRI 图像；掌握脑室、脑池的矢、冠状连续断层解剖及其 MRI 图像。

7. 熟悉脑室脑池的位置及形态；脑血供特点及脑血管的来源、分支、行径和分布。

8. 了解脑血管在连续断面上的配布图像。

【实验材料】

1. 标本

（1）带脑血管的整脑（血管灌注）及脑正中矢状切标本（血管灌注）。

（2）颈深层结构和颅底（示椎动脉和颈内动脉）。

（3）颅脑的横断、冠状层面，各层厚 10mm。

2. 模型

（1）脑室铸型。

（2）基底核区的血管分布。

（3）大脑浅、深静脉。

（4）脑底动脉环。

3. X 线、CT 和 MRI 图像

（1）颈内动脉和椎动脉造影的正、侧位 X 线片。

（2）颅脑的横断层 CT 图像，层厚 5 ～ 10mm。

（3）颅脑的横、冠状断层 MRI 图像，层厚 5 ～ 10mm。

4. 人体断层解剖学教学系统。

【实习内容】

（一）脑室的观察

1. 颅脑连续横断层标本观察

（1）上矢状窦和大脑上静脉层面。关键结构：上矢状窦，大脑上静脉（图 3-5-1）。

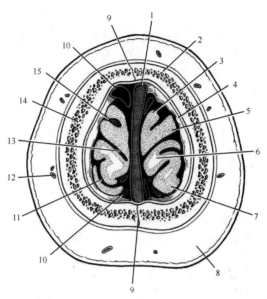

图 3-5-1　上矢状窦和大脑上静脉层面

1. 上矢状窦；2. 顶骨；3. 额上回；4. 硬脑膜；5. 中央前回；6. 中央后回；7. 顶上小叶；8. 头皮；9. 矢状缝；10. 大脑上静脉；
11. 中央后沟；12. 浅静脉；13. 中央沟；14. 板障；15. 中央前沟

（2）经侧脑室上部层面：此断层为 Reid 基线上方第 8 断层，经侧脑室上部和胼胝体干。关键结构：胼胝体干，侧脑室，尾状核（图 3-5-2）。

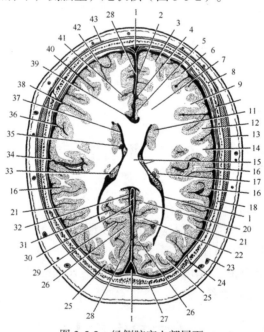

图 3-5-2　经侧脑室上部层面

1. 上矢状窦；2. 额内侧回；3. 额上回；4. 大脑前动脉；5. 扣带回；6. 额中回；7. 胼胝体额钳；8. 额骨；9. 额下回；
10. 冠状缝；11. 尾状核；12. 中央前回；13. 颞肌；14. 中央后回；15. 胼胝体干；16. 缘上回；17. 背侧丘脑；18. 顶骨；
19. 侧脑室后角；20. 扣带回峡；21. 角回；22. 楔叶；23. 枕静脉；24. "人"字缝；25. 枕外侧回；26. 舌回；27. 枕骨；
28. 大脑镰；29. 距状沟；30. 直窦；31. 顶枕沟；32. 下矢状窦；33. 脉络丛；　34. 外侧沟后支；35. 丘纹上静脉；
36. 中央沟；37. 侧脑室前角；38. 中央前沟；39. 胼胝体沟；40. 额下沟；41. 扣带沟；42. 额上沟；43. 额枕肌额腹

（3）经第三脑室上部层面：此断层为 Reid 基线上方第 7 断层，经室间孔。关键结构：基底核，内囊，侧脑室，第三脑室（图 3-5-3）。

（4）经颈动脉管层面：此断层为 Reid 基线上方第 1 断层，此断面经蝶窦。关键结构：颈动脉管，蝶窦，额窦，筛窦（图 3-4-14）。

（5）经视交叉层面：此断层为 Reid 基线上方第 3 断层，经视交叉和漏斗。关键结构：视交叉，漏斗，第四脑室（图 3-4-12）。

2. 头部矢状断层标本观察　头部正中矢状面。断面为正中矢状面的右面观。关键结构：胼胝体，大脑半球，第三、四脑室，垂体（图 3-4-16）。

（二）脑血管标本观察

1. 脑标本观察　颈内动脉，椎动脉，大脑前、中、后动脉的分段名称、分支、行径和分布。

2. 脑横断层标本观察　在脑的横断层标本上观察颈内动脉、椎动脉及大脑前、中、后动脉各段的表现。

（三）影像学实验

1. 在阅片灯上，利用 MRI T2 加权（横、矢、冠）图像，对照辨认：颈内动脉、椎动脉及大脑前、中、后动脉的各段表现。

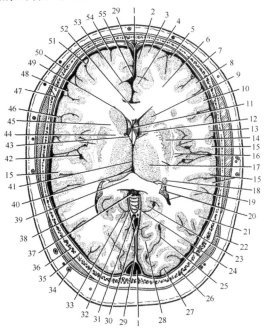

图 3-5-3　经第三脑室上部层面

1. 上矢状窦；2. 额内侧回；3. 额上回；4. 扣带回；5. 额中回；6. 胼胝体额钳；7. 枕额肌额腹；8. 额下回；9. 尾状核；10. 中央前回；11. 透明隔；12. 室间孔；13. 中央后回；14. 岛叶和壳；15. 缘上回；16. 屏状核；17. 背侧丘脑；18. 尾状核；19. 海马伞；20. 侧脑室三角区；21. 角回；22. 枕额肌枕腹；23. 扣带回峡；24. 小脑蚓；25. 侧副沟；26. 枕骨；27. 枕外侧回；28. 舌回；29. 大脑镰；30. 直窦；31. 下矢状窦；32. 小脑幕；33. 距状沟；34. 枕静脉；35. "人"字缝；36. 顶骨；37. 大脑大静脉；38. 直窦；39. 胼胝体压部；40. 帆间池；41. 第三脑室；42. 外侧沟；43. 穹窿；44. 内囊膝；45. 内囊前肢；46. 中央沟；47. 冠状缝；48. 中央前沟；49. 侧脑室前角；50. 额骨；51. 额下沟；52. 胼胝体膝；53. 扣带沟；54. 额上沟；55. 大脑前动脉

2. 成对脑池　大脑纵裂池、大脑外侧窝池、大脑脚池、环池、脑桥小脑角池。

3. 不成对脑池

（1）背侧：胼胝体周缘池、帆间池、大脑大静脉池、四叠体池、小脑上池、小脑延髓池、小脑溪。

（2）腹侧：终板池、交叉池、脚间池、桥池、延池。

【课后自我检测】

一、选择题

1. 大脑半球上外侧面分为 5 个叶，其中不包括

A. 额叶　　　　B. 顶叶　　　　C. 颞叶　　　　D. 枕叶　　　　E. 楔叶

2. 位于顶枕沟与距状沟之间的为

A. 楔前叶　　　　B. 楔叶　　　　C. 舌回　　　　D. 中央旁小叶　　E. 扣带回

3. 属于旧纹状体的是

A. 豆状核　　　　B. 壳　　　　C. 尾状核　　　　D. 苍白球　　　　E. 屏状核

4. 胼胝体不包括

A. 胼胝体嘴　　　B. 胼胝体干　　C. 胼胝体膝　　　D. 胼胝体压部　　E. 胼胝体尾

5. 第三脑室与第四脑室借下列何结构连通

A. 室间孔　　　　B. 中脑水管　　C. 正中孔　　　　D. 外侧孔　　　　E. 中央管

6. 关于脑桥小脑三角池错误的是

A. 前外侧为颞骨岩部的内侧面　　　　　　　B. 后界为小脑中脚和小脑半球

C. 内侧界为脑桥基底部下部和延髓上外侧部　　D. 内有前庭蜗神经

E. 内有展神经

7. 不在鞍上池内的是

A. 视交叉　　　　B. 视束　　　　C. 滑车神经　　D. 大脑动脉环　　E. 颈内动脉

8. 大脑前动脉的皮质支不包括

A. 眶动脉　　　　B. 额极动脉　　C. 旁中央动脉　　D. 楔前动脉　　E. 顶枕动脉

9. 发出分支分布于扣带回、中央旁小叶及中央前、后回上 1/4 的动脉是

A. 额前动脉　　　B. 额中动脉　　C. 额后动脉　　　D. 旁中央动脉　　E. 楔前动脉

10. 大脑中动脉分段中错误的是

A. M_1 段即水平段或眶后段　　　　　　　　B. M_2 段即岛叶段

C. M_3 段即侧裂段　　　　　　　　　　　　D. M_4 段即分叉段

E. M_5 段为大脑中动脉的终支 - 顶后动脉

二、名词解释

1. 大脑动脉环

2. 静脉角

3. 侧脑室三角区

4. 第六脑室

5. 大脑静脉环

三、简答题

1. 简述脑的动脉供应特点。

2. 简述颈内动脉的行程、分段和分支。

（姜　东）